高等职业教育教材

供护理、助产专业用

社区护理学

主　　审　　王家骥

主　　编　　李君　李芳健

副 主 编　　张俊玲　葛　炜　叶永秀

编　　者（以姓氏笔画为序）

王家骥　广州华立科技职业学院	陈晓荣　佛山市顺德区乐从社区卫生服务中心
邓叶青　广东岭南职业技术学院	罗　艺　宁波卫生职业技术学院
叶永秀　深圳市龙华区人民医院	郑贤月　大连大学护理学院
孙凯华　广东岭南职业技术学院	胡筱蕾　广州华立科技职业学院
李　君　广州新华学院护理学院	徐　亮　广州华立科技职业学院
李芳健　广州医科大学公共卫生学院	高　明　广州康大职业技术学院
杨　芳　毕节医学高等专科学校	梁　艳　深圳市龙华区中心医院福城
余裕宇　江西医学高等专科学校	街道社区健康服务中心
张　宏　大庆医学高等专科学校	葛　炜　宁波卫生职业技术学院
张俊玲　广州卫生职业技术学院	蓝宇涛　广东药科大学护理学院

人民卫生出版社

·北京·

图书在版编目（CIP）数据

社区护理学 / 李君，李芳健主编 . —北京：人民卫生出版社，2021.12

ISBN 978-7-117-32181-5

I.①社… II.①李… ②李… III.①社区 – 护理学 IV.①R473.2

中国版本图书馆 CIP 数据核字（2021）第 203374 号

社区护理学

Shequ Hulixue

主　　编　李　君　李芳健
出版发行　人民卫生出版社（中继线 010-59780011）
地　　址　北京市朝阳区潘家园南里 19 号
邮　　编　100021
印　　刷　北京铭成印刷有限公司
经　　销　新华书店
开　　本　787 × 1092　1/16　　印张：15
字　　数　318 千字
版　　次　2021 年 12 月第 1 版
印　　次　2022 年 1 月第 1 次印刷
标准书号　ISBN 978-7-117-32181-5
定　　价　52.00 元

E – mail　pmph @ pmph.com
购书热线　010-59787592　010-59787584　010-65264830
打击盗版举报电话：010-59787491　　E-mail：WQ @ pmph.com
质量问题联系电话：010-59787234　　E-mail：zhiliang @ pmph.com

前　言

　　社区护理作为护理专业的必修课程,是护理领域中新兴的发展方向之一。在社会需求及护理学科自身发展的推动下,已成为我国公共卫生体系的重要组成部分。本教材紧密围绕应用型社区护理服务人才培养目标,针对我国社区卫生服务的具体情况,依据社区护理岗位所涵盖的工作任务需要,体现当代职业教育特色。

　　本教材容量恰当、内容翔实,注重培养学生良好的专业素质和岗位技能,为将来从事社区护理及社区保健工作打下基础。

　　本教材设立了学习目标、案例导入、知识拓展和课后思考题。教材共十二章,主要包括全科医学与基层卫生以及社区护理概念;社区护理程序、人际沟通、护理伦理与法律法规;社区居民健康档案的建立、管理与应用;家庭护理;社区健康教育与健康素养;社区重点人群的健康管理护理服务;常见慢性病患者的社区管理;常见传染病的社区管理;社区灾害性事件应急管理与护理;社区常见伤、残、精神障碍者的康复护理;社区常用中医适宜技术;社区安宁疗护;社区常用护理技术及综合实训等内容。本教材融入当前新型冠状病毒肺炎疫情及突发公共卫生事件的报告与处理,结合学科最新进展,遵循实用、够用、好用的原则,以实际工作案例为引领,既强调理论性、新颖性,又突出可操作性。以社区护理应具备的岗位胜任力为主线,与职业标准和工作过程对接,与执业资格考试接轨,充分体现社区护理人员应掌握的基本理论、基本知识和基本技能,并恰当运用护理程序指导护理实践。供高等职业教育护理、助产专业学生使用。

　　本教材由名师名家引领,编者来自全国多省市本科院校、高职院校、社区卫生服务中心,具有丰富的社区护理教学及社区卫生管理经验。感谢各位编者的大力支持与精诚合作! 由于时间仓促,编者水平有限,书中难免存在疏漏和不足之处,敬请同行专家及师生不吝赐教和指正。

编者

2021 年 1 月

目　录

目　录

第一章
全科医学与基层卫生

学习目标

知识目标

1. 掌握社区、公共卫生服务、社区卫生服务、全科医学的定义及社区三级预防策略。
2. 熟悉社区的功能和分类、国家基本公共卫生服务项目的内容、全科医学的学科特点。
3. 了解国家基本公共卫生服务项目实施的意义。

技能目标

1. 掌握社区卫生服务的方式、内容和特点。
2. 熟悉家庭医生签约服务形式与内容。
3. 了解全科医疗与社区卫生服务的联系。

素质目标

1. 培养学生以人为本，以健康为中心的"全人"照顾理念。
2. 学会运用全科医学理念和服务模式对个人、家庭和社区提供全方位、全周期的健康照顾。

第一节　概　　述

一、社区

（一）社区的定义

社区（community）一词源于拉丁语，意为"具有共性的团体"。各国学者先后对"社区"给予不同的定义。1978年世界卫生组织（WHO）在阿拉木图大会中将社区定义为"以某种的社会组织或团体结合在一起的人群"。

我国社会学家费孝通博士给社区下的定义："社区是若干社会群体（家族、氏族）或社会组织（机关、团体）聚集在某一地域里所形成的生活上相互关联的大集体。"这个定义被国内的学者广为采用。

（二）社区构成要素

1. **人群**　以一定的社会关系为基础组织起来共同生活的人口，是构成社区的首要因素。WHO认为一个有代表性的社区，人口数量约10万～30万。

2. **地域**　一定范围的地域空间，是构成社区的基本要素。WHO提出的社区面积为5～50km^2。

3. **特有的文化背景和生活方式**　社区中的居民具有相似的文化背景、行为背景和价值观念，容易产生相同的社会意识、行为规范和生活方式。共同的文化背景和生活方式是社区人群相互关联的基础。

4. **一定的生活服务设施**　生活服务设施包括学校、医疗机构、商场、娱乐场所、交通及通信设施等，是社区人群生存的基本条件，也是联系社区人群的纽带。

5. **相应的管理结构和生活制度管理结构**　指社区居委会、派出所及各种社团组织等。这些管理结构建立并落实相应的生活规章制度，管理社区的公共事务，协调人际关系、维护社区的公共利益，保证社区生活的正常进行。

（三）社区的功能与分类

1. 社区的功能

（1）空间功能：是社区最基本、最主要的功能。社区为人们生活、工作学习提供了基本环境，为人们生存和发展提供了空间。

（2）社会功能：社区将不同种族、不同年龄、不同文化的人群聚集在一起，通过不断的社会化，相互影响，逐步形成社区的风土人情和价值观。

（3）传播功能：社区的人口聚集，人际间的相互沟通交流为信息传播提供了条件。

（4）控制功能：社区通过各项管理制度、行为规范，控制管理社区居民的行为，维持社会秩序。

（5）援助功能：社区对处于疾病或困难的居民提供帮助和支援。

2. **社区的分类** 我国社区通常分为三个基本类型，即城市社区（街道、居委会）、农村社区（乡镇、村）、功能社区（以居民居住生活为主要功能的社区，包括机关、工矿企事业团体、学校等所在的区域）。

二、公共卫生服务

（一）公共卫生的定义

公共卫生（public health）又称公共保健。关于公共卫生的定义很多，目前，世界公共卫生界多引用美国公共卫生专家温思络（1920）的定义，即公共卫生是通过有组织的社区来预防疾病、延长寿命、促进健康和提高效益的科学和艺术。这些有组织的社区努力包括改善环境卫生、控制传染病、教育人们注意个人卫生，组织医护人员为疾病的早期诊断和预防性治疗提供服务，建立社会机制来确保社区中的每个人能都达到适于保持健康的生活标准，目的是使每个公民都能实现其健康和长寿的权利。

我国公共卫生的定义，即公共卫生就是组织社会共同努力，改善环境卫生条件，预防控制传染病和其他疾病流行，培养良好的卫生习惯和文明生活方式，提供医疗服务，达到预防疾病，促进人民身体健康为宗旨的公共事业。

（二）公共卫生的基本特征

1. 公共卫生的目的是保持和促进全体居民健康。

2. 公共卫生的对象是群体而不是个体。

3. 公共卫生的实施取决于政府领导、专业公共卫生队伍的技术支持和全社会的参与。

4. 公共卫生的本质是一门社会科学，是在社会实践的基础上发展而来的公共政策。

（三）公共卫生服务内容

我国公共卫生服务是社区卫生服务的一部分，以协助政府研究制订公共卫生发展战略和优先干预为重点，主要包括疫情监测和预防接种、慢性病预防控制、精神卫生服务、妇女儿童和老年人保健、康复训练和指导、健康教育和健康促进、计划生育指导、卫生信息服务与管理。

（四）国家基本公共卫生服务

1. **国家基本公共卫生服务的定义** 国家基本公共卫生服务是我国政府针对当前城乡居民存在的主要健康问题，以儿童、孕产妇、老年人、慢性疾病患者为重点人群，面向全体居民免费提供的最基本的公共卫生服务。它是促进基本公共卫生服务逐步均等化的重要内容，是我国公共卫生制度建设的重要组成部分，是深化医药卫生体制改革的重要工作。

2. 国家基本公共卫生服务的服务对象　凡是中华人民共和国的公民，无论是城市或农村、户籍或非户籍的常住人口，均可享受国家基本公共卫生服务。不同的服务项目有不同的服务对象，可分为：①面向所有人群的公共卫生服务，如统一建立居民健康档案、健康教育服务、传染病及突发公共卫生服务事件报告和处理，以及卫生监督协管服务；②面向特定年龄、性别、人群的公共卫生服务，如预防接种、孕产妇与儿童健康管理、老年人健康管理等；③面向慢性病患者的公共卫生服务，如高血压、2 型糖尿病、结核病、重症精神疾病患者健康管理等。

3. 国家基本公共卫生服务项目的内容　国家根据经济社会发展状况，考虑政府财政的最大支持能力，在确定了对国家基本公共卫生服务项目的经费补偿标准的基础上，找出对居民健康影响大、具有普遍性和严重性的主要公共卫生问题，根据居民的健康需求、实施健康干预措施的可行性及其效果等多种因素，选择和确定优先的国家基本公共卫生服务项目，使基本公共卫生项目工作取得最佳效果。

目前，国家基本公共卫生服务项目有 14 项内容，即居民健康档案管理、健康教育、预防接种、0～6 岁儿童健康管理、孕产妇健康管理、老年人健康管理、慢性病患者健康管理（包括高血压患者健康管理和 2 型糖尿病患者健康管理）、严重精神障碍患者管理、肺结核患者健康管理、中医药健康管理、传染病及突发公共卫生事件报告和处理、卫生计生监督协管、提供避孕药具、健康素养促进。具体内容如下：

（1）建立居民健康档案：以 0～6 岁儿童、孕产妇、老年人、慢性病患者、重症精神疾病患者为重点，在自愿与引导的基础上，积极为辖区内全体居民免费建立统一、规范的居民健康档案（主要包括居民基本信息、主要健康问题及卫生服务记录），并对健康信息及时更新，逐步实行计算机信息化管理。

（2）健康教育：针对健康素养基本知识及技能、优生优育、传染病预防及辖区内重点健康问题等内容，向广大居民免费提供健康教育宣传咨询服务，发放健康教育宣传资料，定期出版健康教育宣传栏宣传健康知识、举办健康知识讲座，不定期开展公众健康咨询及义诊活动等。

（3）预防接种：为辖区内适龄儿童免费接种乙肝疫苗、卡介苗、脊髓灰质炎疫苗、百白破疫苗、麻风疫苗、流脑疫苗、乙脑疫苗、麻腮风疫苗等国家免疫规划疫苗。同时，开展二类疫苗（自费疫苗）接种服务。发现、报告预防接种的疑似异常反应，并协助调查处理。

（4）儿童健康管理：为 0～6 岁儿童免费建立儿童保健手册，开展新生儿访视及儿童保健系统管理。新生儿可以享受到医务人员上门的家庭访视服务。针对儿童不同的生长发育阶段，为其提供生长发育评估、体格检查、辅助检查、健康指导等服务内容。

（5）孕产妇健康管理：为孕产妇免费建立保健手册（结合当地实际情况），可以免费享受怀孕期间 3 次保健服务，产后至少 2 次访视和健康检查服务。其中，孕妇在接受第 1 次产前保健时，可以得到比较全面的健康检查服务，包括一般健康检查、妇科检查、健康指导，以及血常规、尿常规等实验室检查。

（6）老年人健康管理：对辖区内 65 周岁及以上老年人进行登记管理，每年可以免费获得 1 次健康管理服务，包括生活方式和健康状况评估、体格检查、辅助检查和健康指导等。其中，辅助检查项目包括肝功能、肾功能、血脂、血常规、尿常规、空腹血糖、彩超（肝胆脾胰）、心电图检测等。

（7）慢性病患者健康管理：对高血压、糖尿病等慢性病患者群进行指导；对 35 岁以上人群门诊首诊测血压；对确诊高血压和糖尿病患者登记管理，每 3 个月至少提供一次面对面随访，每次随访要询问病情、进行体格检查、用药、饮食、运动、心理健康指导。每年对管理的慢性病患者群进行一次免费健康体检，内容包括身高、体重、血压、腰围及臀围测量和空腹血糖检测。

（8）严重精神障碍患者管理：对辖区确诊的严重精神障碍患者进行登记管理；在专业机构指导下对在家居住的严重精神障碍患者进行治疗随访和健康指导。每年对管理的严重精神障碍患者进行一次免费的健康体检，内容包括身高、体重、血压、腰围及臀围测量、空腹血糖、血常规、转氨酶、心电图等检查。

（9）肺结核患者健康管理：开展结核病患者健康管理服务，对可疑者推介转诊，对患者进行随访管理，监督其规范服药。

（10）中医药健康管理：积极应用中医药方法，重点为辖区 65 岁及以上老年人和 0～36 个月龄儿童提供保健、疾病预防等健康指导。中医药体质分为平和质、阳虚质、阴虚质、气虚质、痰湿质、湿热质、血瘀质、气郁质、特禀质 9 种类型。针对特异体质人群进行精准保健指导。

（11）传染病的报告与处理：及时发现、登记并报告辖区内发现的传染病病例，参与现场疫点处理。开展结核、艾滋病等传染病防治知识宣传和咨询服务，配合上级专业公共卫生机构对非住院肺结核患者、艾滋病患者进行治疗管理。

（12）卫生计生监督协管：主要提供食品安全信息报告、职业卫生咨询指导、饮用水卫生安全巡查、学校卫生服务、非法行医和非法采供血信息报告、非法性别鉴定等卫生计生监督协管服务。

（13）免费提供避孕药具：通过计划生育药具自助机等形式免费向本辖区居民提供避孕药具服务。

（14）健康素养促进行动：健康素养是指个人获取和理解基本健康信息和服务，并运用这些信息和服务做出正确决策，以维护和促进自身健康的能力。通过促进和提升居民健康素养，加强居民对自身健康的维护意识。

（五）实施国家基本公共卫生服务项目的意义

国家基本公共卫生服务项目覆盖我国 14 亿人口，与人民群众的生活和健康息息相关。实施国家基本公共卫生服务项目具有重要意义。

1. 促进居民健康意识的提高和不良生活方式的改变，逐步树立起自我健康管理的理念。

2. 减少主要健康危险因素，预防和控制传染病及慢性病的发生和流行。

3. 提高公共卫生服务和突发公共卫生事件应急处理能力，建立起维护居民健康的第一道屏障，对提高居民健康素质有重要的促进作用。

三、社区卫生服务

（一）社区卫生服务的定义

社区卫生服务（community health service，CHS）是社区建设的重要组成部分，是在政府领导、社区参与、上级卫生机构指导下，以基层卫生机构为主体，全科医师为骨干，合理使用社区资源和适宜技术，以人的健康为中心、家庭为单位、社区为范围、需求为导向，以妇女、儿童、老年人、慢性病患者、残疾人等为重点，以解决社区主要卫生问题、满足基本卫生服务需求为目的，融预防、医疗、保健、康复、健康教育、计划生育技术服务等为一体的，有效、经济、方便、综合、连续的基层卫生服务。

（二）社区卫生服务的对象

社区卫生服务面向整个社区，其服务对象为全体居民，包括健康人群、亚健康人群、高危人群、重点保健人群、患病人群和残疾人群等。

（三）社区卫生服务的方式

1. 主动上门服务

（1）内涵：是指针对老年人、伤残人或特殊人群提供适宜入户的基本公共卫生和基本医疗服务。

（2）服务内容：①开设家庭病床；②上门访视长期卧床病人、65 岁以上老人和独居老人；③上门访视产妇和新生儿；④上门随访精神病患者；⑤为高血压、糖尿病等慢性病患者和高危人群，提供健康教育和行为干预服务；⑥指导慢性病患者进行康复训练；⑦指导肢体残疾患者进行功能锻炼等；⑧其他。

（3）服务要求：社区卫生服务机构要按照居民居住区域划分责任片区，确定上门服务责任医师，明确上门服务职责，建立居民与责任医师之间相对固定的服务关系，并主动向辖区居民公示全科团队医护人员名单、服务项目、服务范围、服务时间和联系电话等，接受群众和社会监督。每个责任医师应根据社区居民的作息习惯，定期开展上门服务，并在服务范围内实行预约出诊和急诊上门服务。

2. 家庭医生签约式服务

（1）内涵：是以全科医生团队为主体，以基层医疗卫生机构（包括社区卫生服务中心 / 站、乡镇卫生院、村卫生站）为主要服务场所，以解决居民常见健康问题为目标，以契约式服务为特点，为居民提供主动、连续、综合、个性化的健康责任制管理。此种服务方式是居民自由选择、自愿签约，强调基本医疗与基本公共卫生服务并重。

（2）团队组成：主要由全科医生、社区护士、公卫医生等组成，有条件的地区还可以吸收药师、健康管理师、营养师、心理咨询师、社（义）工等加入团队。

（3）服务对象：以辖区居民（常住人口）为服务对象，以老年人、儿童、孕产妇、慢性病患者、残疾人等人群为工作重点，优先覆盖、优先签约、优先服务，逐步向全人群覆盖。

（4）服务形式：团队服务、签约服务、预约服务、上门服务。

（5）服务内容：①家庭健康管理服务；②健康咨询及用药指导；③就医预约登记服务；④转介转诊服务；⑤基本公共卫生服务；⑥基本医疗服务；⑦长处方服务（在接受家庭医生连续性健康管理的基础上，对于诊断明确、病情稳定、需要长期服药的签约糖尿病、高血压患者，可开具二到四周的药量）；⑧家庭病床服务（对确有需求的签约居民，并在具备相应医疗技术条件和规范的前提下，可建立家庭病床服务）；⑨上门访视服务（对于行动不便的人群进行上门访视服务，如产后访视、慢性病访视、残疾人访视、严重精神障碍访视等）。

◆**知识拓展**

1. 家庭医生签约服务形式——"双模式签约服务" 家庭医生团队为签约居民提供的服务包括无偿签约和有偿签约两种，居民可根据自身负担能力及需求，自主选择签约模式。

无偿签约服务：以国家基本公共卫生服务为主，免费向居民提供，签约人不支付任何费用。

有偿签约服务：在提供无偿签约服务项目的基础上，根据居民的需求，为其本人及其家庭提供个性化全面的健康管理服务，签订契约并协商收费。

2. 家庭医生签约服务团队的组成形式

基本型——全科医生 + 社区护士 + 公卫医生组成团队。

标准型——全科医生 + 社区护士 + 公卫医生 + 健康管理师或营养师、心理咨询师等组成团队。

提高型——标准型 + 上级医院医生团队。

3. 基层首诊和双向转诊 分级诊疗模式的内涵是基层首诊、双向转诊、急慢分治、上下联动。

分级诊疗是指按照疾病的轻、重、缓、急及治疗的难易程度进行分级，不同级别的医疗机构承担不同疾病的治疗，将无序的就医过程变为有序的就医过程，实现"小病在社区，大病进医院，康复回社区"的新的医疗就诊格局。

（1）基层首诊：即常见病、多发病患者首先到基层医疗机构（社区卫生服务中心/站、乡镇卫生院）就诊，并由首诊全科医生根据病情确定是否需要转诊。

（2）双向转诊：即需转诊患者原则上按照基层、二级、三级医疗机构的顺序逐级转诊，急危重症患者可以越级向上转诊，常见病、多发病患者和诊断明确、病情稳定的慢性病患者，康复期患者应及时向下转诊。

（3）急慢分治：即急危重症、疑难杂症患者可以直接到二级以上医院就诊，常见病、多发病、慢性病患者优先在基层医疗机构就诊，并及时从大型医院向下转诊。完善"治疗—康复—长期护理"服务链，为患者提供科学、适宜、连续性的诊疗服务。

（4）上下联动：即引导不同级别、不同类别医疗机构建立目标明确、权责清晰的分工协作机制，以促进优质医疗资源下沉为重点，推动医疗资源合理配置和纵向流动。

（四）社区卫生服务的内容

社区卫生服务以解决社区主要卫生问题，满足居民基本卫生保健需求为目的，主要开展预防（防）、常见病、多发病和慢性病治疗（治）、保健（保）、康复（康）、健康教育（教）、计划生育技术服务指导（计）的"六位一体"的综合服务，满足居民基本医疗和基本公共卫生服务需求。

（五）社区卫生服务的特点

1. **主动性**　社区卫生服务为主动性服务，要求全科医师和社区护士等基层工作者走入社区，进入家庭，服务社区居民。

2. **广泛性**　社区卫生服务的对象为社区全体居民。

3. **综合性**　社区卫生服务提供预防、保健、医疗、康复、健康教育、计划生育技术服务的"六位一体"综合服务。

4. **连续性**　社区卫生服务始于生命的准备阶段直至生命结束，覆盖全生命周期各阶段及疾病发生、发展的全过程。社区卫生服务不因某一健康问题的解决而终止，而是根据生命各周期及疾病各阶段的特点及需求，提供具有针对性的服务。

5. **可及性**　社区卫生服务在服务时间、内容、价格及地点等方面更加贴近社区居民需求，居民不仅承担得起这种服务而且接受方便。

第二节　全科医学与社区卫生服务

一、全科医学的定义

关于全科医学（general practice）的定义目前在世界各地有着不同的界定。美国家庭医师协会（AAFP）和美国家庭医学专科委员会（ABFM）定义全科医学是为个人和家庭提供连续性和综合性卫生保健的医学专科，它是一个整合了生物医学、临床医学及行为科学于一体的专业学科。世界家庭医生组织欧洲学会（WONCA Europe）把全科医学定义为是基层医疗中具有独特教育、研究和循证基础及临床实践的叙述性临床专业学科。

我国在引入全科医学时，将其定义为是一个面向个人、家庭与社区，整合临床医学、预防医学、康复医学及相关人文社会科学于一体的综合性临床医学二级学科，其范围涵盖了各种年龄、性别、各个器官系统及各类疾病。其主旨是强调以人为中心、以家庭为单位、以整体健康的维护与促进为方向的长期负责式照顾，并将个体与群体健康照顾融为一体。

全科医学是一门具有独特的研究领域、服务内容和服务人群特征的综合性、交叉的专业学科；该学科在整合与基层医疗卫生保健相关的各种观念、知识、方法和技术来解决社区常见健康问题和满足居民医疗需求，而不是诸多学科的简单拼凑。

二、全科医学的学科特点

（一）是一门综合性临床医学学科

全科医学是一门独立的综合性医学学科，不仅涉及内、外、妇、儿等临床学科，而且涉及预防医学、社会学、心理学、行为科学等学科，具有跨学科、跨领域、综合性等特点。

（二）是基层卫生保健领域的学科

全科医学定位于基层保健领域，以家庭为单位、社区为范围，处理常见病、多发病与慢性病。服务对象为社区全体居民，服务内容丰富、形式多样，服务场地灵活，医院、诊所、家庭、社区等场所都可提供服务。

（三）是重视人文和艺术的学科

全科医学关注患者胜于疾病，关注患者的需要胜于疾病的治疗，倡导在提供照顾的过程中，既重视医疗技术水平，更要顾及服务对象感受，将人文关怀与医疗服务有机结合为一个整体。

三、全科医学与社区卫生服务

全科医学与社区卫生服务联系密切，都是以人的健康为中心、家庭为单位、社区为范围、需求为导向，以解决社区主要卫生问题、满足基本卫生服务需求为目的，为社区居民健康服务。全科医学培养高素质人才，推动全科医疗的发展。全科医疗是社区卫生服务的核心内容和基本任务。发展全科医学、培养全科医生是巩固提高社区卫生服务的重要条件。社区是全科医疗的基地，社区卫生服务为全科医学的发展创造了良好空间。

全科医学是面向社区与家庭，整合临床医学、预防医学、康复医学以及相关人文社会科学于一体的临床专业学科，是临床二级学科。社区卫生服务是将全科医学、临床医学、预防医学等相关学科的理论和技术应用于患者、家庭和社区照顾，以解决社区常见健康问题为主的一种基层卫生服务。

四、全科医疗与社区卫生服务的联系

全科医疗是以个人为中心、家庭为单位、社区为范围的基层医疗保健服务，由全科医生主导，应用全科医学的基本原理来整合各临床专科的基础服务。全科医疗具有持续性、综合性、协调性、整体性、个体化、一体化的属性，是社区卫生服务的主要医疗形式，是社区居民获得医疗服务的重要途径。社区卫生服务机构是全科医疗的主要服务场所。

第三节 社区三级预防

一、三级预防策略

人的健康问题的出现，是从接触危险因素、机体内病理变化从小到大，最后导致临床疾病的发生和发展的过程。根据疾病发生发展过程及健康影响因素的特点，把预防策略按等级分类，分为三级预防。

（一）第一级预防

一级预防又称病因预防，是在疾病尚未发生时针对致病因素（或危险因素）采取措施，也是预防疾病和消灭疾病的根本措施。WHO提出的人类健康四大基石"合理膳食、适量运动、戒烟限酒、心理平衡"是一级预防的基本原则。

第一级预防包括针对个体和公众的措施。针对个体的措施：开展健康教育，注意合理营养和体格锻炼，培养良好的行为和方式；有组织地进行预防接种，提高人群的免疫水平；做好婚前教育和禁止近亲结婚；做好妊娠和儿童期的卫生保健工作；针对公众的措施：制定和执行有利于健康的公共政策；大气、水源、土壤的环境保护措施；食品卫生安全监管；市政体育设施与小区环境的建设；职业人群健康监护等。

（二）第二级预防

二级预防又称临床前期预防，也称"三早"预防，即早发现、早诊断、早治疗，它是发病期所进行的阻止病程进展、防止蔓延或减缓发展的主要措施。对于传染病，除了"三早"还需要做到疫情早报告及患者早隔离，即"五早"。

二级预防措施包括疾病普查、筛检，定期健康体检，高危人群重点项目检查，疾病早期的心理疏导，社区合理用药等。

（三）第三级预防

三级预防又称临床预防，是对已患某些疾病的人，采取及时的、有效的治疗措施，防止病情恶化，预防并发症和伤残；对已丧失劳动力或残疾者，主要促使功能恢复、心理康复，进行家庭护理指导，使患者尽量恢复生活和劳动能力，能参加社会活动并延长寿命。三级预防措施主要是对症治疗和康复治疗。

对症治疗可以改善症状、减少疾病的不良反应，防止复发转移，预防并发症和伤残等；康复治疗包括功能康复、心理康复、社会康复和职业康复。对已丧失劳动力或伤残者提高康复治疗，促进其身心方面早日康复，使其恢复劳动力，争取病而不残或残而不废，保存其创造经济价值和社会价值的能力。

二、三级预防的意义

1. 可以有效地避免有害因素对健康的危害，充分地发挥人的生命潜能，保护劳动力，延长生命期限和改善生活质量等。

2. 保证整个人群健康，促进健康老龄化的最佳途径。

3. 掌握三级预防策略是基层医疗机构专业人员为社区居民健康保驾护航的重要责任。

（高　明）

◇ 思考题

1. 社区卫生服务的特点主要有哪些？

2. 什么是国家基本公共卫生服务，具体包括哪些内容？

第二章
社区护理

学习目标

知识目标　1. 掌握社区护理的工作特点。

　2. 熟悉社区护理的工作范围和社区护士应具备的素质。

　3. 了解社区护理中的伦理道德与法律法规。

技能目标　1. 掌握社区护理程序。

　2. 熟悉社区护理质量管理方法和社区护理工作风险识别与防范。

　3. 熟悉社区护理中的人际沟通基本原则与技巧。

素质目标　培养社区护士良好的职业道德。

第一节　概　　述

一、基本概念

社区护理（community health nursing）是社区卫生服务工作的重要组成部分，是护理学科的重要分支。美国护士协会指出社区护理是将护理学与公共卫生学理论相结合，用以促进和维护社区人群健康的一门综合学科。社区护理是基层护理人员综合应用护理学和公共卫生学的理论与技术，立足社区，面向家庭，解决社区、家庭和个人的健康问题或满足他们的健康需要，以促进和维护人群健康。

二、社区护理的工作特点

（一）以维护和促进健康为目的

社区护理的服务宗旨是提高社区人群的健康水平，预防性服务与医疗护理服务在社区护理工作中同等重要，社区护理人员要通过三级预防做好社区预防保健工作。

（二）以社区人群为服务对象

社区护理的服务对象是社区全体人群，包括健康人群、高危人群和患者人群。

（三）以团队为责任主体

社区护士是家庭医生团队的重要组成部分，通过家庭医生团队为责任主体承担一定区域人群的健康管理工作。

（四）以连续、可及、协调和综合服务为特点

社区护理属于基础卫生保健范畴，社区护士需要为社区人群提供从生命孕育到死亡全周期的连续服务，需要提供从健康到疾病、死亡全过程的"全人"照顾；此外，要求具有地理、时间、服务途径和服务方式的可及性；社区护士是家庭医生服务团队中主要的沟通协调者，需要帮助家庭医生协调各医疗机构之间、医疗机构内部各部门和各专业之间、政府和社会团体之间的关系，调动全社会的力量为促进社区人群健康服务；社区护士既要为服务对象提供预防疾病、促进健康、医疗护理和康复护理服务，还要为个人、家庭、社区人群提供卫生管理、社会支持、家庭与个人保护等方面的综合性服务。

第二节 社区护士

社区护士（community nurse）是指在社区卫生服务机构及其他有关医疗机构中从事社区护理工作的护理专业人员。社区护士必须具有国家护士职业资格并经注册，通过地（市）以上卫生行政部门规定的社区护士岗位培训；如需独立从事家庭访视或居家护理工作，还应具有5年以上医疗机构临床护理工作经历。

一、社区护理的工作范围

（一）传染病的防治

社区护士应积极参与社区传染病的预防与控制工作，对社区居民进行传染病预防知识的培训，提供消毒、隔离等护理技术指导，参与预防接种和传染病的社区监测。

（二）社区环境保护

社区护士在社区护理工作中应考虑环境因素对人类健康的影响，要积极参与开展环境卫生教育，培养社区人群的环境保护意识，力求达到人人爱护环境卫生和积极控制环境中的有害因素，防止有害环境对人群健康的损害。

（三）慢性病的防治和管理

慢性病的发生与生活方式密切相关，其可控危险因素有吸烟、超重与肥胖、缺乏体育锻炼、高血脂、高血压以及不良的饮食习惯等，社区护士可以通过慢性病及高危人群的社区筛查、监测与干预，提供咨询和转介、居家护理与长期照护等服务，预防和控制慢性病的发生。

（四）重点人群的健康管理

儿童、妇女、老年人、残疾人和精神障碍者是社区护理的重点人群，社区护士可利用定期健康检查、家庭访视、居家护理等时机，开展重点人群和家庭的健康保健服务。

（五）学校卫生保健

学校卫生保健服务的内容主要是提供心身照护，创造安全、卫生的学校环境，培养学生健康的生活习惯，形成良好的健康行为，树立正确的健康观，培养学生的社会适应能力与人际沟通能力等。

（六）社区精神心理卫生保健

社区护士利用精神医学、心理社会学及公共卫生学等知识，对个人、家庭成员及特定人群进行精神心理评估，通过健康教育、心理咨询、治疗、康复等心理卫生服务手段，协助解决社会适应问题,改变认识观,提高生活适应能力,增进心理健康,促进精神疾病的防治和恢复,提供家属支持等。

（七）院前急救和灾害护理

社区护士需运用专业的急救知识与技能,提供有效的院前急救,广泛开展急救知识教育与培训,普及急救知识与技能,提高社区居民自救互救能力及防范意识。

（八）临终关怀

社区护士应通过多种手段减少临终患者的痛苦,满足其需要,提高其临终阶段的生命质量。

（九）家庭健康护理

社区护士不仅要关注有健康问题的个人,还要注重家庭整体功能是否正常、家庭成员间是否有协调不当、家庭发展阶段是否存在危机等,在社区护理过程中强调整个家庭的参与。

二、社区护士应具备的素质

社区护士工作范围广、涉及问题多,应具有丰富的护理专业知识、敏锐的观察力和综合的护理评估能力、良好的职业道德和身体素质。

（一）丰富的护理专业知识

社区护理服务内容广泛,工作性质相对独立,要求社区护士具有丰富的医学护理知识和临床护理经验,具有对疾病准确判断和独立解决问题的能力。

（二）敏锐的观察和护理评估能力

社区护理的对象往往处于疾病未分化期,护理对象需要我们解决的不仅是疾病问题,还有各种社会适应及心理问题,这就需要社区护士具备有敏锐的观察力和熟练的心身健康评估能力。

（三）良好的职业道德

社区护士在很多情况下需要独立开展各种护理工作,因此,良好的职业道德、慎独精神对于社区护士至关重要。

（四）良好的身体素质

社区护士除承担日常的医疗护理工作外,还要经常参加各种社区卫生服务活动,如各种救护活动、家庭访视、传染病防控、各项社区卫生调查工作等,社区护士必须具有良好的身体素质方能胜任繁忙的社区护理工作。

第三节　社区护理程序

社区护理是以人群健康为中心的护理。关注社区整体的健康水平,开展以社区为中心的护理十分重要。护理程序是社区护理常用的工作方法,包括社区护理评估、社区护理诊断、社区护理计划、社区护理计划的实施和社区护理评价五个步骤。

一、社区护理评估

社区护理评估是指用客观科学的方法收集社区健康相关资料,通过对资料的整理和分析,确定社区的健康问题和健康需求,并找出导致这些问题的相关因素,以及与这些问题有关的社区内的组织机构、政策、资源现状。护理评估是社区护理程序的第一步,也是护理程序的基础和核心,评估的质量直接影响社区护理诊断。

(一)社区护理评估的内容

对社区进行评估一般需要从地理环境特征、人口群体特征和社会系统特征三个方面收集资料。

1. **地理环境特征**　社区护士除了要了解地理环境特性,包括社区的基本情况、自然环境、气候、动/植物分布情况和人为环境,对居民生活方式及健康状况造成的影响,还要了解社区居民是否已认识到环境中的危险因素,是否已采取相应的措施,是否充分利用了社区的资源等。

2. **人口群体特征**　通过社区人口群体特征的评估,社区护士能更好地了解社区不同人群的健康需求。

(1)人口数量和密度:社区人口的数量和密度决定社区所需卫生保健服务的多与少、社区人群压力的大与小、社区环境污染的可能性等。

(2)人口构成:需要评估人口的性别、年龄、婚姻、职业、文化程度、籍贯、教育程度、分娩及计划生育等构成情况,以了解影响社区人群健康的相关因素、主要健康需求及接受健康信息的能力等。

(3)人口流动情况:人口动态的变化影响到社区对卫生保健服务的需求。在对社区进行评估时,要注意人口的变迁情况。

(4)健康水平:需评估社区居民的主要死亡原因、各种死亡率(如孕产妇死亡率、新生儿及婴幼儿死亡率等)、出生率、急慢性疾病患病率、主要疾病谱、疾病的地理分布、时间分布、高危人群、职业健康等。

（5）健康行为：收集资料应包括基本健康行为、预警行为、保健行为、避开环境危害和戒除不良嗜好的行为，定期体检、戒烟、不酗酒等行为。

3. 社会系统　一个完善的社区应具备卫生保健、经济、交通与安全、通信、宗教、娱乐、教育、社会服务与政治8个社会系统。护士对社区进行护理评估时，要注意对上述社会系统进行逐一评估，评估各系统健全与否，功能是否正常，能否满足居民的需求。

（1）卫生保健系统：在社会系统中，对卫生保健系统的评估最重要。需评估社区内提供健康服务机构的种类、功能、地理位置、服务范围、服务时间、卫生经费来源、收费情况、技术水平、就诊人员特征等，还有卫生服务资源的利用率及居民的接受度和满意度。社区护士还要判断这些机构能否为社区中所有居民包括患者、高危人群、健康人群和特殊人群提供全面连续的健康服务，如需转诊时是否能及时精准的转诊。同时，还要评估这些机构与其他机构的配合情况。

（2）经济系统：社区经济状况决定了可能投入到社区卫生服务中的经费和资源；社区居民的经济水平与他们是否会积极寻求健康服务有很大关系，经济越发达，居民越注重健康，因此，社区护理评估需要了解居民的经济状况，如职业、收入、社区中的贫困户分布等。

（3）交通与安全系统：评估居民生活中的交通情况，尤其要评估居民去医疗保健机构是否方便，有无道路标志不清、交通混乱、人车混杂的情况，是否为残障者开设了无障碍通道等。评估社区的治安现状、居民的安全感、社区内的消防设备，如消防通道、灭火器等，附近有无消防队、公安局等。

（4）通信系统：社区的通信功能是否完善直接影响到能否顺利向社区大部分居民提供健康相关知识。评估时，社区护士主要了解社区居民平常获取信息的途径，如电视、报纸、网络、杂志、电话、公告栏、收音机、信件等，为将来制订计划时选择合适的沟通途径提供依据。

（5）宗教系统：宗教信仰影响着社区居民的生活方式、价值观和健康行为。社区护士要评估社区中有无宗教组织、宗教类型、信徒人数、有无领导人、有无活动场地，以及对居民健康的影响等情况。

（6）娱乐系统：娱乐和休闲场所可以提高居民的生活质量。评估时要注意娱乐设施的类型、数量、分布、利用度及居民的满意度等情况，如评估有无居民健身场所、公园、儿童活动场所及这些场所对大众的开放程度、费用、管理机构；评估时还要注意社区中有无对健康有潜在威胁的娱乐场所，如KTV、棋牌室和网吧等，判断它们对社区居民生活的影响。

（7）教育系统：需要评估社区中居民的教育程度，包括文盲、小学、中学、大学人员占社区人口的比例，社区中正式与非正式的教育机构，以及这些机构的类型、数量、地理分布、师资、教育经费投入、学校健康保健系统及利用情况，居民的接受度和满意度；适龄人口上学率，如社区中的家庭是否都有能力供孩子上学，社区内学龄儿童能否完成义务教育等。

（8）社会服务及政治系统：社会服务机构包括商店、饭店、旅馆以及满足特殊需要的机构,如托儿所、家政服务公司、社工服务机构、养老院等。政治的稳定和政府支持与否直接影响到社区的发展和健康计划的执行。社区护士要了解社会服务机构的分布和利用度,需要评估针对社区人群的健康保健政策、政府或居委会领导对大众健康的关心程度以及用于卫生服务的经费等。社区护士还需要了解社区的主要管理机构(如居委会、民政局等)的分布情况、工作时间和社区中各领导人的联系方式,以便在计划实施时能及时得到帮助和支持。为提高评估的效果和效率,社区护理人员在评估前可根据实际情况和社区的具体需求制订评估简表(表2-1),评估时对照简表上列出的内容,以免遗漏重要信息。

表2-1 社区护理评估简表

评估项目		需收集的资料	实际资料描述
环境特征	社区基本情况	社区的名称、地理位置、界限、面积	
	自然环境	特殊环境,是否会引起洪水、传染病流行等	
	动、植物分布	绿化面积、特殊动植物对居民生活的影响	
	气候	温差、湿度、应对能力	
	人为环境	工厂对空气和水的影响、居住环境	
人口特征	人口数量、密度	社区人数、密度	
	人口构成	年龄、性别、职业、婚姻、文化程度构成	
	人口流动情况	社区人口短期内是否有大量增长、大量流失	
	健康状况	疾病谱、死亡原因、健康相关行为	
社会系统	卫生保健	数量和分布是否合理、服务质量	
	经济	人均收入、家庭年收入、就业情况	
	交通安全	社区内消防应急系统、交通便利性	
	通信	主要的信息获取途径	
	宗教	有无宗教组织、宗教类型、信徒人数	
	娱乐	娱乐场所分布、有无不良因素	
	教育	儿童受教育情况、学校的分布,能否满足居民需要	
	政府	卫生经费的投入、相关政策、主要领导人	

(二)社区护理评估方法

1. **查阅文献法** 可到图书馆、派出所、疾控中心、卫健局、环保局、居委会等地方查阅人口普查资料、健康统计资料、疾病统计资料、社区人口特征资料、人员流动资料等。

2. **实地考察法** 通过实地考察,观察社区中人们的互动、生活形态,了解该社区与周围社区的关系。在考察中,评估者要"眼观六路、耳听八方",用眼去看居民的生活、住房、社区的自然环境和人为环境,用耳去听居民的谈话、社区的噪声,用鼻子去闻空气及特殊气味,用皮肤感觉温度和舒适度,用嘴巴尝水的味道,要尽可能多地获取信息。这种方法因为带有主观性,为了减少主观因素造成的偏差,最好是由不同观察者进行观察,或同一观察者至少选择两次不同的时间去周游社区,综合两次或多次的观察形成结果。

3. **参与式观察法**　采用这种方法,评估者最好能生活到该社区中,参与社区居民的活动,在此过程中有意识地对居民进行观察,了解他们的健康行为、生活习惯等。此法获取的资料通常比较真实。

4. **重点人物访谈法**　通过对社区中重点人物的访问,了解社区的情况。重点人物指的是对社区很了解的人,一般是在社区中居住时间比较长的人或社区的管理者。如针对某个主题进行访谈,访谈对象应包含不同阶层、不同年龄、不同经济条件、不同教育程度,这样的访谈结果会更加准确。

5. **调查法**　主要用于补充其他方法所没有收集到的信息,尤其是社区居民对社区的看法及对社区健康的期望等相关信息。调查法一般有两种:信访法和访谈法。

(1)信访法:主要是把调查问卷以信件的方式发给被调查者,并让被调查者填写后寄回。此法具有调查范围广、效率高、经济易行等优点,但不能保证回收率。

(2)访谈法:是指由经过统一培训的调查员,用统一的调查问卷对调查对象进行访谈收集资料。此法回收率高、准确度高,但费时、费钱。

评估者可根据调查内容的样本量、准确度的要求来选择合适的调查法。

6. **社区讨论法**　根据想要收集的资料确定讨论的问题,由调查员把社区居民召集起来,就相关问题进行讨论。调查对象年龄相仿、文化层次相当、职业相近,通常由5～15人组成,讨论时间1～2小时,调查员要发挥主导作用,为调查对象创造一个轻松、融洽的气氛,讨论的内容应做好记录。

(三)资料的整理与分析

通过评估所获得的资料多而杂,要想得到有用的信息,需要对资料进行归类、复核、概括、比较。

1. **资料的整理**　收集完资料,首先要对资料进行分类整理。分类方法很多,可以按社区环境特征、人群特征和社会系统特征分成三类;也可按生理、心理和社会等方面来分;或按马斯洛的基本需要层次论分。

2. **资料的复核**　归类后的资料要由评估者根据收集过程的可靠程度进行复核,检查有无遗漏、矛盾之处,对不确定的资料进行再次收集。

3. **资料的概括**　资料复核后,要进一步归纳、总结。通过观察、访谈等获得的资料可通过文字分析进行整理,问卷调查的结果或一些数据资料可以通过计算构成比、平均数、率、百分比等指标进行统计整理,并形成表格、图表等形式,如三线表,以方便比对。

4. **资料对比分析**　根据概括后的数据常常还不能做出结论和判断,需要找一个标准比较。这个标准可以参照省市标准、国家标准或国际标准。如社区老年人口占比可与国际标准来比较从而判断该社区是否存在人口老龄化问题。

二、社区护理诊断

社区护理诊断是对社区、家庭、社区中的个体现有的或潜在的健康问题的判断,它反映社区的健康需求,是社区护士选择有效护理措施的基础。

（一）社区护理诊断的确定

1. 社区护理诊断标准 社区护理诊断的确定,需要根据以下标准来判断:此诊断反映出社区目前的健康状况;与社区健康需要有关的各种因素均应考虑在内;每个诊断都合乎逻辑且确切;诊断必须以评估取得的各项资料为根据。

2. 社区护理诊断的形成

（1）得出结论:通过对评估资料的分析得出结论。

（2）核实:对相关资料进行进一步的分析,对得出的结论进行核实。

3. 社区护理诊断的陈述 完整的社区护理诊断应采用三段式陈述法:问题（problem）、相关因素（etiology）、症状和体征（symptoms）,即 PES。但在实际工作中有的诊断不一定三个要素都具备,常用的陈述方式有:一段式陈述法（P）、二段式陈述法（PE, SE）、三段式陈述法（PES）。

（1）一段式陈述法（P）:多用于对健康的护理诊断的陈述。如:社区儿童营养状况良好（P）。

（2）二段式陈述法（PE, SE）:多用于潜在护理问题的陈述。如:老人缺少照顾（P） 与子女不在身边或住得较远（E）有关。

（3）三段式陈述法（PES）:多用于陈述现存的护理问题。如:社区婴儿死亡率过高（P）:婴儿死亡率达 26‰（S） 与孕妇营养不良有关（E）。

（二）优先顺序的确定

当社区护理诊断在一个以上时,社区护士需要判断哪个问题最重要,需要优先予以处理。最常用的有默克（Muecke, 1984 年）提出的排序八大标准原则:①社区人群对问题的了解程度;②社区人群解决问题的动力;③问题的严重程度;④现存的社区中可利用的资源;⑤预防的效果;⑥社区护理人员解决问题的能力;⑦健康政策与目标;⑧解决问题的迅速性与持续的效果。每项标准分别设立分值,如:0 分代表不太重要,不需优先处理;1 分代表有些重要,可以处理;2 分代表非常重要,必须立即处理。这样对每个提出的护理诊断进行打分,再算出总分,得分最高的诊断就是需要优先解决的社区健康问题。

三、社区护理计划

社区护理计划是社区护士帮助服务对象达到预期目标所采取的护理措施和方法,是一种由多方合作、合理利用资源、体现优先顺序的行动方案。制订计划时,既要反映群体的健康问题和健康需求，又要考虑社区可能提供的资源、还要鼓励社区居民积极参与。

（一）社区护理目标

护理目标是期望服务对象在接受护理干预后所能达到的结果，包括功能、认知、情感及行为等方面的改变。

（二）制订社区护理目标的原则

目标必须是可实现的、可观察的、可量化的、有明确期限的。

（三）社区护理目标的陈述

1．**目标内容** 包括参与者、任务、执行时间、地点及方法。

2．**目标陈述** 目标的陈述应针对提出的护理诊断，简单明了；目标陈述中要包括具体的评价日期和时间；陈述时应强调成果；陈述应避免使用含糊不清的语句，注意不应包括实现目标的手段；一个社区护理诊断可以制订多个护理目标，但一个目标只能针对一个社区护理诊断。

（四）制订社区护理实施计划

社区护理实施计划是社区护士帮助护理对象达到预期目标所采用的具体方法。制订社区护理实施计划时应先确定目标人群、可利用的资源、社区护理计划实施小组、最佳干预措施和方法等，再经过反复评价和修改最终制订。

1．**选择具体合适的措施** 目标确定后，社区护士要与护理对象充分协商，灌输"你的健康你负责"的理念，共同选择适当措施。制订的措施可以是一级预防、二级预防、三级预防或综合性措施，预防与治疗并重。

2．**为社区护理措施排序** 可参照社区护理诊断标准或马斯洛需要层次论排序。

3．**确定所需要的资源及来源** 针对每项措施确定实施者及合作者、需要的辅助工具、场所、经费，以及分析相关资源的可及性与获取途径。

4．**进行具体的时间安排。**

5．**记录社区护理实施计划** 将确定的社区护理诊断、目标、具体实施计划等完整记录下来。社区护理实施计划可用社区护理实施计划表来陈述，具体见表2-2。

表2-2 社区护理实施计划表

社区护理诊断				
具体目标	实施计划			
	实施内容	时间	场所	执行者
目标1				
目标2				
目标3				
……				

6. **评价和修改社区护理计划** 记录成书面材料后,要和护理对象共同探讨,及时发现问题并修改。

（五）制订社区护理评价计划

社区护理评价贯穿于社区护理计划实施全过程和护理工作结束后。社区护理评价计划应在实施社区护理措施前制订,需要护理对象一起参与,明确评价参与者、评价时间、手段和方法、评价范围。护理评价计划的制订和实施将有助社区护士随时了解护理实施情况,及时发现问题并加以改进。

社区护理评价计划的内容包括达标程度的评价、投入的评价、工作合适性的评价、工作进程的评价、效率的评价。社区护理评价的作用在于监督,确保计划按目标完成。

四、社区护理计划的实施和评价

社区护理计划实施是指社区护士根据计划的要求和具体措施开展护理实践活动。社区护理计划的实施需要团队的合作和护理对象的主动参与。

（一）实施前的准备

实施前,社区护士要再次确认所需的资源是否已到位;参与者及服务对象对服务的时间、地点是否已明确;实施者是否已知服务的方法、预期结果及自己所要承担的责任。

（二）实施计划的过程

计划实施时,社区护士要注意做好以下几点:①为护理对象营造一种安全、舒适的氛围,服务地点的选取、环境的布置、室温、设备等均应考虑;②完成护理计划需要与其他卫生人员分工协作,共同完成;③计划执行者之间,执行者与干预对象之间保持良好的沟通;④要对每天的活动详细了解,确认及排除各种干扰因素;⑤要及时、如实、准确地记录护理计划实施情况以及服务对象的反应,体现护理的动态性和连续性。

（三）社区护理评价

社区护理评价是社区护理程序的最后一步,是对整个护理计划实施后是否达到护理目标予以评价的过程。社区护理评价一般包括以下几个步骤:

1. **制订社区护理评价计划。**

2. **收集和分析资料** 可以通过直接行为观察、交谈、问卷调查等方法对资料重新收集和分析,并与计划的评价指标做比较得出结论。

3. **修改计划** 评价护理目标是否实现,反馈计划是否解决了服务对象的健康问题,从而决定继续执行计划或调整计划。

第四节　社区护理管理

社区护理管理是社区护士运用现代管理理论，通过计划、组织、协调和控制，以提高护理质量，提升工作效率的活动过程。加强护理管理对于保证护理工作质量、维护患者健康利益具有重要作用，要建立完善的护理管理组织体系，建立健全护理工作制度、护士岗位职责和工作标准、社区常见病及多发病护理常规和技术操作规范并组织实施。护理管理实行目标责任制，护理工作目标要具体，分工要明确，并有相应的监督和协调机制确保目标实现。

一、社区护理质量管理

社区护理质量管理是社区护理管理的核心和重要职能。社区护理质量直接反映社区护理工作的职业特色和工作内涵，护理质量不仅取决于社区护士的业务素质和技术水平，同时与护理管理方法的优劣和管理水平的高低密不可分。

社区护理质量管理方法：社区护理质量管理常用的方法有 PDCA 循环、D×T×A 模式、QUACERS 模式、以单位为基础的护理质量保证模式和品管圈活动。其中 PDCA 循环又称"戴明环"，由美国质量管理专家戴明博士首先提出，是全面质量管理所应遵循的科学程序。PDCA 是 plan（计划）、do（执行）、check（检查）、action（处置）四个英语单词的缩写。PDCA 循环的步骤：

1. **计划（P）**　包含四个步骤：①分析现状，找出问题；②分析产生质量问题的原因或影响因素；③找出影响质量的主要因素；④制订改善质量的措施，设定预期效果。在制订计划时，要反复考虑并明确以下问题（5W1H）：为什么制订该措施（why）；要达到什么目标（what）；在何处执行（where）；由谁负责完成（who）；什么时间完成（when）；如何完成（how）；措施和计划应具有可操作性。

2. **实施（D）**　实施计划。

3. **检查（C）**　比照实际效果与预期目标之间的差距，发现计划执行中存在的问题并加以改进。

4. **处置（A）**　对检查结果进行分析、评价和总结，包含两个步骤：①把成果、经验纳入有关标准和规范中，巩固已取得的成绩；②处理遗留质量问题或新发现的质量问题。所有质量问题不可能在一个 PDCA 循环中全部解决，遗留质量问题或新发现的质量问题会自动转入下一个 PDCA 循环，如此周而复始，螺旋上升。

二、社区护理工作风险识别与防范

社区护理风险管理是指对工作中现存的和潜在的护理风险进行识别、分析、评估和处理，以减少的护理事件的发生。

（一）风险识别

社区护士通常面对的风险点包括：①儿童预防接种可能发生异常反应、可能发生疫苗注射错误；②老年患者反应迟钝、症状表现不突出、机体代偿机制不齐，易发生意外事故；③严重疾病早期症状不突出，处于疾病未分化期，易漏诊；④无论是社区还是在家庭，工作环境中应急和抢救设备、设施简陋，现场急救较之医院的条件差；⑤社区护士长期工作在基层，应急处理经验不足；⑥护士入户随访操作时无双人核对存在用药错误；⑦护士人身安全存在风险等。

（二）风险防范

完善风险管理制度，提高循证意识和慎独精神；强化风险意识，警钟长鸣；加强应急演练和培训，提升应急处理能力；完善电子监控等设施，养成及时记录的习惯，留下可追溯的证据；严格执行操作规范，防止差错事故的发生。

三、大数据摄取与利用在社区护理管理中的地位与作用

美国麦肯锡全球研究所（MGI）将大数据定义为传统数据处理工具无法获取、储存、管理和分析的大规模数据集。与传统数据信息相比，大数据具有"3V"特性，即数据量大（volume）、速度快（velocity）、类型繁多（variety）。数据量大和速度快是指数据规模庞大且能够以空前的速度实时更新，类型繁多是指数据的来源和形式多样。护理大数据泛指与护理和生命健康相关的数据，通过对所收集患者个体数据的对比分析，不仅可以实现对患者个体的精准护理，还可以预测其疾病的发展趋势，为护理管理者提供科学的决策依据。

1. **健康指导** 以电子健康档案为代表的医疗信息系统收集患者大量的健康资料，社区护士有责任在向患者详细解读检测结果的基础上，告知患者个人健康信息与大数据比对所反映出的健康问题和发展趋势，并根据这些数据反映出来的问题，为患者提供个体化的健康指导和干预。

2. **疾病预防** 社区护士可以通过大样本的个体数据分析，挖掘数据背后隐藏的健康信息，如通过获取特定时点或时期某地区多家医院感冒患者的医疗信息，预测流行性感冒的发生，进而采取预防措施；此外大数据也可用于筛查高危人群，做到早发现早诊断早治疗。

3. **慢性非传染性疾病管理** 社区护士可以通过个人数码助理、传感器、可穿戴医疗设备等对患者进行实时、连续的健康监测与评估，发现问题或风险并有针对性地采取预防措施。

第五节　社区护理中的人际沟通

人际沟通是人与人之间信息的传递,它包括意见、情感、观点、思考等的交换过程,以此增进彼此间的了解、信任,建立良好的人际关系。护患沟通是一种特殊的人际沟通,良好的护患沟通有助于收集患者真实客观的健康资料和信息,促进护患之间相互了解,增进感情,取得信任,提升社区护理质量,消除或减少护患纠纷,提高社区护理效果。

一、护患沟通的基本原则

护患沟通的基本原则包括真诚原则、共情原则、平等原则、尊重原则、共同参与原则。

1. **让患者主动表达**　护理人员应尽量鼓励患者自行选择话题来谈,倾听且引导患者诉说,切勿打断。

2. **采用开放式的交流**　护理人员在询问患者时,应使用开放式问句,如"你感觉怎样?"以收集更翔实、广泛的资料。少用封闭式问句,如"是"或"不是"的问法。

3. **把握语言环境**　是成功沟通的基本要素,语言环境的构成,包括使用语言者的身份、思想、职业修养、性格、心情、处境;同时受语言的时间、地点、场合、对象等客观因素的制约。

4. **了解沟通对象**　护患沟通效果受患者身份、文化、职业、思想、性格、心情、处境等因素的影响。护士应根据患者知识水平、理解能力、性格特征、心情处境,以及不同时间、场合的具体情况,选择患者易于接受的语言形式和内容进行交流沟通。

5. **信任和尊重患者**　信任是护患关系的重要内容,也是患者授权护士进行护理工作的先决条件,更是护患沟通的前提。充实的专业知识是获得信任的关键。

二、护患沟通的技巧

（一）信任关系的建立

1. **要有仁爱之心**　只有心怀慈悲才能真正站在患者角度去理解和体谅患者的痛苦和烦恼,才能不计报酬地帮助患者解决困苦。

2. **要有丰富的专业知识和经验**　善于在工作中发现问题、思考问题、查阅资料、提出建议,敢于质疑、指出并纠正错误的医嘱,做个独立思考的行医者,而不是医嘱的盲从者。

3. **慎独**　秉承严谨的工作作风,在日常社区护理工作中做到"慎独"。

（二）倾听的技巧

认真听取患者的倾诉，鼓励患者说出他们的感受，了解患者的想法和对护理的期望。与患者交谈时，应全神贯注地倾听对方所谈内容，通过交流去了解患者的观念和感受。特别是老年患者由于生理的变化，往往叙述问题较慢，有时出现唠唠叨叨，有时甚至很难听懂患者讲话的内容，此时倾听应有足够的耐心，抓住主要内容，边听边思考边整理分析。

（三）非语言沟通技巧

有心理学家指出，在会谈信息的效果中，语词占7%，音调占38%，而面部表情和身体动作要占55%，后两者都是非语言性沟通方式。在护患沟通过程中，充分使用眼神、身体姿势和面部表情等非语言沟通技巧，对促进护患沟通有重要价值。

第六节 社区护理中的伦理道德与法律法规

由于工作场地、工作性质、工作内容和工作方法的特殊性，社区护理较之医院临床护理工作更容易产生一些意想不到的法律和伦理问题，如果对这些问题认识不足、处理不当会直接影响社区护理质量，引发护患纠纷。因此，要不断完善有关的法律法规、规章制度和操作规程；加强法律法规和相关制度、人文和沟通技巧的培训；培养社区护士的"循证"意识和"慎独"精神，让社区护士有能力妥善处理护患之间的伦理和法律问题，最大限度地保护患者和自身的利益、尽量避免和减少不必要的纠纷。

一、医学伦理学的基本原则

它包括有利于患者原则、尊重患者自主性原则、知情同意原则、公正原则、讲真话和保密原则。

二、社区护理中有关法律问题

社区护士在社区护理工作中必须严格按照有关法律法规和技术规范开展工作，有关社区护理的法律法规如《护士条例》《中华人民共和国传染病防治法》《护士执业注册管理办法》《中华人民共和国护士管理办法》《护理文书书写规范与管理规定》等。

第七节 社区护理的发展

社区护理起源于西方国家,是由家庭护理、地段护理及公共卫生护理逐步发展、演变而来的。社区护理的发展过程分为四个阶段:家庭护理阶段、地段护理阶段、公共卫生护理阶段和社区护理阶段。

一、家庭护理阶段

家庭护理阶段从公元元年至 1859 年。19 世纪中期前,没有专业护士,多数患者都在家中疗养,而看护的责任主要由家庭主妇来承担。她们未接受正规的护理培训,只能为患者提供简单的生活照顾和康复护理,家庭护理为早期的地段访视护理奠定了基础。

二、地段护理阶段

地段护理阶段(1859—1900 年)的护士多数来源于经过培训的志愿者,少数为专业护士,她们主要给指派地段区域的贫困人群提供服务,以改善贫困人群的健康状况。1859 年,在英国利物浦市成立了世界上第一所访视护理机构。1885 年,在美国纽约成立了地段访视社,后统一命名为"访视护士学会"。本阶段的一个突出特点是,护士除了照顾患者外,还教患者如何保持清洁及健康的生活方式。地段护理为公共卫生护理专业发展奠定了基础。

三、公共卫生护理阶段

公共卫生护理阶段(1900—1970 年)主要为群体和家庭进行治疗护理和预防保健工作。这个时期服务对象已经由贫困患者拓展为地段居民,服务内容也由单纯的医疗护理扩展到预防保健、健康宣教、环境检测等公共卫生护理服务。

四、社区护理阶段

社区护理阶段(1970 年—至今)的服务对象为个人、家庭和整个社区。1970 年,美国的露丝·依丝曼首次提出"社区护理"一词,以区别社区护士和公共卫生护士,并认为社区护理的范围是社区,社区护士应该关注整个社区居民的健康。她还认为社区护士的角色不仅是照顾者,而且是教育者、咨询者、策划者、开业护士以及患者的代言人。1978 年,世界卫生组织提出,社区护理应成为居民"可接近的、可接受的、可负担得起的"卫生服务。目前发达国家如美国、英国等的社区护理体系比较完善,已具有较高素质的社区护理队伍、较好的社区护理教育体系以及社区护理模式。

我国社区护理发展已有近百年历史。1925 年,北京协和医学院教授格兰特在北京创办"第一公共卫生事务所",培养公共卫生护理专业人员。1932 年,政府设立了"中央卫生实验处"训练公共卫生护士。20 世纪 50 年代,在以公有制为主导的医疗大背景下,我国开始探索开展社区卫生工作,其最主要的特点是防治结合、医护结合,工作开展途径主要是城市及农村的三级预防保健网。20 世纪 80 年代初,部分医院设立了家庭病床,为慢性病患者及不需要住院的病人提供医疗和护理服务。1996 年 5 月,中华护理学会在北京举办"全国首届社区护理学术会议"。至此,全国各地相继开设社区卫生服务中心和社区卫生服务站。近年来,我国在结合中国国情的前提下大力发展社区护理事业,探索建设符合我国国情的社区护理服务体系。

随着我国老龄化趋势愈来愈明显,整个社会的家庭核心化和小型化,老年人的生活护理和疾病医治将更多的依赖社会和国家提供服务,老龄化社会对社区护理的发展提出了更高要求。而随着我国医药卫生体制改革进一步深化,医疗和护理服务模式也不断优化,医养护一体化服务、互联网 + 护理、资源链接等创新模式也不断运用到社区护理中。

(一)互联网 + 护理服务模式

1. 互联网 + 护理服务的意义 随着老龄人口、失能、半失能、空巢老人的急剧增加,互联网技术的日益成熟和人们消费方式的转变,催生了"互联网 + 护理服务"。国家卫生健康委于 2019 年 2 月印发了《关于开展"互联网 + 护理服务"试点工作的通知》,对"互联网 + 护理服务"的提供主体、服务对象、服务项目、服务行为、服务管理、第三方信息技术平台、相关责任、风险防控、支撑机制九项试点内容提出了原则性要求。

2. 互联网 + 护理服务的安全问题

(1)医疗安全:从医疗安全来讲,并不是所有的医疗护理服务都可以在患者家里开展,北京市卫健委公布的《北京市互联网居家护理服务项目目录》明确规定网约护士可提供 25 项护理服务项目,其中包括健康促进类 4 项,如生活自理能力训练、压疮预防护理等;常用临床护理 14 项,如生命体征监测、氧气吸入、物理降温等;专科护理 7 项则包括造口护理、气管切开置管的护理等,强调网约护士上门不得提供输液服务。

(2)护士的人身安全:网约护士不是以个人的身份去提供这种服务,而是以互联网的企业和医疗机构合作,让护士的人身安全能够得到有效的保障。"互联网 + 护理服务"新政出台后,提出了"服务过程产生的数据资料全程留痕、可查询、可追溯""服务人员定位追踪"以及引入"人脸识别等人体特征识别技术"等要求。因此,在风险防范方面,各家网约护士平台纷纷梳理完成了安全管理制度,加强了岗前培训和考核。

(3)互联网 + 护理服务的条件:根据国家卫生健康委员会发布《关于开展"互联网 + 护

理服务"试点工作的通知》及试点方案,试点地区卫生健康行政部门可结合实际,确定取得《医疗机构执业许可证》并已具备家庭病床、巡诊等服务方式的实体医疗机构,依托互联网信息技术平台,派出本机构注册护士提供"互联网＋护理服务"。派出的注册护士能够在全国护士电子注册系统中查询,至少具备五年以上临床护理工作经验和护师以上技术职称。

因健康医疗行业的特殊性,"互联网＋护理服务"仍只是一种探索和补充,提供的是政策范围内的"有限"服务。

(二)"医养护一体化"健康管理服务模式

"医养护一体化"健康管理服务模式是指整合养老、医疗和长期护理服务方面的资源,在家庭、社区、医疗护理或养老专业机构,为不同老年人提供有针对性的融医疗护理、长期照护和健康管理于一体的个性化的、综合的健康管理服务。其服务对象不只局限于失能和半失能的老年人,还将健康管理普及到整个老年群体,以达到让生活能自理的老人"预防、发现和控制慢性病",生活半自理的老人"减缓能力的衰退",失能的老人"享有尊严的晚年生活"的健康老龄化的目标。

"医养护一体化"健康管理服务模式的实现路径:

第一,构建"医养护一体化"健康服务协调机制。这需要政府从财政、人力、组织、政策等方面加以保障,打破相关部门间的行政壁垒,将服务的发展和指标的实现纳入经济社会发展规划和考核目标,作为社会治理的重要内容予以推进。

第二,建立多主体协同发展的"医养护一体化"健康服务供给体系。政府部门需要整合现有的社区资源,构建"政府—市场—社区"多主体协同服务供给体系,加大对社区健康服务项目财政投入,另外可尝试扩大购买服务的范围,通过税费减免、补贴等手段鼓励社会力量开办养老护理机构。

第三,提高"医养护一体化"健康服务专业化水平。政府部门首先要加大全科医护人才培养与引进力度,建立一支专业化的全科医学护理队伍。另一方面,也要着手建立老年人日常照护中心、养老院等机构的养老护理员、护士等从业人员的再教育制度,提高其服务专业化水平。

探索"医养护一体化"健康管理服务模式是积极应对人口老龄化的重要举措,也是发展养老服务业和健康服务业、实践健康老龄化战略的基础形式,同时有利于提高老年人的健康水平,有效降低疾病发生的风险,减轻社会和家庭的照料负担和医疗费用支出。

(三)资源链接

资源链接是社区护士利用所掌握的信息,为服务对象链接到可支持的社区资源。社区护士的角色有很多,不仅仅是照顾者、教育者、管理者、协调者,更是资源链接者。社区护士作为资源链接者,动员和整合社区中蕴藏的各类资源,才能为有需求的个人或者群体提供更有效的服务。社区资源主要包括四大类:人力资源、物质资源、组织资源和文化资源。社区护士首先要对社区各类资源进行了解、认识、梳理、分类后,才能链接到服务对象所需资源为其服务。社区护士要有效地链接资源需做到以下几点:一是善于发掘身边的资源,比如志愿者资源就是社区工作中重要的人力资源,调动他们参与到社区护理中来,一定程度上可以减轻护士的工作量,有效提升服务效能。二是善于沟通,多走访利益相关方,拜访内容可以是最近社区开展的服务和活动成效、接下来的活动计划等,让对方了解社区护理的服务内容,与其建立良好的合作关系。三是定期更新社区资源库,维护好日常关系,有利于资源的维系和管理。

(陈晓荣)

✧ 思考题

1. 张婆婆,80岁,丧偶,有高血压病史30年,糖尿病30年,2015年因脑出血至右下肢瘫痪卧床1年,双上肢、左下肢麻木,生活不能完全自理,患有老年痴呆症。张婆婆目前与儿子、儿媳及孙子、孙女生活。儿子承担全家的经济来源,照顾婆婆和孩子的责任在儿媳身上。儿媳55岁,患有高血压病、痛风病史。5月天气炎热,最近,因孙子马上要参加高考,孙女患有流行性感冒,儿媳痛风症状加重,倍感家庭负担过重。

(1)请为该家庭提供相应的护理诊断。

(2)请为该家庭制订护理计划。

2. 某社区卫生服务站药房于今年起发生药品盘点实际数量与库存数量不符合的情况3起,站长要求开展头脑风暴对本次事件进行原因分析。

请运用PDCA循环其进行分析。

3. 林护士1年来一直为张婆婆一家进行家庭健康管理。前不久,张婆婆患有肺癌的老伴去世了,家庭病床护理服务中,张婆婆时常伤心哭泣,林护士每次都拉着婆婆的手,听婆婆说和老伴的故事,林护士还会为婆婆擦去泪水,坐在她的身旁给予安慰。

请问:

(1)案例中,林护士使用到了哪些沟通技巧?

(2)林护士具备了社区护士的哪些素质?

4. 林护士5年来一直为张阿姨一家进行家庭健康管理。某一日,出于对林护士的信任,张阿姨告诉她,29岁的儿子因为女朋友的事情和家里人吵架,到医院泌尿科就诊请求为他进行输精管结扎术。林护士将该信息告诉了其他同事和居民,居民都在背后议论和用异样的眼光看待张阿姨儿子。张阿姨得知后十分生气,将林护士投诉到了相关部门。

请问:

(1)医学伦理学的基本原则有哪些?

(2)林护士的做法违背哪项医学伦理学的基本原则?

第三章
社区居民健康档案的建立、
管理与应用

学习目标

知识目标 1. 掌握社区居民个人健康档案的内容、健康档案应用方法。
2. 熟悉社区居民健康档案的概念、建立健康档案的目的及作用。
3. 了解社区居民健康档案的种类及内容、健康档案管理方法。

技能目标 1. 能在老师的指导下正确建立居民个人健康档案。
2. 能正确填写居民健康信息卡。

素质目标 1. 培养团队协作、严谨细致的工作作风，提高对社区居民健康档案的认识。
2. 提升与居民沟通的能力，提高居民对健康档案建立的认知度。

第一节　概　　述

一、基本概念

社区居民健康档案（community health record）是医疗卫生机构为城乡居民提供医疗卫生服务过程中的规范记录，是以居民个人健康为核心、贯穿整个生命过程、涵盖各种健康相关因素的系统化文件记录。

居民健康档案是居民享有均等化公共卫生服务的重要体现，是医疗卫生机构为居民提供高质量医疗卫生服务的有效工具，是各级政府及卫生行政部门制定卫生政策的主要参考依据。健康档案记录与居民健康相关的信息，为解决社区居民健康问题提供依据，为全科医疗和社区护理教学、科研提供重要信息。健康档案的原始记录具有公正、客观等特点，成为基层卫生服务领域重要的医疗法律文书，也可以为司法工作提供参考依据。

二、建立居民健康档案的意义

1. 是全面掌握居民健康状况的基本工具。在实施社区卫生服务中，社区护士要为社区居民提供连续性、综合性、协调性和高质量的护理服务，正确理解和鉴定居民或患者所提出的问题，就必须充分了解居民个人和家庭的背景资料。通过掌握和了解社区居民的情况，主动挖掘个人、家庭的问题。

2. 作为社区卫生规划的资料来源。完整的健康档案不仅记载了居民健康状况以及与之相关健康信息，还记载了有关社区卫生机构、卫生人力等社区资源的信息，从而为社区诊断，制订社区卫生服务计划提供基础资料。

3. 规范的居民健康档案是宝贵的科研资料。准确、完整、规范和连续性的居民健康档案为前瞻性研究居民健康状况，探讨危险因素提供了理想的资料。

4. 完整的居民健康档案还是司法工作的重要参考资料和依据。

第二节　健康档案的种类和内容

一、健康档案的种类

1. **根据档案主体**　健康档案可分为个人健康档案、家庭健康档案和社区健康档案。个人健康档案记录与居民健康相关的信息及健康管理记录。家庭健康档案包括家庭各成员的健康资料及健康问题。社区健康档案记录社区卫生服务状况、卫生服务资源利用情况以及居民健康状况的统计分析。经过多年的工作实践，家庭健康档案内容已逐步融入个人健康档案，不再另建。

2. **根据档案记录方法**　健康档案可分为纸质健康档案和电子健康档案，有条件的地区要求建立电子健康档案，便于查阅与保管，并可实现各医疗卫生服务机构间的数据互联互通，为社区居民跨医疗机构、跨地区就医的信息共享提供保障。

二、健康档案的内容

（一）个人健康档案

居民健康档案内容包括个人基本情况、健康体检、重点人群健康管理记录和其他医疗卫生服务记录。

1. **个人基本情况**　包括姓名、性别、出生年月等基础信息和既往史、家族史等基本健康信息。

2. **健康体检**　包括一般健康检查、生活方式、健康状况及其疾病用药情况、健康评价等。

3. **重点人群健康管理记录**　包括国家基本公共卫生服务项目要求的0～6岁儿童、孕产妇、老年人、慢性病、严重精神障碍和肺结核患者等各类重点人群的健康管理记录。

4. **其他医疗卫生服务记录**　包括上述记录之外的其他接诊、转诊、会诊记录等。

（二）家庭健康档案

家庭健康档案是以家庭为单位，记录家庭成员及家庭整体相关健康问题而形成的系统性文件，包括家庭基本资料、家庭评估资料和家庭主要健康问题3个部分。

1. **家庭基本资料**　包括家庭地址，家庭成员人数，家庭各成员姓名、性别、年龄、职业、教育程度、联系电话等一般资料，还包括经济状况、居住环境和厨房及卫生设施等资料。

2. **家庭评估资料**　包括家庭结构、家庭功能、家庭生活周期、家庭内外资源、家庭压力和家庭危机等。应用比较广泛的家庭评估方法和工具有家系图和家庭关怀度指数问卷（家庭 APGAR 问卷：该量表评价家庭适应度（adaptation）、合作度（partnership）、成长度（growth）、情感度（affection）、亲密度（resolve）五个方面等。

3. 家庭主要健康问题　主要记录家庭生活周期各阶段的重大生活事件及其他危机问题。

（三）社区健康档案

社区健康档案是记录社区健康问题、评估社区特征及健康需求的系统性文件。通过记录社区卫生资源、社区主要健康问题、社区居民健康状况，使社区医务人员从整体把握社区的基本情况。社区健康档案一般包括社区基本资料、社区卫生服务资源、社区卫生服务状况及社区居民健康状况 4 个部分。

1. 社区基本资料　包括社区自然环境、人口学资料、社区经济和组织状况、社区动员潜力等。

2. 社区卫生服务资源　指社区卫生服务机构及社区卫生人力资源状况。

3. 社区卫生服务状况　包括门诊利用情况、转会诊情况、家庭访视情况、住院情况等。

4. 社区居民健康状况　包括社区人口数量及构成、社区居民患病资料、社区居民死亡资料、社区居民健康危险因素评估等。

第三节　居民健康档案的建立、管理和应用

一、社区健康档案的建立

（一）建档对象

1. 辖区内常住居民　指居住在辖区内半年及以上户籍及非户籍的居民，如果户籍在本辖区但不居住在本辖区的居民不属建档对象。

2. 重点人群　包括 0～6 岁儿童、孕产妇、老年人、原发性高血压患者、2 型糖尿病患者、严重精神障碍者、肺结核患者七类人群。该七类人群应在其建立健康档案后再建立专案，纳入专项管理。

（二）建档途径

1. 辖区居民到社区卫生服务中心（站）、乡镇卫生院、村卫生室等基层卫生服务机构就医或健康咨询时，由医务人员负责为其建立居民健康档案。

2. 基层卫生服务机构医务人员在入户服务（调查）、疾病筛查、健康体检时，居民如未建档，应为其建立健康档案。此建档途径为居民建档的重要途径，在进行新生儿访视、产

后访视及肺结核患者第一次入户服务时，如居民在本辖区内常住尚未建档时，均应先为其建档。

建立健康档案后应同时填写并发放居民健康档案信息卡。

（三）建档内容

建档需要填写居民健康档案封面、个人基本信息表。

1. 居民健康档案封面　见表 3-1。

表 3-1　居民健康档案封面

编号 - □□□□□□ □□□ □□□ □□□□□
<p align="center">居民健康档案</p>
姓名：　　　　　　　现住址：
户籍地址：
联系电话：
乡镇（街道）名称：
村（居）委会名称：
建档单位：
建档人：
责任医生：
建档日期：　　　年　月　日

（1）居民健康档案编码：①健康档案封面的右上方是居民健康档案个人编码。基层机构统一为居民健康档案进行编码，采用 17 位编码制，以国家统一的行政区划编码为基础，以村（居）委会为单位，编制居民健康档案唯一编码。同时将居民的身份证号作为身份识别码，为在信息平台上实现资源共享奠定基础。②前 12 位编码均以当地的行政区划编码为基础，基层机构负责对辖区内建档居民编码的最后 5 位（第 13～17 位）进行编号，可以按照建档顺序编码。编码第一段为 6 位数字，表示县及县以上的行政区划，统一使用《中华人民共和国行政区划代码》（GB2260）；第二段为 3 位数字，表示乡镇（街道）级行政区划，按照国家标准《县以下行政区划代码编码规则》（GB/T 10114—2003）；第三段为 3 位数字，表示村（居）民委员会等，具体划分：001～099 表示居委会，101～199 表示村委会，901～999 表示其他组织；第四段为 5 位数字，表示居民个人序号，由建档机构根据建档顺序编制。③健康档案的全部服务记录表中，除健康档案封面的右上角是建档居民的 17 位编码外，健康档案中的其他服务记录表，表单右上角仅记录 8 位编码（第 10～17 位），即村（居）民委员会编码和建档机构为居民编制的 5 位个人编码。

（2）联系电话：填写建档对象本人或者联系人的电话。

（3）建档时间：年份要填写4位数，月份和日期要填写2位数。

2．个人基本信息表

（1）个人基础信息，包括姓名、性别、出生日期、身份证号、民族、工作单位、常住类型、血型、文化程度、职业、婚姻状况、医疗费用支付方式等。

（2）个人基本健康信息，如过敏史、既往史、家庭史、遗传病史、残疾情况、生活方式等。

建档提示：建档时根据其主要健康问题和服务提供情况填写相应记录。0～6岁儿童建档只需填写档案封面，不需填写"个人基本信息表"，以"新生儿访视服务记录表"代替。7岁及以上人群均按一般人群要求建档。

3．居民健康档案信息卡　见表3-2、表3-3。

居民健康档案信息卡为正反两面，根据居民信息如实填写，应与健康档案对应项目的填写内容一致。正面内容包括姓名、性别、出生日期、健康档案编号（8位）、血型、慢性病患病情况、过敏史等。反面内容包括家庭住址、联系电话、紧急联系人、建档机构名称、机构电话、责任医生（或护士）姓名及联系电话。

表3-2　居民健康档案信息卡

姓名		性别		出生日期	年　月　日
健康档案编号				□□□-□□□□□	
ABO血型	□A　□B　□O　□AB		Rh血型	□Rh阴性　□Rh阳性　□不详	
慢性病患病情况： □无　　　　□高血压　　□糖尿病　　□脑卒中　　□冠心病　　□哮喘 □职业病　　□其他疾病＿＿＿＿＿＿＿＿＿＿＿＿＿＿＿					
过敏史：					

（正面）

表3-3　居民健康档案信息卡

（反面）

家庭住址		家庭电话	
紧急情况联系人		联系人电话	
建档机构名称		联系电话	
责任医生或护士		联系电话	
其他说明：			

（四）确定建档对象流程图

社区卫生服务机构负责辖区内常住居民电子健康档案的建立。家庭医生团队与社区居民建立签约关系后，由家庭医生团队具体承担签约居民电子健康档案的建立、完善和维护，见图3-1。

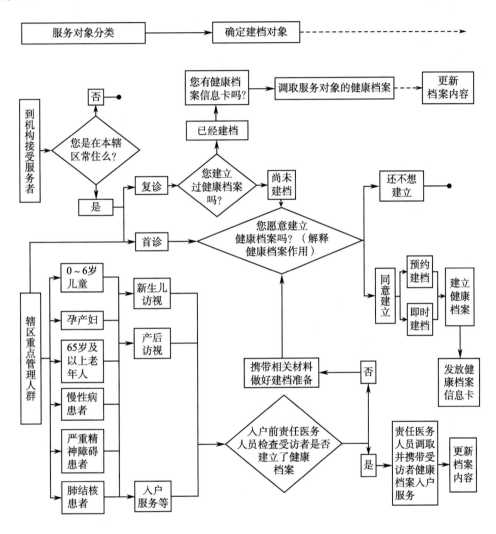

图3-1 确定建档对象流程

二、社区健康档案的管理

1.《卫生部关于规范城乡居民健康档案管理的指导意见》（卫妇社发〔2009〕113号）文件指出健康档案应当统一存放于城乡基层医疗卫生机构。居民电子档案的数据存放在电子健康档案数据中心，见图3-2。

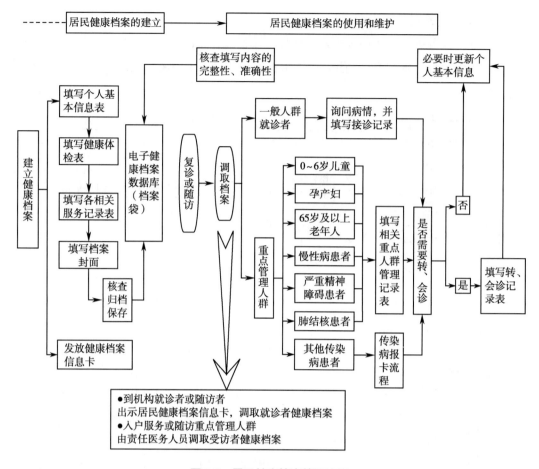

图 3-2　居民健康档案管理流程

2. 居民健康档案一经建立，要为居民终身保存。要遵守档案安全制度，不得造成健康档案的损毁、丢失，不得擅自泄露健康档案中的居民个人信息以及涉及居民健康的隐私信息。除法律规定必须出示或出于保护居民健康目的，居民健康档案不得转让、转借给其他人员或机构，更不能用于商业目的。

3. 居民健康档案的终止缘由包括死亡、迁出、失访等，并均需记录终止日期。对于迁出辖区的还要记录迁往地点的基本情况、档案交接记录等。

4. 纸质健康档案应逐步过渡到电子健康档案。2020 年 6 月国家卫健委、财政部、中医药局《关于做好 2020 年基本公共卫生服务项目工作的通知》（国卫基发〔2020〕9 号）明确提出要推进居民电子健康档案务实应用，具备条件的地区可主要依托规范化电子健康档案开展服务并逐步取消相应纸质档案。进一步优化居民电子健康档案经居民本人授权在线调阅和面向居民本人开放使用的服务渠道及交互形式。《医疗机构病历管理规定（2013 年版）》第二十九条规定：门（急）诊病历由医疗机构保管的，保存时间自患者最后一次就诊之日起不少于 15 年；住院病历保存时间自患者最后一次住院出院之日起不少于 30 年。终止后的健康档案由健康档案管理单位参照现有规定中的门（急）诊病历保存年限、方式负责保存。

5. 当城乡基层医疗卫生机构因故发生变更时，应当将所建立的居民健康档案完整移交给县级卫生行政部门或承接延续其职能的机构管理。

三、社区健康档案的应用

《卫生部关于规范城乡居民健康档案管理的指导意见》（卫妇社发〔2009〕113 号）文件指出根据有关法律法规的规定，城乡基层医疗卫生机构提供医疗卫生服务时，应当调取并查阅居民健康档案，及时记录、补充、更新或完善健康档案。要做好健康档案的数据和相关资料的汇总、整理和分析，了解和掌握居民的健康动态变化情况，保持资料的连续性。采取相应的适宜技术和措施，对发现的健康问题有针对性地开展健康教育、预防、保健、医疗和康复等服务。

（一）健康评估及筛查

1. 一般情况

（1）身高、体重、脉率、呼吸频率、双侧血压。

（2）身体质量指数（BMI）＝体重（kg）/ 身高的平方（m^2）

正常体重：BMI 18.5～23.9kg/m^2

超重：BMI 24.0～27.9kg/m^2

肥胖：BMI≥28.0kg/m^2

（3）腰围，测量方法为肋弓下缘与髂嵴连线中点的腹部周径。

正常腰围：男＜85cm，女＜80cm。

中心型肥胖（腹型肥胖）判断标准：男性腰围≥90cm，女性腰围≥85cm。

2. 生活方式

（1）体育锻炼：指主动锻炼，即有意识地为强身健体而进行的活动，不包括因工作或其他需要而必需进行的活动，如做家务、上班做强体力工作等。

（2）吸烟情况：有吸烟者应填写日吸烟量、开始吸烟年龄，戒烟者应填写戒烟年龄，已戒烟者也要填写戒烟前的相关情况。

（3）饮酒情况：有饮酒者应填写日饮酒量，将日饮酒量折合成白酒量（10 杯啤酒 =4 杯红酒 =5 杯黄酒 =1 杯白酒）。

（4）职业暴露情况：指因职业原因造成的化学品、毒物或射线接触情况。如有，应填写化学物质的名称或填不详。

（5）职业病危险因素接触史：指因职业原因造成的粉尘、放射物质、物理因素、化学物质的接触情况。如有，需填写具体粉尘、放射物质、物理因素、化学物质的名称或填不详。

3．体格检查

（1）心肺听诊、淋巴结和肝脾触诊等。

（2）视力检查，采用对数视力表测量，按五分制记录，对佩戴眼镜者记录戴眼镜时测量的矫正视力。

（3）听力检查，检查者的脸在被检查者视线之外，在被检查者耳边轻声问"你叫什么名字"，判断被检查者听力状况。

（4）运动功能检查，请被检查者完成"两手摸自己的后脑勺""捡起地上的小物品""从椅子上站起，走几步，转身，坐下"等动作，判断被检查者运动功能。

（5）眼底检查，建议有条件的地区开展眼底检查，尤其是高血压或糖尿病患者。

（6）足背动脉检查，糖尿病患者必须进行此项检查。

（7）乳腺检查，检查外观有无异常，有无异常沁乳及包块。

（8）妇科检查，包括外阴发育情况及婚产式（未婚、已婚未产或经产式）；阴道是否通畅，黏膜情况，分泌物量、色、性状以及有无异味等；宫颈大小、质地，有无糜烂、撕裂、息肉、腺囊肿，有无接触性出血、举痛等；宫体位置、大小、质地、活动度，有无压痛等；子宫附件有无肿块，有无增厚或压痛。

（9）辅助检查，根据不同人群实际情况有选择地开展，包括血常规、尿常规、大便潜血、肝功能、肾功能、胸部 X 线片、B 超检查等。

（二）健康问题管理

健康问题管理包括对异常检查结果的处理及危险因素的控制及建议。

1．对于血压、血糖偏高、身体质量指数异常的居民，建议定期随访和健康体检，确诊为高血压病、糖尿病、严重精神障碍、结核病者要建立专项档案纳入规范管理。

2．身体质量指数（BMI）≥24kg/m^2 者应指导科学减体重。

3．中心型肥胖者应指导减腰围。

4．凡不能坚持每天锻炼者，应指导科学锻炼。每周锻炼 3～5 次，每次 30 分钟～1 小时，可根据自身情况选择锻炼方式，如慢跑、快走、游泳、瑜伽、太极、骑自行车等有氧运动。

5．凡荤食、嗜盐、嗜糖、嗜油者应指导清淡饮食。

6．凡吸烟者应指导戒烟，有不良饮酒者指导健康饮酒。世界卫生组织国际协作研究指出，正常情况下，男性每日摄入的纯酒精量应不超过 25g，女性每日摄入的纯酒精量应不超过 15g。纯酒精摄入量计算公式，即"饮酒量×酒精浓度×0.8＝酒精摄入量"。

7．6 岁以下儿童和 65 岁以上老人应指导其按免疫程序接种相应疫苗。

（三）重点人群的随访管理

1．重点人群随访管理，可以预约到基层卫生服务机构提供随访服务，必要时入户随访（国家公共卫生服务规范要求新生儿访视、产后访视及肺结核患者第一次入户随访应入户服务）。

2. 随访服务前,应事先查阅服务对象的健康档案并携带相应表单,在服务过程中记录、补充、更新相应内容。

(四)基本医疗服务内容的档案应用

2019 年《新划入基本公共卫生服务工作规范》中明确指出,优化电子健康档案面向个人开放服务的渠道和交互形式,坚持安全、便捷的原则,为群众利用电子健康档案创造条件。要进一步明确电子健康档案向个人开放的内容。发挥"互联网+"的优势,结合本地实际情况整合预约挂号、在线健康状况评估、检验结果在线查询、用药指导等功能,提高群众对电子健康档案的利用率。

基本医疗服务的健康档案更新内容主要是居民患病到医疗卫生机构或入户开展诊疗服务时,进行临床诊疗等服务情况。

1. 已建档居民到基层卫生服务机构就诊时,在调取其健康档案后,由接诊医生根据复诊情况,及时更新、补充相应记录内容,如诊断、用药、相关辅助检查、转诊、会诊等情况。

2. 依靠区域化电子信息网络系统,对居民在其他各级各类医疗卫生机构接受的医疗卫生服务情况,通过互联互通,将服务信息共享到该居民的健康档案当中。

以上健康评估及筛查、健康问题管理、重点人群的随访管理、基本医疗服务等相关内容均应及时、客观、完整记录在居民个人健康档案或专项档案里。

(叶永秀)

◇ **思考题**

1. 社区居民个人健康档案包括哪些内容?
2. 建立居民健康档案的意义是什么?
3. 什么是家庭健康档案?其组成有哪些内容?

第四章
社区家庭护理

学习目标

知识目标
1. 掌握家庭护理程序的内容、方法。
2. 掌握家庭访视、居家护理、家庭病床的概念。
3. 熟悉家庭生活周期和各期的护理特点。
4. 熟悉家庭护理的风险及防范措施。
5. 了解家庭与家庭健康的内容及护理作用。

技能目标
1. 掌握家庭护理程序的内容,能运用护理程序为服务对象提供家庭护理。
2. 熟悉家庭访视、居家护理、家庭病床三者区别并能合理运用。
3. 了解家庭与家庭健康的关系,明确社区护士在家庭健康中的作用。

素质目标
1. 培养社区护士慎独的工作作风,提高社区护士的基本知识与能力。
2. 学习家庭护理程序,针对不同护理对象,能提供家庭护理服务。
3. 熟悉家庭护理有可能存在的风险,制订合理的防范措施。

第一节 家庭与家庭健康

案例导入

王兰,女,72岁,丈夫过世,无生育,曾收养一子,成家后搬离老宅,王兰独居在深圳一自建小楼内。平时靠儿子每月固定给其2 000元及低保维持生活,有高血压和糖尿病史,间断服药。血糖、血压均控制不良,改善生活方式及稳定服药后状况有所改善。

社区护士与工作站协商后,决定与其儿子进行一次面谈,并邀请义工一起参与。面谈期间,养子不愿意将其母亲带去同住,但愿意每月增加1 000元请钟点工照顾其两餐并打扫卫生。义工承诺每周上门探视王兰两次,社区工作站相关人员为其卫生间安装扶手,每周上门服务一次。社区中心为其完善慢性病档案、建立家庭病床,定期上门随访、赠送服药定时器帮其调试完好,药品每周按日分类放置。每年进行一次免费体检并享受65岁以上老年人的政府各项福利。

请问:(1)该护理对象存在哪些护理问题?

(2)社区护士应该为该护理对象提供哪些家庭护理措施?

　　家庭是个人生活的场所,是社区的基本组成单位。家庭、家庭健康与个人健康密切相关,家庭环境直接影响家庭成员的健康信念与生活方式。以家庭为单位的照护是社区护理工作的一项职能,因此,给予家庭及家庭健康援助和关注是社区护理重要工作之一。

一、家庭和家庭健康

(一)概念

　　在社会生活中,家庭(family)是一个或多个由血缘、婚姻、监护或领养等关系存在的个体组合在一起形成的团体。其职责是为其成员提供一个安定的环境,在相同的环境里相互帮助、互相依赖。每个成员既是一个独立的个体,又是一个有互动关系的整体。在家庭护理中,我们可以通过询问家庭成员而获得较准确的有关家庭资源相互作用的评估资料。家庭资料的充足与否,直接关系到家庭及其成员对压力和危机的适应能力。

　　家庭护理学家 Friedman 认为家庭健康是指家庭运作有效,是家庭存在、变化、团结和个性化的动态平衡。要想个人健康,家庭必须健康,而家庭健康了,社会才会健康。它是一个全方位、多层次、动态变化的综合指标。它不等于每个家庭成员健康的简单相加,而是大于每个家庭成员健康的总和。在评估家庭健康时,不能仅通过家庭成员健康的评估来评定健康家庭,而是要扩展到整个家庭系统。

（二）类型

家庭的结构取决于家庭成员的数量、年龄及组合形式等。在我国,多数的家庭是以婚姻为基础。理想的家庭结构是一个男人与一个女人因为婚姻的关系共同生活在一起,感情良好且共同养育孩子。但现代社会家庭结构类型因为家庭的发展或家庭特殊事件的发生而变化,每一个家庭成员都有可能在一生中经历多种结构类型的家庭。因此,根据家庭主要的婚姻关系,将家庭分为以下四种类型:

1. **婚姻家庭**　指被法律承认的家庭。在婚姻家族里,根据家庭的组成结构,又可以分为核心家庭（由父母及未婚子女组成）、主干家庭（由父母和已婚子女及第三代人组成）、联合家庭（由父母和几个已婚子女及其孙子、孙女居住在一起）。除此之外还包括了如继父母家庭、领养或抚养家庭、丁克家庭等。

2. **单亲家庭**　包括自愿单身领养孩子和非自愿单身有孩子的家庭两种。

3. **单身家庭**　独自生活的男、女或曾经有过婚姻无孩子,目前是单身。

4. **其他家庭**　包括一些享用同一居室的人组成的或非亲属关系的人组成的家庭。如合租家庭、同居式养老、同性恋家庭、同居家庭及相应的机构共同居住的临时性家庭。

随着经济与社会的发展,我国家庭发展趋向于小规模和多样化,目前以核心家庭为主。由此带来的问题是空巢、独居老人增多,社会养老负担增加。此外,由于人口流动性增加,离婚率增高、晚婚、未婚生育增多及人类预期寿命延长等,单身、单亲家庭也日渐增多。这类家庭更容易出现家庭健康问题,需要得到社区医务人员的关注。

二、家庭的功能

家庭功能是指家庭成员在家庭生产和社会生活中所发挥的有效作用。其主要功能是通过满足家庭成员的需求,维护家庭的完整性,实现社会对家庭的期望。其主要表现在:

1. **情感功能**　是指家庭成员以血缘和情感为纽带,通过彼此相互理解,关爱和支持,满足爱与被爱的需要。情感功能是形成和维持家庭的重要基础,是家庭的基本功能之一。夫妻之间、父母与子女之间、兄弟姐妹之间的关爱与支持,可以使家庭成员获得归属感与安全感。

2. **经济功能**　指维系家庭生活需要的经济资源。它包括物质、空间及金钱等,以满足家庭成员的衣、食、住、行、教育、医疗、娱乐等方面的需要。

3. **生殖养育功能**　指家庭具有繁衍和养育下一代,赡养老人的功能。通过生育子女、赡养老人,起到延续人类种群、繁衍生息的作用。

4. **社会化功能**　主要指家庭有培养其年幼成员走向社会的责任与义务,为其提供适应社会的教育,帮助其适应社会,帮助年幼成员学习语言、知识、社会规范,使其具有正确的人生观、价值观和健康观。

5.健康照顾功能　指家庭成员间的相互照顾，为患病家庭成员提供各种照顾与支持功能，维护家庭成员的健康。其主要内容包括提供合理饮食、保持有益于健康的环境、提供适宜衣物、提供保持健康的卫生资源与配合社区整体健康工作等。

三、家庭生活周期及各期的护理特点

家庭生活周期（family life cycle）是指从夫妇二人组成家庭开始，经过子女出生、成长、工作、相继结婚独立组成家庭而离去，夫妇又回到二人相处的局面，最后因夫妇相继去世而消失的过程。

家庭在家庭生活周期的不同阶段都会有不同的家庭发展任务。目前健康领域多采用美国杜瓦尔（Duvall）的家庭生活周期理论，杜瓦尔家庭生活周期表见表4-1。杜瓦尔认为，就像人的生命那样，家庭也有其生命周期和不同发展阶段的各种任务。社区护士需要了解家庭生活周期理论有助于鉴别家庭正常与异常发展状态，帮助处于不同发展阶段的家庭及家庭成员圆满地完成发展任务，促进家庭健康发展。

表 4-1　杜瓦尔家庭生活周期表

序号	阶段	平均长度/年	定义	护理要点
1	新婚期	2（最短）	男女结合	双方适应与沟通 性生活协调 计划生育
2	婴幼儿期	2.5	最大孩子介于0～30个月	父母角色的适应 存在经济和照顾孩子的压力 婴幼儿的健康照顾 母亲的康复
3	学龄前儿童期	3.5	最大孩子介于30个月～6岁	儿童的身心发育 孩子与父母部分分离（上幼儿园） 意外伤害的预防
4	学龄儿童	7	最大孩子介于6～13岁	儿童的身心发展 上学问题 使孩子适应上学 逐步社会化
5	青少年期	7	最大孩子介于13～20岁	青少年的教育与沟通 青少年与异性交往 青少年性教育
6	孩子离家创业期	8	最大孩子离家至最小孩子离家	父母与孩子关系改为成人关系 父母逐渐有孤独感 父母的慢性病及危险因素

续表

序号	阶段	平均长度/年	定义	护理要点
7	空巢期	15	所有孩子离家至家长退休	恢复夫妇二人世界 重新适应婚姻关系 感到孤独，开始计划退休后生活 老年相关疾病的预防工作
8	退休期	10～15	退休至死亡	经济及生活的依赖性高 面临各种老年疾病及死亡的打击

四、家庭健康主要内容和护理的作用

（一）主要内容

家庭健康是家庭与社区卫生服务中心共同的目标，只有家庭及其成员积极参与到家庭健康护理的工程中，家庭健康的目标才能实现。家庭健康主要包括以下内容：

1. **家庭成员的健康**　家庭健康包括个人的健康观念、身体健康状况、对疾病的理解和认知过程等，强调家庭的主观能动性。

2. **家庭生活的健康**　在满足家庭成员自身健康的基础上，影响家庭健康的另一方面是一个健全的家庭。一个健全的家庭，不仅是家庭成员数量的健全，还包括良好的家庭成员关系。主要体现在，在一个家庭里，家庭成员分工明确，有良好的沟通方式，家庭成员相互关心，能积极对待各种问题，有一个健康的生活环境。但是，家庭健康并非是家庭每个成员健康的总和，它强调的是家庭整体功能的发挥。当家庭其他成员有需要时，家庭自身通过角色功能的调节，克服家庭出现的危机，使家庭维持健康状态。

3. **家庭社会的健康**　家庭健康与社会之间的关系相辅相成，包括对事物的认知、对社会的适应性、价值观、文化、角色、经济等方面。在家庭与社会沟通等家庭干预中，健康的家庭对家庭与社会的关系提出健康信息、正确指导，有利于帮助家庭做出正确的决定。

（二）护理的作用

社区护士参与到家庭健康建设中，重要的是与家庭成员建立良好的信赖关系，解除彼此之间的陌生感。除了要对患病的家庭成员进行护理，还要考虑到家庭其他成员的健康状况，恢复家庭的正常功能，维持家庭的正常运转。社区护士在家庭健康护理中的主要作用有：

1. 通过了解家庭成员的既往病史、个人目前的健康状况、生活状况极有可能存在的高危因素，建立以家庭为单位的健康信息档案。

2. 评估影响家庭健康的因素，协助家庭成员改善和建立有利于健康的环境和生活习惯。

3．及时向家庭中的护理对象提供医疗及护理服务，做好相应的保健指导。同时教会家属日常护理方法及遇到问题时的解决方法。

4．协助家属成员做好心理适应和社会适应。社区护士应熟悉家庭的结构、发展阶段及其各阶段的发展任务，及时发现各阶段现存或潜在的健康问题，及时帮助家庭克服问题，使家庭中的每位成员都具有健康的心理和良好的社会适应能力，以获得最佳健康状态。

5．签订家庭医生服务协议，利用社区卫生服务机构六位一体功能，协助家庭合理利用社区健康资源做好自我健康管理。

第二节　家庭护理程序

家庭护理程序是运用护理程序对家庭进行护理的方法。社区护士通过家庭访视，评估家庭健康问题，得出家庭护理诊断，制订家庭护理计划，具体实施并评价，根据效果做出必要的修正，促进家庭健康。家庭护理程序包括家庭护理评估、家庭护理诊断、家庭护理计划、家庭护理实施和家庭护理评价五部分。

一、家庭护理评估

家庭护理评估是社区医务人员为了确定家庭健康问题而收集的主、客观资料的过程，为后续进行家庭护理提供依据。其主要目的是通过入户随访，了解家庭基本情况。

（一）评估内容

家庭护理评估的内容主要包括家庭一般资料、家庭成员的个人评估、家庭结构与功能、家庭发展阶段及其发展任务，家庭健康需求及心理社会的评估等，见表4-2。

表4-2　家庭护理评估内容

序号	评估项目	评估具体内容
1	家庭一般资料	①家庭地址、电话、环境 ②家庭成员基本资料（姓名、性别、年龄、职业、文化程度、婚姻状况、宗教信仰等） ③现在健康状况（现病史、主要病情、日常生活规律及自理程度等） ④既往健康状况（既往病史、过敏史、传染病史、家族史等） ⑤家庭成员生活习惯（饮食、睡眠、家务、育婴和休假等）

续表

序号	评估项目	评估具体内容
2	家庭资源	①家庭内资源(住宅面积、交通便利情况、经济来源等) ②家庭外部资源及社区保障设施
3	家庭中患病成员的状况	①所患疾病的种类和日常生活能力 ②疾病消费及愈后 ③家庭承担角色
4	家庭发展阶段及任务	①家庭目前所处的发展阶段与任务 ②家庭履行发展任务的情况
5	家庭结构	①家庭成员间关系(患者与家庭成员间、家庭成员之间) ②家庭角色(角色的变化、家庭分工) ③家庭价值观及沟通交流(家庭成员的观念、态度、信仰和交流的方式及效果)
6	家庭与社会的关系	①家庭与亲属、社区及社会的关系 ②家庭利用社会资源的情况及能力
7	家庭应对和处理问题的能力与方法	①家庭成员对健康问题的认识及应对健康问题的方式 ②家庭战胜疾病的决心 ③患病后对生活的调整及对家庭经济的影响 ④对家庭其他成员心理状况的影响

(二)常用工具

1. APGAR 家庭功能评估表 又称家庭关怀度指数测评表,该问卷是斯密克汀(Smilkstein)1978 年设计的检测家庭功能的主观评价问卷,适用于初次家访时对家庭功能的简单了解,见表 4-3、表 4-4。

表 4-3 APGAR 家庭功能评估表(第一部分)

	经常 (2分)	有时 (1分)	几乎从不 (0分)
1. 当我遇到问题时,可以从家人处得到满意的帮助(适应度)	□	□	□
2. 我很满意家人与我讨论各种事情以及分担问题的方式(合作度)	□	□	□
3. 当我希望从事新的活动或发展时,家人都能接受且给予支持(成熟度)	□	□	□
4. 我很满意家人对我表达情感的方式以及对我情绪(如愤怒、悲伤、爱)的反应(情感度)	□	□	□
5. 我很满意家人与我共度时光的方式(亲密度)	□	□	□
补充说明			

注: 0-3 分,家庭功能严重障碍; 4-6 分,家庭功能中度障碍; 7-10 分,家庭功能良好。

表 4-4　家庭 APGAR 问卷（第二部分）

将与您同住的人 （配偶、子女、朋友等）			与这些人相处的关系 （配偶、子女、朋友等）		
关系	年龄	性别	好	一般	不好
如果您和家人不住在一起,您经常求助的人 （家庭成员、朋友、同事、邻居）			与这些人相处的关系 （家庭成员、朋友、同时、邻居）		
关系	年龄	性别	好	一般	不好

2.**奥马哈问题分类表**　奥马哈系统（Omaha system）是根据社区护士的护理实践而发展的社区护理分类系统。它促进了社区卫生护理业务的科学化,提供了社区护理服务量化空间,由问题分类表、干预方案和成效的问题评分量表 3 个相互联系的部分组成。其问题分类表是以层级或分类形式呈现,可以协助社区护士用于家庭的以护理对象为中心的评估,确定护理对象的健康需求。完整的奥马哈系统是一个以解决问题程序为框架的综合系统,需要 3 部分共同联合使用,本节仅介绍奥马哈系统中问题分类表供家庭评估时参考。

奥马哈系统问题分类表分为环境、心理社会、生理及健康相关行为 4 个领域,共 42 个诊断,见表 4-5。

表 4-5　奥马哈护理诊断（问题）分类系统

领域	护理诊断（问题）分类
环境	收入、卫生、住宅、邻里 / 工作场所的安全
心理社会	联络社区资源、社交、角色改变、人际关系、精神 / 灵性、哀伤、精神健康、性、照顾 / 育儿、疏忽、虐待、成长和发育
生理	听觉、视觉、说话和语言、口腔卫生、认知、疼痛、意识、皮肤、神经 - 肌肉 - 骨骼功能、呼吸、循环、消化 - 水合、排便功能、泌尿功能、生殖功能、怀孕、产后、传染 / 感染情况
健康相关行为	营养、睡眠和休息型态、身体活动、个人照顾、物质滥用、计划生育、健康照顾督导、药物治疗方案

（三）注意事项

1.**收集资料要全面**　护理对象是资料的主要来源,观察法和交谈法是收集资料的主要方法。除此之外,也可以通过护理体检和查阅病历或社区人口资料等方法收集资料,主要收集家庭环境、家庭状况、家庭成员间的交流沟通状况。

收集资料时除了收集护理对象和家庭成员的相关资料外，更要收集与家庭功能、家庭发展阶段、家庭环境等相关的资料，要考虑家庭发展的动态变化，充分挖掘和发现家庭深层次的健康问题。

2. 认识家庭的多样性　在做家庭评估时，社区护士应充分认识到家庭的多样性，即使是相同的问题，在不同家庭背景下，其处理方法也不同。

3. 护理评估内容要有前瞻性　在对护理对象进行护理评估时，接触护理对象就意味着评估工作的开始。除了观察护理对象的症状、体征及精神状态外，还需观察护理对象的心理反应及所处的环境状况，以便发现一些不明显的、潜在的护理问题，并主动加入评估项目，为护理对象做好风险评估。

二、家庭护理诊断

家庭护理诊断又称家庭护理问题，是社区护士根据收集的资料，判断家庭存在的健康问题，确定需要提供护理服务的内容并推测原因的过程。

（一）步骤

1. 收集、整理、分析资料　从收集到的资料中选择与疾病有关的资料，按家庭问题的类别进行分类。

2. 确定家庭健康问题　对收集到的资料从家庭整体上分析各种家庭健康问题。重点分析家庭在各发展阶段有无发展任务未完成，患病的家庭成员给家庭带来的变化，家庭突发紧急事件等健康问题。判断家庭的护理需求，为下一步家庭护理计划的实施打好基础。

3. 判断优先解决的护理问题　社区护士根据家庭问题判断该家庭需护理的项目，把急需解决，对家庭威胁最大、后果最严重的健康问题排在第一位，优先解决。

（二）记录方式

家庭护理诊断的陈述，同临床护理诊断一样，一般采用北美护理协会（NANDA）的护理诊断分类和陈述方法，根据家庭实际情况提出。一般采用"健康问题（P）+ 症状 / 体征（S）+ 原因 / 相关因素（E）"的陈述方式，如下所示：

营养失调：高于机体需要量（P）：肥胖（S）　与摄入过多有关（E）。

也可以直接用"健康问题 + 相关因素"来表达。

有皮肤完整性受损的危险（P）　与长期卧床有关（E）。

（三）注意事项

1. 护理诊断必须是针对护理对象的健康问题，尊重护理对象的宗教信仰。

2. 所列的家庭护理诊断是社区护理能解决或部分解决的。

3. 家庭护理诊断目标明确，其下一步护理计划是能够有益于护理对象，被护理对象的家庭所接受或者认可的。

三、家庭护理计划

家庭护理计划是一种以家庭护理诊断为依据，由多方合作，合理利用资源，体现优先顺序的行动方案，是确定家庭护理目标和选择家庭护理措施的过程。

一个家庭往往会有很多的健康问题和健康需求，但限于社区护理资源有限，对多种健康问题和健康需求要按重要性和紧迫性进行排序，确定有限的护理资源可以效益最大化。

（一）排序原则

1. **严重性**　指优先解决危及生命的问题。

2. **可预防性**　指对潜在健康问题通过有效的控制后可以改善或避免疾病的发生。

3. **有效性**　指通过护理干预能改善健康状况或控制危险因素。

4. **可行性**　指所需采取的措施已经有可供利用的人力和物力的资源。

5. **合理性**　指在治疗、护理原则无冲突的情况下，护理对象主观上迫切需要解决的问题。

（二）步骤

1. **确定护理目标**　护理目标有短期目标和长期目标。长期目标是社区护士和家庭希望达到的最终目标，常需要通过若干个短期目标才能逐步实现。目标确定后，社区护士要与护理对象或家属进行充分协商，共同选择适当措施，使护理对象能积极参与，为自己的健康负责。制订的措施可以是一级预防、二级预防和三级预防或综合性措施，以真正实现群体健康水平的提高。

2. **为护理措施排序**　可以参照护理计划排序原则或马斯洛的需要层次理论对社区护理措施进行排序。通过排序可以尽早执行有效并重要的措施，使有限的社区护理资源效益最大化。

3. **确定所需的资源及其来源**　根据家庭护理计划的内容，需要与护理对象或家属进行协调、沟通；包括初步的计划上门时间、采用方法、需要护理对象或家属的配合程度、可利用的资源及护理计划有可能会根据护理对象的疾病发展有所调整等。

4. **记录家庭护理计划**　当初步护理计划确定后，将确定的家庭护理诊断、计划等记录下来。随着护理对象病情的变化、护理效果的优劣而适时地补充或调整。

四、家庭护理实施

家庭护理实施是将家庭护理计划付诸行动，实现家庭护理目标的过程。一般由家庭成员、社区护士、家庭社会关系网中其他成员及必要情况下其他医务人员一起共同执行，其主要的责任者和实施者是护理对象及家庭成员。

（一）实施步骤

1. **前期准备**　家庭护理操作实施前，需要进一步评估护理对象，审阅计划、分析实施护理计划所需要的护理技术,预测可能会发生的并发症及预防措施。

2.**执行期**　在实施护理计划过程中,要充分发挥护理对象及家属的积极性,熟练运用各项护理操作技术,同时密切观察执行计划后护理对象的反应及有无新问题发生。

3.**记录**　护理操作实施完成后,做好相应的记录,为后期效果评价提供依据。

（二）注意事项

1.指导家属共同参与家庭护理的实施,将家庭护理项目进行适当的分工。

2.记录护理操作尽量使用可测量的词汇,以提高评价效果和评价的准确性。如在记录干预措施时不仅要记录做了什么,还要记录何时做,效果如何等。

3.采用科学的护理结果测量方法,要定期评价实施情况,及时纠正不适当的干预行为,不断补充、修正护理记录。

4.与其他医务人员保持良好、有效的合作关系,必要时请全科医生、专科护士或其他人员予以指导和帮助。

五、家庭护理评价

家庭护理评价是对家庭护理活动进行全面检查和控制,是保证家庭护理计划实施成功的关键措施。贯穿于家庭护理活动的全过程,是家庭护理程序的最后一个步骤,也是一个新的护理程序的开始。

（一）内容

家庭护理评价包括过程评价（阶段评价）和结果评价（总结性评价）。

1.**过程评价**　是按照护理程序中各个阶段的质量标准加以评价,贯穿于家庭护理的全过程。根据评价结果随时修改各阶段的计划和内容。

2.**结果评价**　这是评价中最重要的部分,核心内容是评价护理对象的行为和身心健康状况的改善是否达到预期结果或目标。

（二）步骤

1.**收集资料**　收集护理对象资料,列出执行护理措施后护理对象的反应,判断是否有利于确定或帮助解决家庭健康问题。

2.**判断效果**　将护理对象的反应与预期目标进行比较,衡量目标实现情况。根据实现的程度可分为目标完全实现、目标部分实现、目标未实现。

3.**分析原因**　对目标部分实现和目标未实现的原因进行分析、探讨。例如,全体家庭成员对计划的态度?导致计划实施出现障碍的原因是什么?

4.**修订计划**　对已实现的护理目标或解决的护理问题,停止原有的护理措施。对没有解决的问题,社区护士需分析其原因,修正不适当的诊断、目标或措施。对出现的新问题,在收集资料的基础上作出新的诊断和制订新的目标与措施,进行新一循环的护理活动,解决家庭健康问题。

第三节　家庭护理方法

家庭护理服务的实施,一般分为家庭访视、居家护理和家庭病床三种形式。社区护士可以根据护理对象的不同,选择某一种或多种家庭护理服务形式,完成家庭护理服务对象的预防保健、健康促进、护理照顾和康复护理工作。

一、家庭访视

(一)概念

家庭访视是指在服务对象家庭中,为了维持和促进健康而向服务对象提供有目的的交往活动,是家庭护理的重要工作方法。社区护士通过访视服务对象的家庭,能了解和发现服务对象潜在的或现存的健康问题,掌握服务对象的家庭状况,以便依照实际需求和现有资源,实施护理活动,维持和促进家庭健康。

(二)类型

1. **预防性家访**　预防疾病和健康促进,如新生儿访视。

2. **评估性家访**　对照顾对象的家庭进行评估,常用于有家庭危机或部分有疑似或确诊健康问题的患者,如在管的严重精神障碍护理对象、确诊的肺结核护理对象等。

3. **急诊性家访**　主要为解决临时性、紧急的情况或问题,如突发麻疹、家庭暴力、居家护理患者病情临时变化等。

(三)程序

1. **访视前**

(1)选择访视对象及优先顺序:当社区护士负责访视家庭数量较多时,在有限的时间、人力、物力的情况下,可以自行把握。按急性病为先,慢性病为后;有传染性疾病为先,非传染性疾病为后;有时间限制地为先或根据访视对象的需求自行调整。如果一天内需要访视多个家庭,则访视的优先顺序为先访视无传染性的儿童、慢性病患者,最后访视有传染性疾病的患者。

(2)准备访视用物:社区护士访视前根据访视目的和访视对象确定访视用物。访视物品分为两类:一类是访视前应准备的基本物品,另一类是根据访视目的增设的访视物品。

(3)联络被访家庭并安排访视线路:具体访视时间需与访视家庭进行提前预约,一般通过电话预约。对于急诊性家访,如果避免因为预约使家庭有所准备而掩盖想要了解的真实情况时,可安排临时突击性家访,如家庭暴力。

2．访视中

（1）确定关系：是与服务对象和家庭建立信任、友好、合作关系的首要条件。访视的过程需要服务对象与家庭成员相互配合，否则会影响资料的真实性。一般分为自我介绍和向服务对象提供有关信息两部分。在访视对象愿意接受的情况下提供服务和收集资料，必要时可签约家庭医生服务协议。

（2）评估计划和实施相关护理操作，及时回答护理对象的提问，进行适时的健康教育。

（3）记录并预约下次访视时间：在访视时，要对收集到的主、客观资料及时记录，与服务对象预约下次访视的时间和内容并告知其联系方式，以备紧急情况下联系。

3．**访视后** 访视结束后，社区护士需及时整理访视包，处理和补充访视包内物品，及时记录服务对象相关资料，完善相关信息，做好家庭医生签约档案的录入。如访视对象健康问题已解决，即可停止访视。未完成服务对象访视目的的，可根据收集的家庭健康资料和新出现的护理问题，分析评价护理效果和护理目标达成情况，修改并完善护理计划。

二、居家护理

（一）概念

居家护理是社区护士直接到护理对象家中，向居住在家庭的护理对象提供连续的、系统的基本医疗护理服务。护理对象在家中不仅能享受到专业人员的照顾，还能享有正常的家庭生活，减少家属来回奔波，节省医疗和护理费用。居家护理护士是服务的主要实施者。主要的服务模式包括院内下转、非院内下转服务对象提出申请及"互联网＋护理服务"平台APP申请三种模式。

（二）类型

1．**家庭居家护理服务** 是为患者提供连续性的照顾，常定期进行。它主要适用于在家疗养的慢性病患者、年老体弱、行动不便或临终患者。

2．**间歇性或临时性居家护理服务** 这类服务的特点是服务时间比较灵活，或是一种应急的护理服务。有时社区护士需要临时到护理对象家庭进行护理，或有的护理对象可能要外出，即可以在居住地临时申请此类服务。一方面可以保证提供连续性治疗与护理；另一方面，可以减少持续性的护理支出。

（三）步骤

1．**明确服务对象** 出院患者、老年人、行动不便者。

2．**护理前准备** 确定患者家庭信息及联络方式，上门交通工具，根据对病情的初步了解准备相关用物。

3．**评估病情** 了解病情，掌握资料，评估护理对象是否符合居家服务的条件及范围。

4．**签订协议书** 包括知情同意书、医患职责、意外情况等。

5.**服务实施**　根据服务对象或其监护人需求,按照家庭居家护理服务内容开展具体项目。

6.**护理结束**　填写相关护理记录,健康宣教。

7.**评价及反馈**　填写家庭居家护理服务评价表或反馈表。

(四)"互联网+护理服务"平台操作流程

"互联网+护理服务"服务对象通常为长期在本院就诊的患者,在院内有详细的就诊记录。特点为全程线上管理,服务过程及服务质量全程监控,其主要流程为:

1.**院内操作流程**　院内同意,确定网络平台→院内培训推广并使用→用户下单→相关部门确认→分派相关科室→护士长派单→护士接单并上门→完成服务。

2.**服务对象**　下载相关APP→选择服务→填写订单→选择上门日期→预约成功→订单指派系统接受订单→服务后确认→评价。

3.**护士端**　下载相关APP→护士注册认证→订单指派系统接受护士→护士完成入职审核→接受指派订单→出发前准备确认→完成护理上传记录→安全返回确认。

三、家庭病床

(一)概念

家庭病床是指以家庭医生签约服务的形式,对适宜在家庭连续治疗、又需依靠医护人员上门服务的护理对象,在其居住场所设立家庭病床,由医护人员定期上门提供治疗、康复、护理、临终关怀及健康指导,并在家庭病床病历上记录的医疗服务过程。

建立家庭病床服务是社区健康家庭护理的一部分,其建床条件为诊断明确,病情稳定,长期卧床或老年人身体衰弱、生活不能自理且适合并需要医护人员定期上门实施治疗和护理的慢性疾病护理对象。如气管插管、压疮、鼻饲、持续导尿、糖尿病合并肢端坏疽、恶性肿瘤晚期或骨折牵引固定需卧床治疗等需定期进行治疗护理的护理对象。

(二)建床程序

家庭病床建立的过程一般可以分为5个阶段:准备期、评估期、建床期、巡查期、撤床期。

1.**准备期**　当辖区内的护理对象或家属提出建床申请后,社区护士需和家庭医生一起评估护理对象病情是否符合收治条件、对符合条件的护理对象或家属确定予以建床并及时签约家庭病床服务协议书,同时指导护理对象或家属按规定办理建床手续。

2.**评估期**　家庭医生和社区护士首次访视应详细询问建床护理对象病情,进行生命体征等各项检查,为建床护理对象制订护理计划并做好家庭病床服务前风险评估。

3.**建床期**　家庭医生和社区护士应完整填写相关信息,及时、准确录入当日医嘱,规范书写家庭病床病历。对新建床护理对象,应在7天内完成家庭访视,并在病情变化或诊疗方案改变时及时巡诊。

4. 巡床期　家庭医师和社区护士应根据病情制订查床计划,一般每周巡诊1～2次。病情较稳定、治疗方法在一段时间内不变的护理对象可两周巡诊1次。护理对象病情需要或出现病情变化可增加巡诊或家庭访视次数。定期巡诊时社区护士应为服务对象做必要的体检和适宜的辅助检查,提出护理诊断和护理意见,向护理对象或家属交待注意事项,进行健康指导。

5. 撤床期　当护理对象疾病得到治愈或经治疗及康复后病情稳定或好转、由于各种原因自行要求停止护理或护理对象死亡时,予以及时撤床。撤床时,全科医师应开具家庭病床撤床证,指导护理对象或家属按规定办理撤床手续,并书写撤床记录。

需要注意的是医保患者建床一般最长不能超过两个月,中途护理对象需要转诊住院治疗时,需按要求先撤床。对于长期需要建床患者,两次建床之间需间隔10天。

（三）开展项目

1. 做好居民健康档案的建立、补充、完善和更新,签约家庭医生服务协议,做好居民健康管理。其包括重点人群专案管理及随访、周期性体检、心理健康指导、营养膳食指导、疾病预防指导和健康保健知识指导等。

2. 开展相关检查项目,如血常规、尿常规、心电图、血糖等。

3. 利用社区适宜技术进行医学健康照顾。根据护理对象的需求,条件允许的情况下可开展换药、导尿、吸氧、康复指导、针灸、推拿、肌内注射、皮下注射及压疮护理等操作。

（四）建议配置

出诊车辆、出诊服、家庭病床病例夹、出诊箱（内有针剂、药品、消毒液、纱块、棉球、胶布、棉签、体温计、听诊器、血压计）、血糖仪、心电图机等基础设备,根据病情需要可酌情增加换药包、一次性导尿包、腹膜透析外接短管等物品。如果需要开展社区适宜技术可根据护理对象的需求增加红外线理疗仪、电针仪等。

第四节　家庭护理风险及防范

家庭护理是顺应新型医学模式发展而出现的一种新的医疗护理模式,但因受家庭环境、设备条件、人员及监管制度的缺失和现有的法律法规不完善导致家庭护理面临诸多的问题,严重地制约了其工作的开展。

一、风险分类

家庭护理风险贯穿于整个家庭护理行为的全过程，只要存在家庭护理行为与家庭护理活动，风险就必然存在，分为内部风险和外部风险。

（一）内部风险

1.**操作风险** 我国从事社区护理人员相对起点较低，有部分是没有经过专科培训，直接从事社区护理工作，有些虽然具备了相关的理论知识，但专科护理操作技能缺乏，相关的后续家庭健康护理专业培训相对缺乏且部分呈快餐式发展，存在极大的安全风险。

2.**告知风险** 家庭护理主要强调护理对象的知情权与同意权。如果我们采取了认为最佳的方案但未做到充分告知或无书面同意记录，则无法证明护理人员进行了告知义务，一旦病情恶化，护理人员或将承担一定的责任。除此之外，如护理操作实施前未如实告知家庭护理所产生的费用（互联网＋护理服务除外），也有可能导致或者加重不必要的冲突。

3.**延误操作导致的风险** 延误护理操作主要产生的纠纷点在于使护理对象丧失最佳的治疗时机。在家庭护理操作中，有时需要对护理对象进行输液等侵入性治疗，如果没有进行持续、密切的观察而造成延误，导致病情进一步恶化或因医疗服务水平及家庭设备条件的限制及护理对象不配合而造成延误操作的，存在举证困难的问题，因而家庭护理操作存在一定的风险。

4.**家庭用药的风险** 在家庭护理服务中，护理对象的用药无法由护士分发或监督用药，就可能会出现用药不规律、剂量不准确、漏服或误服等滥用药的现象，有可能导致药效降低，副作用增大，甚至出现药物中毒等意外事故。

（二）外部风险

1.**环境风险** 在家庭护理过程中，护士到居民家中执行操作，有可能会面临威胁自身安全的情景。如家庭暴力、打架、路遇歹徒等，这些不可预知的风险将影响家庭护理服务的正常进行。

2.**管理风险** 目前我国现阶段还尚未形成包括法律法规等在内的有关家庭护理的政策体系，《护士条例》第十七条中规定："护士在紧急情况下为抢救垂危护理对象生命，应当先行实施必要的紧急救护。"但是并没有明确规定哪些可以实施或抢救。

家庭健康护理工作刚起步，相关制度不健全，部分护理人员法律意识的淡薄，容易忽视护理工作中存在的法律问题。发生家庭护理纠纷后，护理人员或存在隐瞒不报等行为。除此之外，家庭护士直接接触家庭成员，有可能诱发侵犯隐私权的问题。在家庭护理过程中，长时间的护理服务，家庭护士与家庭成员建立良好的关系，还有可能诱发受贿等问题。

二、风险防范

1. **国家** 加强立法,完善家庭护理服务法律法规,培养家庭护理服务人员的法律意识,规范家庭护理行为。

2. **医院** 成立相关领导小组,完善相关规范制度并落实培训,对服务过程及质量进行全程监控,上转流程通畅。选择工作负责、技术过硬、慎独精神强、沟通好的护理人员从事家庭护理服务,要求护士上门服务按标准化流程,为上门护士购买保险。

3. **社区卫生服务中心** 支持并配合家庭护理服务工作,与社区协商,建议社会服务机构参与辅助家庭护理服务。

4. **家庭护士** 按照医院的各项规定执行,包括在规定的时间进行家庭护理,准确评估护理对象是否符合居家服务的条件及范围,选择具有一定照护能力的家属(监护人)的护理对象作为服务对象。在进行家庭护理服务流程前,按要求填好各项告知书及协议书,并对护理对象或家属做好相关风险告知。在执行护理操作前,需备齐必要的物品和突发事件发生时有可能用到的药品,并将抢救药品、物品进行定点放置,定期的检查与维护。当遇病情突发变化时,立即转院并及时上报。

家庭健康护理的产生推动了基础医疗卫生事业的进一步发展。对我国面临的老龄化及疾病的多样化,维持有效治疗,减少住院日这一问题的解决起到了举足轻重的作用。虽然其开展有一定的风险,但是只要建立和落实了相关的规章制度,提高社区医务人员的法律意识,医务人员时刻从法律的角度规范和审视自己的言行,其风险是可以大大降低的。

(叶永秀)

◇ **思考题**

1. 曹先生,男性,56岁,出租车司机,因工作原因导致饮食不规律,有轻度胃病。曹先生共有一男一女两个孩子,大儿子已婚,在外地打工,育有一子未满月,女儿外地读书。现夫妻与82岁父亲及儿子儿媳同住。父亲患原发性高血压22年,长期服用降压药,儿媳、未满月孙子及父亲均由曹先生妻子一人护理。近期,曹先生妻子主诉头晕,头痛,全身疲乏无力。

请问:

(1)该家庭目前属于哪种家庭类型?处于家庭哪个阶段?

(2)找出该家庭的主要健康问题。

(3)作为一名社区护士,你针对该家庭制订一份健康教育计划。

2. 冯先生，男性，74岁，神志清，听力稍差，上肢活动自如，双下肢活动不利，肌力3级。自诉全身乏力，既往有高血压，糖尿病病史22余年，糖尿病肾病8余年，肾功能衰竭，居家腹膜透析半年，需定期注射促红细胞生成素。现遵医嘱服用降压药，常规胰岛素餐前6U注射，一日两次。现空腹血糖控制在正常范围，透析期间患者曾出现过血压降低，头晕等症状。

请问：

（1）未对该患者做处置前，我们应采取哪种类型家访？

（2）该患者如需建立家庭病床，建床前主要评估重点是哪些方面内容？

（3）患者的主要健康问题及相应护理措施。

（4）在透析的过程中如患者再次出现血压降低，作为一名社区护士，你该对患者如何做好健康教育？

3. 请阅读以下案例回答问题：

案例一：张女士，28岁，足月顺产，产后7天，新生儿出生体重3 200g，Apgar评分10分。

案例二：刘先生，36岁，2天前在某区慢性病防治院确诊肺结核，现下转到社区免费服药，社区接到下转患者后进行入户随访。

案例三：王先生，62岁，孤寡老人，患糖尿病13年，一直遵医嘱胰岛素注射治疗，股骨头无菌性坏死，右侧下肢肌力三级，社区医生定期上门送药。

请问：

（1）以上3个案例如何确定访视的优先顺序？

（2）以上三个案例中，都包含了哪些国家免费公共卫生项目？

4. 王先生，72岁，神清，精神差，体形消瘦，长期卧床，因反复发热住院治疗，效果不明显。医院诊断："肺部感染，心功能三级，多器官衰竭"，家属签字拒绝治疗后转到社区建立家庭病床给予安宁疗护。近日，家属询问社区护士是否可以为患者注射某种药物，社区护士仔细查看后符合相关要求，因疏于忘带相关告知书，仅做了口头告知，家属承诺下次家庭病床巡查补签名。患者第3天死亡，家属以护士未对其进行注射药物的相关告知而注射药物导致患者死亡投诉该社区护士，并提出相应赔偿。

请问：

（1）在家庭护理风险防范中，该社区护士操作存在什么风险？

（2）作为一名社区护士，在建立家庭病床中我们该如何规避风险？

第五章
社区健康教育与健康素养

学习目标

知识目标
1. 掌握社区健康教育与健康促进的概念；社区健康教育内容；健康促进的主要活动领域；健康素养的定义；健康素养的内涵层次。
2. 熟悉健康四个层面的含义；健康教育过程的三个步骤；健康促进的目标；健康素养的促进行动。
3. 了解《"健康中国 2030"规划纲要》和《中国公民健康素养——基本知识与技能（2015 年版）》。

技能目标
1. 掌握评价身心健康的标准；实施健康促进的核心策略；《中国公民健康素养调查问卷》的使用方法。
2. 熟悉实施社区健康教育的主要形式；社区健康促进的实施；健康知识与技能的发布与传播方法。
3. 了解影响健康的因素评估；国外健康素养测评量表的使用方法。

素质目标
1. 培养健康促进由个人—家庭—社区—社会各部门共同承担意识。
2. 学习以提高社区健康水平为目的的多部门协调沟通能力，培养在社区护理实践中健康素养促进行动的意识和能力。
3. 强化关爱健康、甘于奉献的护理人文精神。

第一节　社区健康教育与健康促进

案例导入　　开学初，某社区护士在本社区内某学校二年级 2 班 100 名学生进行体检时发现新增 28 人戴上眼镜，加上原有 30 人在上学期开学时戴眼镜，现有 58 人配戴眼镜。于是该社区护士对学生家长进行问卷调查，发现假期中有 85% 的学生在家看电视或玩 iPad>4h/d。家长与学生对眼睛保护相关知识均了解不够。

（1）请初步制订健康教育方案，包括内容、方法及实施地点。

（2）根据佩戴眼镜学生数量增加现状，社区护士拟对全校学生实施眼健康促进。应有哪些干预措施？

国务院印发的《国务院关于实施健康中国行动的意见》（国发〔2019〕13 号）中指出，人民健康是民族昌盛和国家富强的重要标志。新中国成立后特别是改革开放以来，我国卫生健康事业获得长足发展，随着工业化、城镇化、人口老龄化进程加快，我国居民生产生活方式和疾病谱不断发生变化。心脑血管疾病、癌症、慢性呼吸系统疾病、糖尿病等慢性病是严重威胁我国居民健康的一类疾病，我国居民慢性病死亡占总死亡人数的比例高达 86.6%，造成的疾病负担已占总疾病负担的 70% 以上，极大影响居民的生活质量，已成为影响国家经济社会发展的重大公共卫生问题。居民健康知识知晓率偏低，吸烟、过量饮酒、缺乏锻炼、不合理膳食等不健康生活方式比较普遍，由此引起的疾病问题日益突出。健康教育因投入成本低、成效大等优点，已成为国内外慢性病防控的首选策略。加强健康教育势在必行，也是社会经济全面发展的迫切需求。

一、健康概述

健康（health）是最基本的人权，也是促进人的全面发展的必然要求和经济社会发展的基础条件。

（一）健康的概念

世界卫生组织将健康定义为："在身体上、精神上的完满状态和良好的社会适应力，而不仅仅是没有疾病和衰弱的状态。"即当个体在躯体、心理、社会适应和道德四方面都健全，才算是完全健康。

1.躯体健康　即生理健康，是指传统意义上的"无病、无伤、无残"，个体能精力充沛地生活和劳动，满足基本的健康要求。躯体健康是其他健康层次的基础。

2．心理健康　是指个体人格完整,意识、情绪和精神方面处于良好的状态。心理健康包括智力发育正常,情绪稳定乐观,意志坚强,有较好的自控能力;能自尊、自爱、自信,行为规范协调;对未来有明确的生活目标,能从容不迫地应付日常生活和工作压力,切合实际地不断进取,有理想和事业上的追求。心理与环境的同一性、心理与行为的整体性、人格的稳定性是判断心理健康与否的三个原则。

3．社会适应健康　是指个体在婚姻、家庭、工作、学习、娱乐等社会生活中的角色转换与人际关系适应。社会适应健康个体表现为应变能力较强,心理活动和行为能适应复杂的环境变化,对所处的环境中充分的安全感,能为他人所理解和接受,人际关系协调。

4．道德健康　是指个体能够按照社会道德行为规范准则约束自己,支配自己的思想和言行,有辨别真伪、善恶、美丑、荣辱、是非的能力,不损人利己,愿意为集体和社会谋福祉。道德健康以躯体健康和心理健康为基础并高于二者,是躯体健康和心理健康的发展。

1999 年世界卫生组织提出了 8 个身心健康的标准(5 快 3 良好):

(1) 吃得快:食欲好,进食痛快。

(2) 睡得快:睡眠舒畅安稳。

(3) 便得快:大小便排泄顺畅。

(4) 说得快:头脑清楚、思维敏捷、语言清晰。

(5) 走得快:行动灵活自如。

(6) 良好的个性人格:性格温和、能有效调适情绪。

(7) 良好的处世技巧:看问题、办事能被大多数人接受。

(8) 良好的人际关系:尊重他人,助人为乐。

（二）影响健康的因素

在日常生活和工作中存在许多影响健康的因素,概括起来主要有以下四个方面:

1．行为(behavior)/ 生活方式(life style)因素　是指个体直接或间接损害自身健康的不良行为和生活方式。行为是影响健康的重要因素,几乎所有影响健康因素的作用都与行为有关,如吸毒、婚外性行为等不良行为与性传播疾病、艾滋病、精神性疾病、自杀密切相关;吸烟、酗酒、不合理饮食、缺乏体育锻炼等不良生活方式导致了糖尿病、高血压、冠心病、肥胖症等慢性非传染性疾病迅速增加。不良行为和生活方式已严重危害人类健康。

目前,成人的吸烟率、人均酒精消费量、蔬菜水果摄入不足率、身体活动不足率,以及居民日均食物摄入量、日均能量摄入量、日均营养素摄入量、健康素养水平和中医药健康文化素养水平,均为我国健康影响因素中行为 / 生活方式影响因素的常用监测指标。

2．环境因素　环境对于人的健康和人类发展起着至关重要的作用,影响健康的环境因素包括自然环境和社会环境。自然环境包括阳光、空气、水源、温度、湿度、辐射等各种物理、化学和生物因素，是人类赖以生存和发展的物质基础，是保障人类健康的根本条件。保护生态环境，保持与自然环境的和谐，对人类健康有着十分重要的意义。沙尘暴等空气污染诱发和加重支气管哮喘等呼吸系统疾病，亚硝胺污染水源可诱发肿瘤形成、甲基汞污染水源可使胚胎发育异常而出现先天性畸形。这些都是环境污染损害健康的严重后果。社会环境包括社会制度、法律、经济、文化、教育、职业等因素，社会制度确定了与健康相关的政策、法律、法规等，为健康提供相关的政策和资源保障；经济条件影响个体的衣、食、住、行等物质生活条件；文化和教育影响个体的风俗习惯、饮食结构和生活方式；职业与劳动方式、强度和环境紧密相关。

农村卫生厕所普及率和农村无害化卫生厕所普及率是我国健康影响因素中环境影响因素的常用监测指标。

3. 生物学因素　包括病原微生物、遗传和个体差异等因素。20 世纪中叶以前，病原微生物引发的感染性疾病是人类死亡的主要原因，随着抗生素、疫苗、新型化学药物的发明和医学技术的进步，大部分感染性疾病得到良好控制。但新型冠状病毒、AIDS 病毒、耐药结核分枝杆菌等新型或变异的病原微生物给人类健康提出了新的挑战。高血压、糖尿病、肿瘤等慢性疾病的发生与遗传密切相关，遗传缺陷和遗传性疾病也威胁着人类健康。另外，种族、年龄、性别和健康状况等不同个体之间的生物学差异也可使其对某种疾病的易感程度、预后结局存在较大差异。

成人肥胖率、成人血压升高流行率、成人总胆固醇升高流行率、成人血糖升高流行率、5 岁以下儿童肥胖率、5 岁以下儿童低体重率、5 岁以下儿童生长迟缓率和低出生体重率是我国健康影响因素中遗传等生物学影响因素的常用监测指标。

4. 医疗卫生服务因素　指卫生机构和专业人员为了防控疾病、增进健康而运用卫生资源和各种手段，有计划、有目的的向个体、群体及社会提供必要的预防、医疗、护理、保健与康复等活动的过程。优良的专业人才，精湛的医疗技术，健全的卫生体系，完备的服务网络，一定的卫生经济投入以及合理的卫生资源配置，均能促进人群健康。中共中央、国务院 2016 年 10 月 25 日发布的《"健康中国 2030"规划纲要》提出了完善健康保障的战略任务：通过健全全民医疗保障体系，深化公立医院、药品、医疗器械流通体制改革，降低虚高价格，切实减轻群众看病负担，改善就医感受。加强各类医保制度整合衔接，改进医保管理服务体系，实现保障能力长期可持续。

碘盐覆盖率和碘盐合格率是我国健康影响因素中卫生服务影响因素的常用监测指标。

全民健康是建设健康中国的根本目的，每个人是自己健康的第一责任人，对家庭和社会都负有健康责任。开展健康教育，普及健康知识，提高全民健康素养水平，是提高全民健康水平最根本、最经济、最有效的重要措施。

二、健康教育概念与社区健康教育

（一）健康教育（health education）

1. 健康教育概念 健康教育在世界各国的发展很不平衡，发达国家起步较早。健康教育"health education"一词最早是在 1919 年由美国儿童健康协会提出，但直到 20 世纪 70 年代，健康教育的理念是才逐步受到重视，在 1978 年国际初级卫生保健大会发表的《阿拉木图宣言》中正式形成，并成为初级卫生保健的八大任务之首。我国健康教育始于 20 世纪，1934 年陈志潜编译的《健康教育原理》标志着我国开始了健康教育理论研究，20 世纪 80 年代开始城市健康教育实践，1987 年引入了"社区健康教育"概念，全国爱卫会在 1999 年和 2010 年印发的《国家卫生城市标准》均将"健康教育"列为重要内容。

WHO 把健康教育定义为"一种有组织、有计划的主动学习活动，包括改善健康素养（health literacy）和健康知识的传播活动，以及有益于个体和社区健康的生命技能的开发"。具体而言，健康教育是健康教育相关机构和专业人员，通过确定科学的教育内容，运用传播和教育手段有组织、有计划地开展系统教育活动和社会活动，并评价教育结果，使人们获得健康相关知识、强化健康意识和健康观念、形成有益健康的行为和生活方式，从而消除或减轻影响健康的危险因素，预防疾病、促进健康和提高生活质量。

2. 健康教育过程 健康教育的过程一般分为以下三个步骤：

（1）健康教育诊断：评估以人群健康调查为前提，通过收集、分析健康信息得出健康教育诊断。

（2）健康教育干预：是健康教育的核心。干预活动主要包括：①获得决策层的认可和支持，使各相关部门共同参与，制订有利于促进健康教育活动的政策，加强社会支持网络建设，创造有助于增强健康的设施环境和人文环境；②以社区卫生服务中心为依托，以健康为中心，联合社会公众与医药卫生专业人员共同参与活动、参与决策；③改变观念，由"医疗服务"为中心转变为以"促进健康"为中心；④倡导建立健康的生活方式。

（3）健康干预评价：通过问卷调查收集健康教育对象的行为改变的相关信息，或利用可客观测量的行为改变指标，评价健康教育对象的行为是否发生了改变。

当前，各国政府和各级卫生部门已普遍认识到，健康教育是当今社会防控因不良的行为生活方式所引起的慢性非传染性疾病的有力手段。

（二）社区健康教育

1. 社区健康教育概念 城市的每个行政区都包含多个社区，社区是个人及家庭生活、活动及维护自身健康的重要场所，是以家庭为基础的血缘群体和地缘群体的历史统一，分为功能社区和生活社区两大类型。其中功能社区是由机关、企事业单位及学校构成的，而生活社区是由居民家庭构成的。社区对于人的社会化及身心健康有着明显的作用和影响。

逐步建立健全的，以社区为基础、以健康为中心、以人群为对象的社区卫生服务模式是全球医疗卫生改革与发展的必然趋势。社区健康教育则是社区卫生服务的重要基石，近年来受到高度重视，也取得较大发展，并且在持续优化。

社区健康教育是以社区为单位，以社区人群尤其是青少年、妇女、老年人、残疾人、0~6岁儿童家长、农民工等人群为教育对象，以促进居民健康为目标，有组织、有计划、有评价的健康教育活动。社区健康教育的目的是挖掘个人、家庭、社区以及社会的保健潜力，从而增进健康、减少残障。

2. 社区健康教育的主要内容　目前，我国社区健康教育的内容主要有以下六个方面：

（1）宣传普及《中国公民健康素养——基本知识与技能（2015年版）》。

（2）开展合理膳食、控制体重、适当运动、心理平衡、改善睡眠、限盐等健康生活方式和控烟、限酒、控制药物依赖、戒毒等可干预危险因素的健康教育。

（3）开展高血压、糖尿病、冠心病、慢性阻塞性肺疾病（chronic obstructive pulmonary disease, COPD）、哮喘、乳腺癌和宫颈癌、结核病、肝炎、艾滋病、流感、手足口病和狂犬病等重点疾病的健康教育。

（4）开展食品安全、职业卫生、放射卫生、环境卫生、饮水卫生、计划生育、学校卫生等公共卫生问题的健康教育。

（5）开展应对突发公共卫生事件应急处置、防灾减灾、家庭急救的健康教育。

（6）宣传普及医疗卫生法律法规及相关政策。

3. 社区健康教育的主要形式　社区健康教育的教育形式主要有以下四个方面：

（1）提供健康教育资料：发放健康教育折页、健康教育处方和健康手册等印刷资料，播放健康教育内容的影音视听音像资料。

（2）设置健康教育宣传栏：在户外、社区卫生服务中心候诊室等明显的位置设置面积不少于$2m^2$的宣传栏，至少每2个月更换一次内容。

（3）开展公众健康咨询活动和健康知识讲座：针对社区重点健康问题，在健康主题日开展专家咨询活动；每个月至少举办一次健康知识讲座，指导居民掌握疾病基本知识和保健常识及必要的自我照顾技能，并发放相关健康教育材料。

（4）开展个体化健康教育：社区卫生服务中心的医务人员在提供门诊和入户随访时开展针对性的健康知识和技能的教育指导。

健康教育是低投入、高效益的卫生策略和事业，通过利用有限的卫生资源产生最大的经济和社会效益，并具有持久性、多重性和潜效性。但是，健康教育也存在一定的局限性：首先，难以单纯通过健康教育来改变环境因素（包括自然环境、社会环境）对健康的不良影响；其次，诸多不良行为和生活方式与社会经济条件和文化传统习俗及卫生服务现状密切相关，要改变这些不良行为和生活方式，不仅要医护人员健康教育的努力，还需要个人、家庭、社会和政府合力支持。

三、健康促进概念与社区健康促进

（一）健康促进的概念

健康促进（health promotion）是将健康教育与外部环境相结合，通过改变行为和环境来实现人群健康的策略。1986 年 11 月 12 日世界第一届健康促进大会上发表的《渥太华宪章》明确提出健康促进的概念，认为健康促进是促使人们提高维护和改善他们自身健康的过程，为实现身体、心理和社会的完好状态，个人和团体必须能够找出并认识到自己的愿望，满足这些需要、改变或者应对环境。健康促进的基本内涵包含了个人行为改变与政府卫生行政部门行为改变两个方面，强调社会与个人对健康应当承担的责任和义务，不仅是个人保健能力的加强，还包含动员全社会共同参与，以整个人群的健康为着眼点，致力于充分挖掘个体、家庭和社会的健康潜能。健康促进包括培养有利于健康的生活方式和行为；促进社会、经济、环境以及个人等各层面有利于健康因素的发展；强调社区居民的参与，启发个体和群体对自身健康负责并且付诸行动。

结合我国的实践经验和文化背景，健康促进可理解为充分利用行政手段，广泛动员和协调个人、家庭、社区及社会各相关部门履行各自对健康和环境的责任，运用教育、组织、法律（政策）和经济等手段综合干预损害健康的生活方式、行为和环境，共同维护和促进健康的一种社会行为和社会战略。2016 年 10 月 25 日，中共中央、国务院发布《"健康中国 2030"规划纲要》，对全民的健康水平提出了要求，意味着健康促进工作在中国有了发展规划和方向。

（二）健康促进目标与活动领域

1. **健康促进目标**　2016 年，第九届全球健康促进大会在中国上海召开。参会各方共同制订《健康促进和可持续发展国家行动框架》，确定健康促进的 12 个可持续发展目标。

（1）在世界各地消除一切形式的贫穷。

（2）消除饥饿、实现粮食安全、改善营养和促进可持续农业。

（3）确保健康的生活方式、促进各年龄段所有人的福祉。

（4）确保包容性和公平的优质教育，促进全民享有终身学习机会。

（5）实现性别平等，增强所有妇女和女童的权能。

（6）确保为所有人提供水和环境卫生并对其进行可持续管理。

（7）确保人人获得负担得起、可靠和可持续的现代能源。

（8）促进持久、包容性和可持续经济增长，促进实现充分和生产性就业及人人有体面工作。

（9）建设有复原力的基础设施，促进具有包容性的可持续产业，并推动创新。

（10）减少国家内部和国家之间的不平等。

（11）建设具有包容性、安全、有复原力和可持续的城市和人类住区。

（12）确保可持续消费和生产模式。

2. 健康促进活动领域　首届国际健康促进大会《渥太华宣言》提出健康促进主要有以下5个活动领域：

（1）制定健康的公共政策：政府围绕健康促进制定各项政策法规，各级各类部门为创造良好的健康环境实施的各种规范和倡议。

（2）营造支持环境：加强卫生和其他部门在健康促进工作中的支持与配合；做好社会动员，特别是动员妇女参与创造健康支持环境；运用政策、教育等手段使社区和个人参与创建健康环境；在创建健康支持环境过程中，关注各部门、各类人群的利益。

（3）发展个人技能：运用大众传播媒介与人际传播技巧，提高目标人群的健康知识水平，参与健康促进的积极性，主动建立健康意识获取健康信息，掌握促进健康的各种方法和技巧，开发社区潜力，巩固健康，促进成果。

（4）社区组织和社区发动：首先在社区某些人群中形成健康的行为和生活方式，然后逐渐扩大到全社区人群中，最终形成社区行为规范和新的社会生活方式。

（5）调整卫生服务方向：由个人、社区、卫生专业人员、卫生服务机构和政府共同建立卫生保健系统，重组和优化卫生资源配置，将预防工作的内涵扩展到环境、政策、健康意识、心理行为等领域。

（三）社会动员及分层

社会动员是开展健康促进的核心策略。根据联合国儿童基金会关于社会动员的定义，社会动员是由社会民众广泛参与，依靠自身力量实现特定的社会发展目标的群众性运动，是一寻求社会改革与发展的过程，它以人民群众的需求为基础，以社区参与为原则，以自我完善为手段。

社会动员包括政府部门参与、社区及家庭和个人的参与、非政府组织参与和专业人员参与共四个层次。

1. 政府部门　借助宣传、汇报、举行学术交流会等各种宣传机会积极争取各级政府部门支持，使其增加"健康投资"，提供必需的卫生资源，制定正确的政策并且督导执行。

2. 社区及家庭和个人　健康教育是动员社区、家庭和个人参与的最佳途径，使社区决策者充分了解各种社会卫生项目的意义和方法；家庭成员认识到在健康促进中的支持帮助作用；每个人都知道"人人享有基本卫生保健"既是权利也是义务；为个人和家庭提供相关知识和技术，以便参与社区卫生项目的规划、设计、实施和评价全程。

3. 非政府组织　充分利用共青团、妇联、工会、宗教团体（尤其在少数民族地区）等非政府组织的作用和力量，尤其是提高组织中关键人物的认识，让其向群众宣传健康促进项目的意义。

4. 专业人员　医药卫生专业人员尤其是基层卫生工作者是医疗保健服务的提供者，对他们加强培训，提高技术水平，明确其职责、权利和义务，不仅关系到社会享有卫生保健的覆盖率和质量，也能对公众的健康意识和健康行为发挥楷模效应。

（四）社区健康促进

1. 社区健康促进的概念　社区健康促进是健康促进的理论、策略与方法在社区中的应用，是赋权、社区参与、多部门合作的过程。赋权是指提高人们对个体、社会、经济、政治等健康影响因素的理解和控制能力，以改善生存状态的过程，也是用于衡量健康促进效果的重要指标。社区参与是指生活在特定区域中具有共同需求的社会群组调动自身的资源和力量，主动确认需求、做出决策、建立机制、挖掘社区潜能从而满足需求的过程，是内部自发要求不是外部强加于社区的，是项目成功的核心要素。

2. 社区健康促进的步骤　Green 的 PRECEDE-PROCEED 模型把社区健康促进项目分为以下 8 个步骤：

（1）社会诊断：通过调查收集主客观信息，评估目标人群的生活质量和社会环境。

（2）流行病学诊断：运用流行病学分析，确定目标人群的主要健康问题。

（3）行为与环境诊断：运用行为学与环境诊断方法分析，确定目标人群主要的不健康行为和环境因素。

（4）教育与组织诊断：从倾向因素（指知识、信念、价值观念、态度等能够激发行为发生、转变或维持的既有因素）、促成因素（指有助于行为改变的环境因素）和强化因素（指影响行为出现、改变或维持的鼓励或惩罚性因素）三方面分析并确定影响行为问题的发生和发展因素。

（5）管理与政策诊断：分析项目组织机构资源现状，确定支持或阻碍项目实施的政策、资源与环境条件。

（6）执行过程评价：通过健康教育和政策法规实施健康促进。

（7）影响评价：影响行为生活方式的因素是否得到改善。

（8）结局评价：目标人群发病率、生活质量是否得到改善。

目前，此模型被广泛应用在健康促进项目的规划设计、执行和评价实践中。

四、卫生宣传、健康教育与健康促进三者间的关系

卫生宣传、健康教育与健康促进都是向公众普及卫生保健知识和技能，促进提高健康水平的措施。但卫生宣传是以单向传播卫生知识为主，对象与内容缺乏针对性，难以有效改变公众的不良行为习惯和生活方式。健康教育是以健康为核心的全民教育，旨在促使个体、家庭或群体改变不健康的行为和生活方式，但需要人们的自觉参与。同时不能忽略外部环境对健康和行为、生活方式的影响，否则不能有效预防慢性非传染性疾病。健康促进是一种更为广泛的健康策略，涉及生活的方方面面。

卫生宣传只是健康教育的重要手段，健康教育是健康促进的核心内容，而健康促进则是健康教育的发展和应用。健康促进在深入推进过程中，将健康教育和外部环境支持进行有效结合，更好地促进公众采取健康行为和生活方式，提高健康水平。

◆**知识拓展**

卫生宣传、健康教育与健康促进的比较

分析标准	卫生宣传	健康教育	健康促进
内涵与本质	宣传、传播知识	通过教育使群众参与，从而改变行为	强调行为改变，建立可持续性的环境支持
主要方法	单纯的知识传播	以教育为主的知识传播	强调多因素全方位知识的整合下，营造可持续性环境的组织行为
特点	信息的单向传递	以行为改变为核心，常局限于疾病的危险因素	全社会参与、多部门合作，对影响健康的危险因素进行全方位干预
效果	单纯卫生知识的积累	引起知识、态度、行为的不好，多带来个体健康水平的提高，但不易持久	个体与群体健康水平的共同提高及持久性

第二节　健康素养及其促进行动

健康素养不仅是衡量卫生事业和公众健康素质的重要指标，也是经济社会发展水平的综合反映。世界卫生组织倡导各国大力开展健康素养促进工作，健康素养水平的高低与健康结局直接相关，低健康素养与高额卫生费用密切相关。

健康素养监测结果显示我国居民基本健康素养还处于较低水平，为建立健康素养促进工作的长效机制，持续深入开展全民健康素养促进行动，2014年国家卫生计生委制订了《全民健康素养促进行动规划（2014—2020年）》，2016年国务院发布《"健康中国2030"规划纲要》以"共建共享、全民健康"为战略主题，推行健康生活理念，实现全民健康，改善健康水平，要求强化个人健康责任，提高全民健康素养，并将健康素养水平作为"健康中国"建设的主要指标。

一、健康素养的定义和内涵

健康素养是健康教育及健康促进理论的重要组成部分，也是健康教育和健康促进的目标，可以衡量健康教育和健康促进工作的结果或产出，能为解决公共卫生和健康问题提供新思路。加强对健康素养的认识和理解，能有利于个体和公众关注并提高自身健康水平。

（一）国外对于健康素养的定义

健康素养（health literacy）一词最早见于 1974 年的论文《健康教育和社会政策》，20 世纪 80 年代末开始逐渐成为医学及健康教育相关机构的研究热点，但其定义至今仍未达成统一标准。世界卫生组织（WHO）提出，健康素养是人们在生命全程中进行与医疗服务、疾病预防和健康促进相关的日常活动时，获取、理解、评价和应用健康信息以做出健康相关决定进而维持或提高生活质量的知识、动机和能力。

（二）我国对于健康素养的定义

我国高度重视提高全民健康素质，大力开展健康教育与健康促进工作，注重发挥人民群众促进健康的潜能，引进健康素养的概念。2008 年 1 月 4 日公布的《中国公民健康素养——基本知识与技能（试行版）》是全世界第一份由政府颁布的有关公民健康素养的官方公告。2015 年 12 月 30 日印发了《中国公民健康素养——基本知识与技能（2015 年版）》。2014 年国家卫生和计划生育委员会将健康素养定义为个人获取和理解基本健康信息和服务，并运用这些信息和服务做出正确决策，以维护和促进自身健康的能力。我国从基本健康知识和理念、健康生活方式与行为、基本技能三个维度提出居民应掌握健康素养的基本知识和技能。

（三）健康素养的内涵

概括起来，健康素养主要包括健康知识和相关技能两个方面的内容，健康知识有助于指导健康行为和生活方式，健康技能则有助于获取、理解和筛选健康知识，执行健康行为。随着健康素养研究的发展，Nutbeam 等学者认为健康素养内涵并非单纯的知识与技能，而是一个多层次融合了多种素养的体系，已经从健康教育的概念拓展到健康促进的理念，更加强调环境、政治和社会等的影响因素，其内涵扩展到了文化、环境和语言等领域。

健康素养可分为功能性素养、互动性素养和评判性素养三个层次，其中功能性健康素养是最基本的健康能力，主要涉及获取与理解知识和技能的读、写、基本计算、语言和理解的能力，是互动性健康素养的基础；互动性健康素养是通过各种传播方式获取和应用健康信息的能力；评判性健康素养是采用批判性思维分析和应用健康信息的能力。

二、健康素养测量工具

（一）国外健康素养测量工具

国外研究对公民的健康素养水平和运算能力已形成较完善的评价体系。如《成人功能性健康素养测试》（*Test of Functional Health Literacy in Adults，TOFHLA*）及其简化版、《成人医学素养快速评估》(*Rapid Estimate of Adult Literacy in Medicine*, *REALM*)及其简化版、《最新重要体征》(*Newest Vital Sign, NVS*)等。其中，较有代表性的是《成人功能性健康素养测试》和《成人医学素养快速评估》。

《成人功能性健康素养测试》由 Parker 等发表于 1995 年，主要评估成人在医疗环境中的阅读和计算能力，包括阅读理解题和计算能力题。Baker 等编制的《成人功能性健康素养测试（简化版）》很大程度节省了测试时间，目前已经被翻译成多国语言获得广泛使用。《成人医学素养快速评估》是最早开发出来帮助临床医生评估患者阅读素养的工具，量表共有 66 个单词，要求被测者逐个读出给定的医学术语，每个单词发声正确得 1 分。该量表使用方法简单易行，但仅限于评估阅读能力，难以反映理解能力，也不能对健康素养进行全面评估。

此外，有学者针对某种疾病而研发了特异性健康素养调查工具，如《糖尿病病人健康素养评估工具》和《COPD 健康素养量表》。

（二）国内健康素养测量工具

我国健康素养研究起步较晚，尚未建立系统的健康素养评估体系。《中国公民健康素养调查问卷》是 2008 年卫生部在《公民健康素养 66 条》的基础上编制的健康素养评估工具，问卷包括健康知识、健康信念、健康行为和健康技能 4 个维度，内容包括科学健康观、传染病预防素养、慢性病预防素养和安全与急救素养共计 98 个条目，总分为 196 分，正确率 80% 以上的分数则为具备健康素养。

三、健康素养的促进行动

（一）开展健康素养宣传推广

以《中国公民健康素养——基本知识与技能（2015 年版）》和《中国公民中医养生保健素养》等规范文件为蓝本，针对影响公众尤其是妇女、儿童、老年人、残疾人、贫困人口等重点人群健康的主要问题及其相关因素，宣传准确、可理解、可操作的健康信息，帮助他们培养合理膳食、科学运动、戒烟限酒、心理平衡的健康生活方式。

（二）健全健康素养监测系统

在国家监测点的基础上，逐步建立完善省、市、区多级健康素养水平监测系统。应用现代信息技术完善试题库和数据库，探索建设健康素养网络学习测评平台，加强健康素养理论本土化研究，分析不同人群和重点问题健康素养现状及其影响因素，提高监测结果的应用。

（三）构建健康知识与技能的发布传播机制

打造健康科普平台，与大众媒体建立长期协作机制，通过设立健康专栏和开办专题节目等方式，充分利用电视、网络、广播、报刊、手机等媒体的传播作用。医护人员利用提供诊疗护理服务时机,普及公民健康素养与中医养生保健的基本知识和技能。

(四)提升卫生机构专业人员健康教育和促进能力

优化健康教育专业人员结构,到2020年,省级健康教育专业机构本科学历以上专业人员比例达到65%,市级达到50%,县级达到35%,并对他们定期开展健康教育专业培训。各级卫生行政部门对社区卫生服务中心开展督导评估和工作考核,总结经验,奖励先进。

(蓝宇涛)

◇ **思考题**

某社区老年糖尿病患病率达27.3%,有糖尿病知识宣传栏,定期更新知识,但位置偏僻,缺乏相关知识宣传手册和音像资料;约半年组织一次糖尿病知识讲座,但相关饮食、运动等要点难以在平时生活中执行;有一定的活动场地及健身器材,但活动场地较少且离家较远;有一家较为便利的糖尿病食品专营店,为患者提供无糖/低糖食品,市场也有货源充足的蔬菜、水果、肉类等食品供患者选购。

请问:

(1)此个案应如何进行社会动员开展健康促进。

(2)在家庭护理风险防范中,该社区护士操作存在什么风险?

(3)作为一名社区护士,在建立家庭病床中我们该如何规避风险?

第六章
社区重点人群的健康管理

学习目标

知识目标 1. 掌握社区重点人群的概念及范畴。
2. 熟悉社区重点人群健康指导内容。

技能目标 1. 掌握新生儿及产妇家庭访视流程及步骤。
2. 熟悉预防接种方法与计划免疫程序。
3. 了解社区老年人健康管理内容。

素质目标 1. 培养社区护士全面的健康管理理念，熟悉全生命周期的护理要点。
2. 学习全生命周期的不同生理特点，为各年龄段的居民提供针对性的服务。
3. 提高社区护士人文素养，与居民建立良好的人际关系。

第一节 概　　述

案例导入　　孕妇于女士，26岁，初中学历，孕12周，怀孕后未上班，未按要求做孕检。其丈夫常年在外地工作，婆婆与其同住。婆婆56岁，丧夫3个月，情绪低落易怒。婆婆认为怀孕生子是一件很平常的事，觉得儿媳妇没有必要总是去做孕检，并且儿媳妇自从怀孕后就未上班，认为儿子一个人工作养活一家人不容易，以后孩子出生需要用钱的地方更多，所以能省就省。

请问：（1）该家庭存在哪些健康问题？

（2）作为社区护士你能为她们提供哪些帮助？

一、社区重点人群的范畴

国家基本公共卫生服务是我国政府针对当前城乡居民存在的主要健康问题，面向全体居民免费提供的最基本的公共卫生服务。其主要由疾病预防控制机构、城市社区卫生服务中心、乡镇卫生院等城乡基本医疗卫生机构向全体居民提供公益性的公共卫生干预措施，发挥疾病预防控制和健康促进等作用。

2017年国家卫生计生委颁布《国家基本公共卫生服务规范（第三版）》，明确指出，社区重点人群包括0～6岁儿童、孕产妇、老年人、慢性病患者、严重精神障碍和肺结核患者等各类人群。

社区卫生服务机构应依据国家基本公共卫生服务规范为社区重点人群提供预防保健、治疗康复等医疗保健服务。国家分析确定对居民健康影响大、具有普遍性和严重性的主要公共卫生问题，根据居民的健康需求、实施健康干预措施的可行性及其效果等多种因素，选择和确定优先的国家基本公共卫生服务项目。

二、健康管理的概念

20世纪60年代健康管理（health management）的思路和实践最初出现在美国，其在国内出现和发展已有20多年。国外有学者认为，"个人健康管理是一种对个人及人群的健康危险因素进行全面管理的过程。其宗旨是调动个人及集体的积极性，有效地利用有限的资源来达到最大健康效果。"在陈君石、黄建始主编的《健康管理师》中，将健康管理定义为："对个体或群体的健康进行全面监测、分析、评估、提供健康咨询和指导以及对健康危险因素进行干预的全过程。"其核心是对健康危险因素的管理，具体地说，就是对危险因素进行识别、评估、预测以及干预。

　　健康管理是一种前瞻性的卫生服务模式,它以较少的投入获得较大的健康效果,从而增加了医疗服务的效益,提高了医疗保险的覆盖面和承受力。一般来说,健康管理有以下三个主要步骤,主要包括收集健康危险因素信息收集、健康危险因素评估和制订健康计划及实施干预。

第二节　0～6岁儿童社区健康管理

　　儿童时期是人生中的重要时期之一,生长发育是儿童生命过程中最基本的特征。儿童时期是生长发育最迅速的时期,因为免疫系统尚不完善,健康易受到疾病、环境等因素的影响而造成身心损伤。儿童社区保健主要是通过健康教育、咨询、预防接种、儿童体格检查及神经系统发育、心理发育的筛查等措施,促进儿童的生长发育及正常人格的形成,增强儿童体质,降低儿童死亡率,减少意外伤害及患病率,提高儿童的总体健康水平。目前社区开展儿童保健主要是针对辖区内0～6岁儿童。本节将介绍0～6岁儿童各年龄段的健康管理,其服务流程见图6-1。

一、新生儿期健康管理

　　新生儿期(neonatal period)是指从胎儿娩出脐带结扎至出生后28天,是婴儿脱离母体后生理功能进行调整以逐渐适应外界环境的独立生活时期。由于新生儿抵抗力低,机体各系统生理调节和适应能力比较差,容易出现窒息、出血、溶血和感染,因此新生儿期是发病率、死亡率最高的时期。

　　(一)新生儿社区健康管理

　　1.新生儿家庭访视　新生儿家庭访视是新生儿保健的重要环节,通过访视,对新生儿进行健康检查,指导科学育儿方法,做到早期发现问题,及时指导处理,促进新生儿健康成长,并达到降低新生儿发病率、死亡率的目的。

　　(1)访视前的准备工作

　　1)时间安排:新生儿家庭访视应不少于4次,分别为出生后的第3天、7天、14天、28天(通常出生后第3天和第28天的访视由分娩医院执行,出生后第7天和第14天的访视由社区卫生服务中心执行,有资质的社区卫生服务中心也可以进行出生后28天的访视。若发现有异常情况,可视情况增加访视次数。访视前应与家属取得联系,合理安排访视时间。

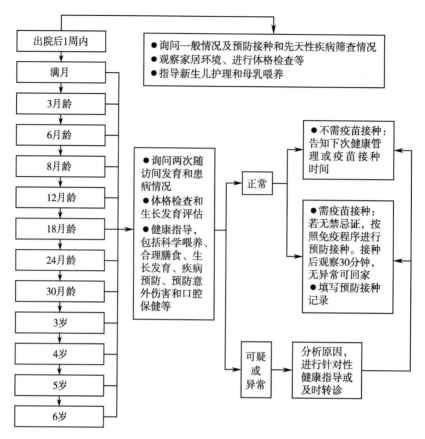

图 6-1　0～6 岁儿童健康管理流程

2）物品准备：访视卡、体温计、体重秤、皮尺、0.5% 碘伏、棉签、消毒敷料（一次性护脐贴）、胶布、听诊器等。

3）访视人员准备：访视人员必须注意个人清洁卫生，如患有感冒、皮肤感染等暂不适合做新生儿访视工作。每次检查前和检查后均应做好手的清洁。有条件者可着统一的访视服。

（2）访视内容

1）第 1 次访视（产后第 3 天）：①观察新生儿居室内的环境，如温湿度、光线、通风状况及安全、卫生状况；②观察新生儿一般情况如面色、呼吸、吸吮能力等；测量体重、身长、体温，检查有无皮肤黄疸、有无接种部位红肿、有无脐部感染和出血、有无躯体畸形、有无肝脾大等；检查有无听力障碍和其他先天畸形；③了解新生儿出生方式、有无窒息、睡眠、大小便及疫苗接种情况等；④了解新生儿的喂养方式；指导母乳喂养技巧、婴儿抚触方法、预防窒息、卫生常识、日常护理等；⑤将访视情况录入妇幼信息系统，并告之下次访视时间。

2）第 2 次访视（产后第 7 天）：①观察新生儿一般情况；②询问新生儿吸吮、哭声、大小便情况及喂养、护理过程是否遇到新问题并给予指导；③检查新生儿有无黄疸情况；检查新生儿行为反射情况；检查新生儿口腔是否有鹅口疮，指导喂养卫生；检查脐带是否脱落、脐窝是否正常，新生儿脐带未脱落前要注意保持清洁干燥；检查有无红臀，皮肤皱褶处有无糜烂等；④对母乳喂养及日常护理中出现的问题提供指导；⑤将访视情况录入妇幼信息系统。

3）第三次访视（产后第14天）：①检查黄疸是否消退；②测量身长、体重，判断生理性体重下降是否已恢复，如未恢复应分析原因并予以指导；指导维生素D补充方法，预防佝偻病；③将访视情况录入妇幼信息系统，并预约下次访视时间。

4）第四次访视（产后第28天）：①询问喂养、护理情况；②进行全面的体格检查，评价体重增加情况，如有异常应分析原因并给予指导；③提醒家长带新生儿到出生医院或社康中心进行乙肝疫苗第二针的接种；④填写新生儿访视卡并录入妇幼信息系统，进行系统管理；⑤对高危儿应按相关规定进行转诊。

2．新生儿满月健康管理 新生儿满28天后，结合接种乙肝疫苗第二针，在乡镇卫生院、社区卫生服务中心进行随访。重点询问和观察新生儿的喂养、睡眠、大小便、黄疸等情况，对其进行体重、身长测量，体格检查和发育评估。

（二）新生儿社区保健指导

1．注意保暖 足月新生儿室温应维持在22～24℃，早产儿应裸放于暖箱中温度控制在31～34℃之间，相对湿度保持在55%～65%。特别是寒冷季节更要注意保暖，使新生儿体温保持在36～37℃，预防硬肿症的发生，可用热水袋等方法保暖，避免烫伤。夏季温度高，注意不可包裹过紧，以防脱水热的发生。

2．合理喂养 见婴幼儿社区保健指导。

3．日常护理 指导家长观察新生儿的精神状态、面色、呼吸、体温和大小便等情况。新生儿皮肤娇嫩，且新陈代谢旺盛，应每日淋浴，水温以略高于体温为宜，可用中性的婴儿沐浴露或肥皂，介绍正确的眼睛、口腔黏膜、鼻腔、外耳道、臀部和脐部的护理方法。新生儿脐带未脱落前要注意保持清洁干燥。用柔软、浅色、吸水性强的棉布制作衣服和被褥，避免使用合成制品或羊毛织物，以防过敏。衣服式样简单，易于穿脱，宽松不妨碍肢体活动。尿布以白色为宜，便于观察大小便的颜色；且应勤换勤洗，保持臀部皮肤清洁干燥，以防尿布性皮炎。新生儿包裹不宜过紧，更不宜用带子捆绑，应保持双下肢屈曲以利髋关节的发育。

4．预防疾病和意外 定时开窗通风，保持室内空气清新。新生儿应备专用用具，食具用后要消毒，保持衣服、被褥和尿布清洁干燥。母亲在哺乳和护理前应洗手。家人患感冒时尽量避免接触新生儿，必须接触时应戴口罩。尽量减少亲友探视和亲吻新生儿，避免交叉感染。凡患有皮肤病、呼吸道和消化道感染及其他传染病者，不可接触新生儿。按时接种卡介苗和乙肝疫苗。新生儿出生两周后应口服维生素D以预防佝偻病的发生。注意防止因包被蒙头过严、哺乳姿势不当、乳房堵塞新生儿口鼻等造成新生儿窒息。

二、婴幼儿期健康管理

（一）婴幼儿社区健康管理

婴儿期（infancy stage）是指出生后 28 天至 1 周岁，幼儿期（infancy）是指 1 周岁至 3 周岁。婴幼儿期是儿童生长发育旺盛的时期，对能量和蛋白质的需要量高，但消化吸收功能发育尚不完善，如喂养不当，易患营养素缺乏性疾病。同时，来自母体的免疫抗体逐渐消失，而自身后天获得的免疫力很弱，容易患各种感染性和传染性疾病。婴幼儿心理、行为发展迅速，在正确的教养下，可培养坚强的性格、坚韧的意志和养成良好的习惯。婴幼儿的好奇心增强、自主运动能力发育迅速，逐渐能爬、站、握、持和行走，但平衡能力较差且识别危险事物的能力不足，容易出现意外。

满月后的随访服务均应在乡镇卫生院、社区卫生服务中心进行，偏远地区可在村卫生室、社区卫生服务站进行，时间分别在 3、6、8、12、18、24、30、36 月龄时，共 8 次。有条件的地区，建议结合儿童预防接种时间增加随访次数。服务内容包括询问上次随访到本次随访之间的婴幼儿喂养、患病等情况，进行体格检查，做生长发育和心理行为发育评估，进行母乳喂养、辅食添加、心理行为发育、意外伤害预防、口腔保健、中医保健、常见疾病防治等健康指导。在婴幼儿 6～8、18、30 月龄时分别进行 1 次血常规检测。在 6、12、24、36 月龄时使用听性行为观察法分别进行 1 次听力筛查。在每次进行预防接种前均要检查有无禁忌证，若无，体检结束后接受疫苗接种。

（二）婴幼儿社区保健指导

1. 婴幼儿喂养　母乳是新生儿的最佳食品，应鼓励和支持母乳喂养，宣传母乳喂养的优点，教授正确哺乳的方法和技巧，并指导母亲观察乳汁分泌是否充足，新生儿吸吮是否有力。母乳营养丰富易消化吸收，蛋白质、脂肪、糖比例适宜（1:3:6），可以满足婴儿生长发育的需要；母乳中含有抗体，如分泌型 IgA，可增加肠道黏膜的免疫力并减少过敏反应；母乳含乳铁蛋白，可促进肠内乳酸杆菌生长，抑制致病细菌的繁殖，减少腹泻和便秘；母乳直接哺喂，不需调配，且泌乳量随婴儿成长而增加；不易污染，温度适宜，经济实惠；喂养时母亲和婴儿直接接触，通过逗引、拥抱、对视等可增母子间的感情，有利于婴儿心理社会适应性的发育；母乳喂养可以减少产后出血，促进产后子宫恢复，还可减少母亲患卵巢癌、乳腺癌的机会。

2. 早期教育　婴幼儿期早期教育以感知、语言、动作训练为主，同时注意动作的发展及与周围人相互关系的培养等。

（1）培养良好的习惯：①睡眠习惯。培养良好睡眠习惯，按时入睡，独立睡眠，睡眠时口中不含东西，避免拍、抱、玩、摇着入睡或口含乳头、手指入睡。②饮食习惯。培养独立进餐能力，尽早让小儿学会自己用勺进食。进食时要专心、定时定量、细嚼慢咽，不偏食，不挑食,保持心情愉快。③卫生习惯。培养幼儿早晚刷牙、饭后漱口、饭前便后洗手的习惯,定时洗澡换衣、勤剪指(趾)甲。④排便习惯。家长及时对幼儿进行大小便训练,大便训练宜在1岁以后,小便训练通常在1.5～2岁,大小便训练应避免在冬季进行。

(2)视、听、语言能力的训练:让婴幼儿多接触各种事物如玩具、图片及音乐等,启发婴儿用语言表达需要,促进感知觉发展,培养其观察力。幼儿期是语言形成的关键时期,应经常与其交谈,鼓励其多说话,锻炼幼儿丰富的语言表达能力。及时纠正错误发声,但切忌过于频繁纠正发声,尤其不能讥笑,否则会造成幼儿心理紧张,而引起口吃。

(3)及时训练动作:动作是心理的外部表现,动作的发展促进儿童心理发展。从婴儿期添加辅食起,即可训练用勺进食,促进眼、手协调动作发展。指导家长按各月龄生长发育的特征并结合婴儿的实际能力适时训练其动作。通过拾豆、撕纸、画画等游戏训练其精细动作。

(4)与周围人际关系的培训:在玩耍中鼓励婴幼儿主动与他人接触,并建立友好的感情,培养良好的情绪和行为。避免违拗、发脾气和破坏性行为等。同时应耐心限制其危险行为,注意培养集体观念、道德观念、懂得礼貌,以提高其社会适应能力。

3.体格锻炼 婴幼儿要多做户外活动,进行空气、日光、水"三浴"锻炼,以增强体质,提高对外界环境的适应能力和抗病能力。婴儿进行户外活动的时间可由最初的5～10分钟,逐渐延长到1～2小时,但要避免阳光直射面部。

4.预防疾病和意外 预防婴幼儿常见的健康问题包括婴儿腹泻、营养物(如牛奶)过敏、湿疹、尿布性皮炎和脂溢性皮炎等。防止婴幼儿意外发生,如异物吸入、中毒、电击伤等,指导家长把婴幼儿安置在安全的地方,防止跌倒或坠床、烧伤和烫伤,让婴幼儿远离火源、热源和电源,妥善放置药品或有毒物品。

三、学龄前期健康管理

学龄前期(preschool period)是指3周岁至6周岁。学龄前期儿童的生长发育稳步增长,感知觉迅速发展,语言、运动、社会交往能力有所提高,自理能力和机体抵抗力逐渐增强,但仍易患各种传染病和发生意外。

(一)学龄前期社区健康管理

社区应为4～6岁儿童每年提供一次健康管理服务。散居儿童的健康管理服务应在乡镇卫生院、社区卫生服务中心进行,集体儿童可在托幼机构进行。

健康管理内容包括询问上次随访到本次随访之间的膳食、有无患病等情况;体格检查,生长发育和心理行为发育评估,血常规检测和视力筛查等。进行合理膳食、心理行为发育、意外伤害预防、口腔保健、中医保健、常见疾病防治等健康指导。在每次进行预防接种前均要检查有无禁忌证,若无,体检结束后接受疫苗接种。对健康管理中发现的有营养不良、贫血、单纯性肥胖等情况的儿童应当分析其原因,给出指导或转诊的建议。对口腔发育异常

（唇腭裂、高腭弓、诞生牙）、龋齿、视力异常、听力异常儿童应及时转诊。

（二）学龄前期社区保健指导

1.基本生活能力　①逐渐培养儿童独自穿衣、洗脸、刷牙、进食等自理能力,做一些力所能及的家务,增强独立生活的能力。②引导儿童进行有意义的活动,在活动中增长知识、增强体质、增强其思维能力和动手能力,如手工制作、折纸、玩积木、弹奏乐器、唱歌和跳舞等。

2.品德教育　学龄前期教育以玩为基础,家长可以有计划地组织一些游戏,让儿童在其中扮演角色,在开发智力、培养学习兴趣的同时,学会团结协作、关心集体、遵守纪律,培养乐观、互助、爱护公物、热爱劳动等优良品质,为儿童入学后能较快地适应学校生活打下良好的基础。

3.安全教育　此期儿童喜欢活动,但动作不够协调;活动范围扩大及喜欢模仿成人的动作,但缺乏自我保护意识,因此容易发生意外。家长要正确引导,适时地进行安全教育,提高儿童的自我保护意识和能力。

四、预防接种与计划免疫

（一）预防接种管理

1.及时为辖区内所有居住满 3 个月及以上的 0~6 岁儿童建立预防接种证或预防接种卡等儿童预防接种档案。

2.采取预约、通知单、电话、手机短信、网络、广播通知等方式,通知儿童监护人,告知接种疫苗的种类、时间、地点和相关要求。在边远山区、海岛、牧区等交通不便的地区,可采取入户巡回的方式进行预防接种。

3.每半年对责任区内儿童的预防接种卡进行 1 次核查和整理。

（二）预防接种的实施

根据国家免疫规划疫苗免疫程序,对适龄儿童进行常规接种。在部分省份对重点人群接种出血热疫苗。在重点地区对高危人群实施炭疽疫苗、钩端螺旋体疫苗应急接种。根据传染病控制需要,开展乙肝、麻疹、脊灰等疫苗强化免疫、群体性接种工作和应急接种工作。

1.接种前体检　接种工作人员在对儿童接种前应查验儿童预防接种证(卡、簿)或电子档案,核对受种者姓名、性别、出生日期及接种记录,确定本次受种对象、接种疫苗的品种。儿童在接种疫苗前必须先由医生对其进行体检。为了避免和减少不良反应的发生,患有以下疾病的儿童暂不宜进行预防接种,例如:咳嗽、流涕、咽炎、扁桃体炎、腹泻、发热、空腹、呕吐等情况。询问受种者的健康状况以及是否有接种禁忌等,采用书面的形式告知受种者或者其监护人所接种疫苗的品种、作用、禁忌、不良反应以及注意事项,并如实记录告知和询问的情况。如果儿童为过敏体质或者患有肝炎、结核等急、慢性传染病以及严重心脏病等疾病时，应根据医生意见决定是否接种疫苗。患有皮肤病的儿童也不宜接种。如因某种原因不宜接种，但遇到特殊情况如被狗咬伤而必须接种时，一定要在医生的指导下注射疫苗。早产儿或者营养不良儿童，应等体重达标或营养不良纠正后再补种。

2. 接种时核对　接种工作人员在接种操作时应再次核对受种者姓名、预防接种证（卡）和本次接种的疫苗品种，核对无误后严格按照《预防接种工作规范》予以接种。避免空腹接种（脊髓灰质炎疫苗接种前后半小时应禁食禁饮）。安瓿有裂纹、标签不清或过期失效者不可使用。水剂或冻干乳酪剂溶解后有摇不散的凝块、有异物、变色、混浊不清等情况不可使用。水剂制品曾经冻结不可使用。

3. 接种后留观　告知儿童监护人，受种者在接种后应在留观室观察 30 分钟无异常方可离开。接种后及时在预防接种证、卡（簿）上记录，与儿童监护人预约下次接种疫苗的种类、时间和地点。有条件的地区录入计算机并进行网络报告。

（三）免疫程序

国家和广东省免疫规划儿童免疫程序见表 6-1 和表 6-2。

表 6-1　国家免疫规划疫苗儿童免疫程序表（2016 年版）

疫苗种类		接种年（月）龄													
名称	缩写名	出生时	1月	2月	3月	4月	5月	6月	8月	9月	18月	2岁	3岁	4岁	5岁	6岁
乙肝疫苗	HepB	1	2					3								
卡介苗	BCG	1														
脊灰灭活疫苗	IPV			1												
脊灰减毒活疫苗	OPV				1	2								3		
百白破疫苗	DTaP				1	2	3				4					
白破疫苗	DT																1
麻风疫苗	MR							1								
麻腮风疫苗	MMR									1						
乙脑减毒活疫苗或乙脑灭活疫苗[1]	JE-L								1		2					
	JE-I								1、2			3			4	
A 群流脑多糖疫苗	MPSV-A							1		2						
A 群 C 群流脑多糖疫苗	MPSV-AC												1			2
甲肝减毒活疫苗或甲肝灭活疫苗[2]	HepA-L										1					
	HepA-I										1	2				

注：1. 选择乙脑减毒活疫苗接种时，采用两剂次接种程序。选择乙脑灭活疫苗接种时，采用四剂次接种程序；乙脑灭活疫苗第 1、2 剂间隔 7～10 天。2. 选择甲肝减毒活疫苗接种时，采用一剂次接种程序。选择甲肝灭活疫苗接种时，采用两剂次接种程序。

表6-2　广东省国家免疫规划疫苗免疫程序表(2016年版)

| 疫苗种类 | | 接种年(月)龄 | | | | | | | | | | | | | | |
名称	缩写名	出生时	1月	2月	3月	4月	5月	6月	8月	9月	18月	2岁	3岁	4岁	5岁	6岁
乙肝疫苗	HepB	1	2					3								
卡介苗	BCG	1														
脊灰灭活疫苗	IPV			1	2											
脊灰减毒活疫苗	OPV					1								2		
百白破疫苗	DTaP				1	2	3				4					
白破疫苗	DT															1
麻风疫苗	MR								1							
麻腮风疫苗	MMR									1						
乙脑减毒活疫苗或乙脑灭活疫苗[1]	JE-L								1			2				
	JE-I								1、2			3				4
A群流脑多糖疫苗	MPSV-A							1		2						
A群C群流脑多糖疫苗	MPSV-AC												1			2
甲肝减毒活疫苗或甲肝灭活疫苗[2]	HepA-L										1					
	HepA-I										1	2				

注：1.选择乙脑减毒活疫苗接种时,采用两剂次接种程序。选择乙脑灭活疫苗接种时,采用四剂次接种程序;乙脑灭活疫苗第1、2剂间隔7～10天。2.选择甲肝减毒活疫苗接种时,采用一剂次接种程序。选择甲肝灭活疫苗接种时,采用两剂次接种程序。

第三节　孕产妇社区健康管理

　　社区妇女保健是以维护和促进妇女健康为目的,以预防为主,以保健为中心,以基层为重点,社区妇女为对象,防治结合,开展以生殖健康为核心的保健工作。妇女的一生要经历胎儿期、婴儿期、幼儿期、儿童期、青春期、围婚期、孕期、围生期、围绝经期、老年期等阶段。结合《国家公共卫生服务规范》重点人群的健康管理,本节主要阐述孕期(包括孕前保健)及产褥期的社区健康管理。其服务流程见图6-2。

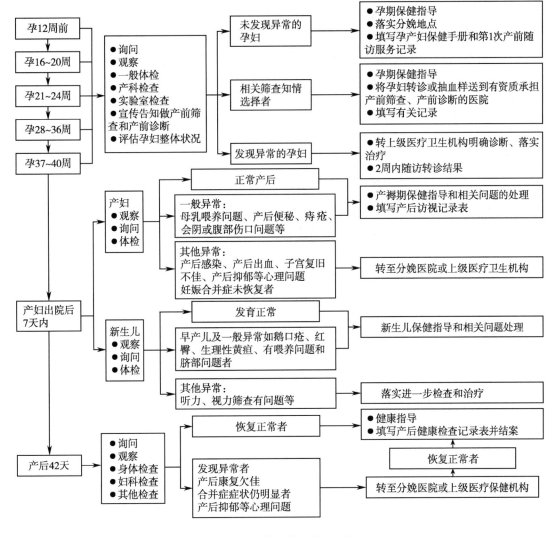

图 6-2 孕产妇健康管理流程

一、孕前期社区保健

孕前保健是通过评估和改善计划妊娠夫妇的健康状况，降低或消除导致出生缺陷等不良妊娠结局的危险因素，预防出生缺陷发生，提高出生人口素质。社区孕前保健是为准备怀孕的夫妇提供社区健康管理，以孕前保健指导为主要内容的保健服务。

（一）孕前社区健康管理

社区卫生服务中心为计划在 1 年内妊娠的妇女建立孕前信息登记及孕前保健档案，这些档案可连续应用至分娩后。国内有些社区护士在建档后每 3 个月随访 1 次直至妊娠或满 1 年时间。随访内容包括是否参加孕前保健讲座、孕前检查、营养指导等内容。

（二）孕前保健指导

孕前健康教育及指导,遵循普遍性指导和个性化指导相结合的原则,对计划妊娠的夫妇进行孕前健康教育及指导,主要内容包括:

1. 有准备、有计划的妊娠,避免高龄妊娠。

2. 合理营养,控制体重。

3. 补充叶酸 0.4～0.8mg/d,或经循证医学验证的含叶酸的复合维生素。既往发生过神经管缺陷(NTD)的孕妇,则需补充叶酸 4mg/d。

4. 有遗传病、慢性疾病和传染病正准备妊娠的妇女,应予评估并指导。

5. 合理用药,避免使用可能影响胎儿正常发育的药物。

6. 避免接触生活及职业环境中的有毒有害物质(如放射线、高温、铅、汞、苯、砷、农药等),避免密切接触宠物。

7. 改变不良生活习惯(如吸烟、酗酒、吸毒等)及生活方式;避免高强度的工作、高噪声环境和家庭暴力。

8. 保持心理健康,解除精神压力,预防孕期及产后心理问题的发生。

9. 合理选择运动方式。

（三）健康评估

1. 主要评估孕前的高危因素

（1）询问准备妊娠夫妇的健康状况。

（2）评估既往慢性疾病史,家族和遗传病史,不宜妊娠者应及时告知。

（3）详细了解不良孕产史。

（4）评估生活方式、饮食营养、职业状况及工作环境、运动(劳动)情况、家庭关系、人际关系等。

2. 身体检查

（1）包括测量血压、身高、体重,计算身体质量指数(BMI),BMI= 体重(kg)/ 身高(m²)。

（2）常规妇科检查。

二、孕期社区保健

《孕前和孕期保健指南》中根据我国孕期保健的现状及产前检查项目的需要,推荐产前检查孕周分别是妊娠 6～13⁺⁶ 周、14～19⁺⁶ 周、20～24 周、24～28 周、29～32 周、33～36 周、37～41 周,有高危因素者酌情增加次数。孕期保健的内容分为三部分:孕早期、孕中期及孕晚期的保健管理。孕期保健的特点是在特定的时间,系统地提供有证可循的产前检查项目。

（一）孕早期的保健内容

1．社区健康管理

（1）确诊怀孕后在社区卫生服务中心注册。社区卫生服务中心或乡镇卫生院为本社区的孕妇（孕 13^{+6} 周前）建立《孕产妇健康手册》。并为建册的孕妇提供预防及保健指导。

（2）孕妇健康状况评估：询问既往史、家族史、个人史等，观察体态、精神状态等，并进行一般体检、妇科检查和血常规、尿常规、血型、肝功能、肾功能、乙型肝炎检查，有条件的地区建议进行血糖、阴道分泌物、梅毒血清学试验、HIV 抗体检测等实验室检查。

（3）开展孕早期个人卫生、心理和营养保健指导，特别要强调避免致畸因素和疾病对胚胎的不良影响，同时进行产前筛查和产前诊断的宣传告知。

（4）根据检查结果填写第 1 次产前随访服务记录表，对具有妊娠危险因素和可能有妊娠禁忌证或严重并发症的孕妇，及时转诊到上级医疗卫生机构，并在 2 周内随访转诊结果。

2．预防保健及优生指导

（1）孕早期的常见症状及处理。

（2）避免接触猫、狗等宠物、放射线、有毒有害物质。

（3）避免服用致畸药物。

（4）孕早期营养指导：饮食以谷类和蔬菜为主，适当增加蛋白质和奶类的摄入（但不宜过多）。

（5）孕早期服叶酸 0.4mg/d。

（二）孕中期的保健内容

孕中期保健是在孕 16～20 周、21～24 周时各进行 1 次随访，对孕妇的健康状况和胎儿的生长发育情况进行健康管理和预防保健指导。

1．社区健康管理

（1）孕妇健康状况评估：通过询问、观察、一般体格检查、产科检查、实验室检查对孕妇健康和胎儿的生长发育状况进行评估，识别需要做产前诊断和转诊的高危孕妇。

（2）对未发现异常的孕妇，除了进行孕期的个人卫生、心理、运动和营养指导外，还应进行预防出生缺陷的产前筛查和产前诊断的宣传告知。

（3）对发现有异常的孕妇，要及时转诊至上级医疗卫生机构。出现危急征象的孕妇，要立即转至上级医疗卫生机构，并在 2 周内随访转诊结果。

2．预防保健指导

（1）健康教育：①孕中期常见症状及处理；②孕中期营养，适当增加蛋白质和奶类的摄入，进食含铁丰富的食物如蛋黄、黑木耳、牛肉、猪肝、海带、瘦肉、动物血等；③胎教；④产前保健操；⑤日常生活注意事项。

（2）设立孕妇学校、准爸爸课堂。

（三）孕晚期的保健内容

1. 社区健康管理

（1）督促孕妇在孕28～36周、37～40周时到有助产资质的医疗卫生机构各进行1次随访，高危孕妇酌情增加次数。

（2）开展孕妇自我监护方法、促进自然分娩、母乳喂养以及孕期并发症防治指导。

（3）对随访中发现的高危孕妇应根据就诊医疗卫生机构的建议督促其酌情增加随访次数。随访中若发现有意外情况，建议其及时转诊。

2. 预防保健指导

（1）健康教育：①孕妇自我监测胎动、体重；②孕晚期常见症状、临产症状及处理。

（2）营养指导：适当增加蛋白质和奶类的摄入，进食含铁丰富的食物并适当运动，控制体重合理增长。

（3）母乳喂养指导及乳房护理。

（4）分娩知识及助产训练。

三、产褥期社区保健

乡镇卫生院、村卫生室和社区卫生服务中心（站）在收到分娩医院转来的产妇分娩信息后，应于3～7天内到产妇家中访视，进行产褥期健康管理，加强母乳喂养和新生儿护理指导，同时进行新生儿访视。产后入户访视的次数一般为1～2次，产后42天保健可回分娩医院也可在社区卫生服务中心进行。如母婴有异常情况，酌情增加随访的次数。

（一）社区健康管理

1. 访视时间

（1）初访：产妇出院后3～7天内。如果产妇住院>1周，由产科填写初次访视记录，访视流程详见实践四。

（2）第2次访视：分娩后14天左右（或距第1次访视7～10天）。

2. 访视内容

（1）问诊

1）一般情况：如精神、睡眠、饮食等。

2）腹部、会阴伤口恢复情况、恶露量及性状、大小便情况（特别要注意产钳、剖宫产、滞产的产妇排尿是否畅通）。

3）泌乳及乳房护理情况。

4）日常生活、睡眠情况等。

5）户外活动情况。

（2）体格检查

1）全身情况：初访与第2次访视均应测量体温和血压。产后24小时内由于分娩疲劳，体温轻度升高，一般≤38℃，产后3～4天，可因乳汁分泌较多而新生儿吸吮较少导致胀奶，体温有时可达39℃，持续数小时，但应≤12小时。如果产后体温升高，要查明原因，与产褥感染相鉴别。发现产后血压升高，应及时予以处理。注意心肺的听诊，如有异常及时处理。

2）乳房检查：检查乳头有无皲裂，乳腺管是否通畅，乳房有无红肿、硬结，乳汁的分泌量是否正常。

3）子宫复原情况：产后第1天子宫底平脐，以后下降1～2cm/d，产后10～14天降入骨盆，经腹部检查触摸不到子宫底，无压痛。

4）腹部、会阴伤口愈合情况：检查伤口有无渗血、血肿及感染情况，发现异常及时处理或及时转诊到医院诊治。

5）观察恶露的量及性状。

6）对产妇进行产褥期保健指导，对母乳喂养困难、产后便秘、痔疮、会阴或腹部伤口等问题进行处理。

7）异常情况处理：若发现有产褥感染、产后出血、子宫复旧不佳、妊娠并发症未恢复者以及产后抑郁等问题的产妇，应及时转至上级医疗卫生机构进一步检查、诊断和治疗。对于产后抑郁的筛查目前国内普遍使用爱丁堡产后抑郁量表（表6-3）。

表6-3　爱丁堡产后抑郁量表

保健号：　　　　　　姓名：　　　　　职业：	
居住状况：① 夫妻 ② 父母合住 ③ 公婆合住	经济条件：① 良好 ② 一般 ③ 较差
喂养方式：① 母乳 ② 混合 ③ 人工	性格：① 内向 ② 适中 ③ 外向
既往精神病史：① 无 ② 有	家族精神病史：① 无 ② 有
孕期抑郁情绪：① 无 ② 有	孕期焦虑情绪：① 无 ② 有
孕期不良生活事件：① 无 ②有	孕期上孕妇学校：① 无 ② 有
陪伴分娩：① 无 ② 有	减痛分娩：① 无 ② 有
新生儿疾病：① 无 ② 有	

指导语：为了解产妇心理并加以指导，选用这份国际上使用最广泛，最具权威性的围产期心境自我评价量表，请您面对自己的感觉及处境，如实回答所有问题，请勿让他人代答问卷，您于过去的7天内：

1. 会因为看到事物有趣的一面而感到开心	2. 对未来的事物充满喜悦期盼
（0）如往常一样	（0）如往常一样
（1）比以前少了一些	（1）比以前少了一些
（2）肯定比以前少	（2）肯定比以前少
（3）完全没有这种感觉	（3）完全没有这种感觉
3. 当不如意时，我会不经意责怪自己	4. 会无缘无故感到焦虑或忧心
（0）从来没有这样做	（0）从来没有这种感觉
（1）不是经常这样做	（1）很少有这种感觉
（2）偶尔会这样做	（2）有时会有这种感觉
（3）经常会这样做	（3）经常有这种感觉

续表

5. 会无缘无故感到恐惧或震惊	6. 我面对压力时
（3）经常有这种感觉	（3）我经常不能应付
（2）有时会有这种感觉	（2）有时我不能如往常一样应付自如
（1）很少有这种感觉	（1）我经常能应付得很好
（0）完全没有	（0）跟往常一样，我能应付自如
7. 感到极不快乐以至于难以入睡	8. 感到悲伤或痛苦
（3）经常有这种感觉	（3）经常有这种感觉
（2）很多时候有这种感觉	（2）很多时候有这种感觉
（1）偶尔有这种感觉	（1）偶尔有这种感觉
（0）完全没有这种感觉	（0）完全没有这种感觉
9. 因不快乐而哭	10. 我曾经有自我伤害的念头
（3）经常有这种感觉	（3）经常有这种感觉
（2）很多时候有这种感觉	（2）很多时候有这种感觉
（1）偶尔有这种感觉	（1）偶尔有这种感觉
（0）完全没有这种感觉	（0）完全没有这种感觉

计分方法：

（3）、（2）、（1）、（0）就是相应的分值，请把10道题选择的数字相加，即为总分

EDPS 评分＿＿＿＿＿＿　　　调查员＿＿＿＿＿＿　　　＿＿＿年＿＿＿月＿＿＿日

（3）新生儿体格检查：访视内容见本章第二节的新生儿期健康管理，访视流程详见实践五。

（二）预防保健

1. 母乳喂养宣教及指导

（1）宣传母乳喂养对母婴的好处。

（2）指导母乳喂养技巧、哺乳卫生（挤奶方法、洗手等）、乳母生活和工作环境卫生、断奶方法等。

2. 产妇心理指导。

3. 指导新生儿的满月体检及疫苗接种。

（三）产后42天健康检查

1. 乡镇卫生院、社区卫生服务中心为正常产妇做产后健康检查，异常产妇到原分娩医疗卫生机构检查。

2. 通过询问、观察、一般体检和妇科检查，必要时进行辅助检查对产妇恢复情况进行评估。

3．对产妇应进行营养、性保健、避孕、预防生殖道感染、心理等方面的指导。可应用爱丁堡产后抑郁量表（表6-3）对产妇进行评估和筛查，对有异常者应进行及时干预。

4．指导婴幼儿的喂养，交待按时接种疫苗及儿童体检。

第四节　老年人社区健康管理

随着社会的进步、生活水平的提高和医学的发展，人类平均寿命不断延长，老年人在社会人群中的比例不断增加，我国人口老龄化问题也日益突显。为社区老年人提供优质的保健服务，提高老年人生活质量，是社区护士工作的重点之一。

一、老年人保健的目的

1．鼓励并帮助老年人建立有利于健康的生活行为方式，以维持、增进身心健康。

2．协助预防疾病，减轻痛苦。

3．促进康复，减少功能丧失，补偿功能的损害和缺陷，提高生活自理能力。

4．关心老人的心理健康，在因身体老化引起的各系统衰退过程中，给予安慰和支持。

二、老年人保健的特点

1．"全人"照顾　老年人的健康需求包括生理、心理、社会、精神和文化等多个层面的需求。因此，对老年人的保健服务也应该是多方面的、整体的。不仅要照顾老年人身体的健康，也应重视老年人心理健康，提高其社会适应能力和生活质量。

2．防治结合　不仅仅重视疾病的治疗，更应重视病症的预防、功能的康复和健康促进。

3．全面覆盖　保健工作应向全体老年人，包括健康的、患病的、有残疾的、体弱的、家庭中的、养老机构中的和社区内所有老年人。

三、社区老年人健康管理对象和服务流程

社区老年人健康管理对象为在辖区内居住半年以上的65岁及以上的居民，其服务流程见图6-3。

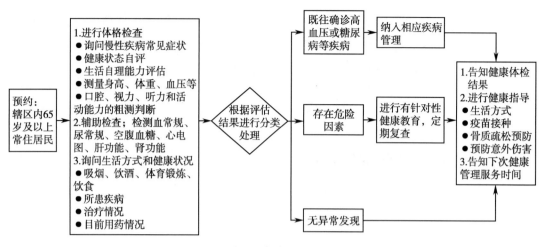

图 6-3　社区老年人健康管理流程

四、社区老年人健康管理内容

1. 每年为社区内老年人健康体检 1 次,体检时间原则上与上一年度体检时间相近。

2. 健康体检的内容

(1) 生活方式和健康状况评估,通过问诊及老年人健康状态自评了解其基本健康状况、体育锻炼、饮食、吸烟、饮酒、慢性疾病常见症状、既往所患疾病、治疗及目前用药和生活自理能力等情况。筛查与评估的具体内容有:

1) 老年人健康状态自我评估,即主观评估,老年人对自身健康状况进行评判,分为满意、基本满意、说不清楚、不太满意和不满意五个层级。

2) 老年人生活自理能力评估,对进餐、梳洗、穿衣、如厕、活动等五个方面进行评估,每个方面通过"可自理""轻度依赖""中度依赖""不能自理"四个程度等级判断,不同评估内容,不同等级程度,分数不同。0~3 分者为可自理;4~8 分者为轻度依赖,9~18 分者为中度依赖,≥19 分者为不能自理。

3) 老年人认知功能粗筛,检查者说出三件物品的名称(如铅笔、卡车、书),若被检者无法立即重复或 1 分钟后无法完整回忆三件物品名称可判断为粗筛阳性,需进一步行简易智力状态检查。

4) 老年人情感状态粗筛,询问被检查者"你经常感到伤心或抑郁吗"或"你的情绪怎么样",如回答"是"或"我想不是十分好"则为粗筛阳性,需进一步行"老年抑郁量表"检查。

(2) 体格检查,包括体温、脉搏、呼吸、血压、身高、体重、腰围、皮肤、浅表淋巴结、肺部、心脏、腹部等常规体格检查,并对口腔、视力、听力和运动功能等进行粗测判断。

（3）辅助检查,包括血常规、尿常规、肝功能、肾功能、空腹血糖、血脂、心电图和腹部 B 超(肝、胆、胰、脾)检查。

（4）健康指导,告知评价结果并进行相应健康指导。

五、老年人常见健康问题预防与处理

（一）老年人常见的躯体健康问题及预防、处理

老年人随着机体功能逐渐衰退,可出现相应的症状并影响生活质量,更易患疾病。

1. 主要表现

（1）外形的改变:老年人须发逐渐变白、脱落易致自信心不足;皮肤变薄,皮下脂肪减少,皮肤干燥导致瘙痒并出现皱纹、老年斑;牙龈萎缩,牙齿松动脱落,影响进食而易致营养不良;身高逐渐有少许下降,体重在老年后期降低明显。

（2）环境适应能力降低:由于全身各系统功能出现不同程度的减退,致环境适应能力下降。如视听功能减退加剧,心脏输出量随年龄增长可减少40%～50%,肺活量减少50%～60%,肾脏清除功能减少40%～50%等,容易出现各种慢性退行性疾病。

（3）机体调节控制功能降低:表现为动作减慢,活动不灵活,容易发生跌倒等意外伤害;免疫功能减低易发生各种感染;体温调节功能下降易发生中暑。

2. 预防和处理

（1）做好一般照顾,协助老年人做好个人卫生,保持形象整洁,维护其尊严和自信;避免频繁洗澡,洗澡不宜使用碱性较强的皂类或沐浴露,可选用对皮肤刺激小且具有护肤功能的沐浴露,沐浴后使用皮肤润滑剂;避免毛衣类衣物直接与皮肤接触;饮食宜清淡、易消化、富有营养;保证充足的睡眠。

（2）尽量让老年人生活在熟悉的环境中,可在社区内设置老年人之家,安排棋牌、乒乓球、电视等娱乐活动,使老年人有适量的运动,身心愉悦,可促进各系统功能的调节。

（3）注意生活环境的安全,地砖应有防滑功能,房间内有防跌倒设施,使用扶手椅,卫生间安装扶手等,活动不便、生活不能自理老年人应有专人看护。

（二）老年人常见的心理问题及预防、处理

老年人认知功能减退,如感觉、知觉、记忆力等减退等。大脑功能减退对情绪活动控制作用减低,出现情绪不稳定,易激动。老年人性格也可能出现改变,如变得重复啰唆、对新事物的兴趣降低、活动速度减慢、固执、情感脆弱等。当老年人对老年期的生理、心理、社会变化适应不良时,可能导致一系列的心理健康问题。

1. 孤独感

（1）主要表现:社会活动减少会使老年人产生孤独寂寞感,继而出现伤感、抑郁情绪,精神萎靡不振,常偷偷哭泣,顾影自怜。如体弱多病,行动不便时,上述消极情绪会更加明

显，久之，身体免疫功能降低。孤独也会使老年人选择不良生活方式，如吸烟、酗酒、不爱活动等，不良的生活方式与心脑血管疾病、糖尿病等慢性疾病的发生和发展密切相关。有的老年人会因孤独而转化为抑郁症，有自杀倾向。

（2）治疗与预防：老年人离退休后尚未出现孤独感前应进行预防，如已出现孤独，则应积极进行心理调节。否则这种负性情绪会进一步加重，直接影响健康。预防方法：①帮助老年人积极参加各项活动，如打太极拳、慢跑、跳交谊舞等身体力行的体育锻炼，持之以恒，保持健康的体魄。②保持与外界的信息联系，不要耳目闭塞。与朋友交往是老年人满足感情交流的一种基本心理需要，不仅可以排除生活中的寂寞感，同时信息交流可丰富老年人对世界和人生的认识，广交朋友是排除老年孤独感的最佳良方。③寻找精神寄托，老年人离开了工作岗位后，脑力活动明显减少，导致脑力衰退，因而老年人应从事一些脑力活动，以保持脑力的活力。如读老年大学、作诗、书法、绘画等，这些脑力劳动可以使老年人的心理处于一种积极向上的状态，有利于身心健康。④营造良好的家庭气氛，良好的家庭环境对于老年人消除孤独感，保持健康的心理状况也是非常重要的。老年人的子女们不仅要从经济上，更应从精神上体贴和关心老年人。对于丧偶而又想再婚的老年人，儿女应该给予理解和支持。

2．抑郁症　抑郁症是老年人常见的精神病患之一。老年期抑郁症大都在 60 岁以后发病，有的虽然在青壮年期发病，但进入老年期后常加重或发作次数增多。

（1）主要表现：情绪压抑、沮丧、痛苦、悲观、厌世，自责自罪，甚至出现自杀倾向和自杀行为。有些抑郁症患者仅有躯体症状如性欲、食欲下降或以失眠为主，因此，有些老年人患了抑郁症亦不易被确诊。一方面抑郁症可导致身体免疫力下降而罹患其他疾病，另一方面其他疾病又可使抑郁症状加重。

（2）治疗与预防：由于老年期抑郁症有与其他年龄段的抑郁症不同的特点，因此在治疗和预防上也有其特殊之处。①由于老年人抑郁症经常因其他疾病引起，所以首先应治疗相关疾病，对不可治愈的疾病也应设法减轻其痛苦。②调整好退休后的心理状况，保持一种积极向上的精神状态。③改善家庭环境也是非常重要的手段，丧偶的老年人如条件允许的可以考虑再婚，再婚对解除老年人抑郁的心理很有帮助。④必要时，可以使用药物治疗，常用三环类抗抑郁药。一般来说，年龄越大，预防效果就越不理想，特别是超过 70 岁以后，而身体患有疾病的人，预防也不理想。相反，病前性格外向，与家人能和睦相处的，较年轻的老年患者预防效果相对较好。

老年期抑郁症如及早的治疗会有较好的效果，一般不需住院，门诊治疗即可。对于那些身患疾病的患者，全身一般情况较差，甚至有自杀倾向的人，应建议住院治疗。

3．离退休综合征　离退休综合征是指老年人因为离退休后不适应新的角色、环境和生活方式而出现的焦虑、抑郁、悲哀、恐惧等消极情绪，或因此产生偏离常态的行为综合征。

（1）主要表现

1）焦虑：表现为坐卧不安、心烦意乱、敏感、行为重复、小动作多、无法自控、犹豫不决、不知所措，偶尔出现强迫性定向行走。由于注意力不能集中，常做错事；性格变化明显，容易急躁和发脾气；做事缺乏耐心，对任何事都不满或不快；多疑，当听到他人议论工作时，常觉烦躁不安，猜疑其有意刺激自己。平素颇有修养的老年人，有时会一反常态而不能客观地评价外界事物，严重者产生高度紧张、恐惧感，并伴出汗、失眠、多梦、心悸、阵发性全身燥热等症状。

2）抑郁症状：表现为情绪低落，郁闷、沮丧，意志消沉、萎靡不振；有强烈的失落感、孤独感和衰老无用感，对未来生活感到悲观失望；自信心下降，行为退缩，兴趣减退，不愿主动与人交往；行为明显不同于以前，对现实不满、容易怀旧；严重时个人生活不能自理。

3）躯体不适症状：表现为头痛、头晕、失眠、胸闷或胸痛、腹痛、乏力、全身不适等症状，现有躯体疾病无法解释这些症状。

（2）治疗与预防措施：有效的方法是在退休前能使其正确理解和对待离退休问题，合理地安排离退休后的生活，有助于避免离退休综合征的发生。

1）让老年人发挥余热，老有所为，重归社会。离退休的老年人，如果体格健壮、精力旺盛并且条件允许的话，可以积极寻找机会，接受其他单位的聘任，发挥余热，重归社会；或者将自己工作几十年的经验、知识，著书立说，遗泽后人。在工作或写书中体现自身的价值，使生活重新充实起来。

2）善学习，求新知。"人老脑先老"是一个规律，坚持用脑是抑制大脑老化进程的最好方法之一。读书学习调动了人的整个机体和脏器功能，包括视觉、听觉和其他感官以及运动神经的功能。许多研究资料表明：人的智力越高，知识面越广，人的精神、心理的满足感就越强，而良好的心理素质和精神状态能提高机体的免疫能力，抵御病邪的入侵，延缓衰老。因此，应当充分利用离退休难得的空余时间来充实自己的大脑，使晚年的生活丰富多彩。

3）生活要有规律，早睡早起，参加体育锻炼。离退休后忌思想懒散，饱食终日，无所事事，以打发日子的方式虚度光阴，而应该在作息上合理安排，早睡早起，同时进行适宜的健身运动，比如打太极拳、跳扇操、练剑、跳交谊舞、打门球等。

4）重视家庭照顾的改善。家庭成员对于离退休人员要多给予关心、理解和宽容，主动营造和睦的家庭氛围，让离退休人员体验到家庭成员的理解和温暖；要主动和他们商量家庭大事，让他们体会到自己在家中的地位，增强他们的信心；对于不愿被家务过多束缚的离退休人员，要支持和帮助他们参加社会活动，培养业余爱好，让他们从做饭、带小孩等烦琐的家务中解脱出来。

5）药物治疗。对于患有严重的焦躁不安和失眠的离退休综合征的老年人，必要时可在医生的指导下适当服用多塞平、艾司唑仑等药物或接受心理治疗。

4．焦虑　老年性焦虑是指以持续性精神紧张或反复发作性惊恐状态等焦虑情绪为主要症状,同时伴有头晕、胸闷、心悸、呼吸困难、口干、尿频尿急、出汗、震颤等自主神经系统功能紊乱的症状。

（1）主要表现

1）慢性焦虑:经常感到内心有一种说不出的紧张、恐惧或难以忍受的不适感。对于客观上并不存在的威胁,总是感到担心和害怕,似乎不利的事情、灾难性的结局、各种失败、疾病和死亡会随时发生。有时明知这是主观的多虑,但经常无法自控,十分苦恼。而且易激惹、对声音过敏、注意力不集中、记忆力下降,会表现出对自己"无能"所导致的"失败"有强烈的自责或表现出严重的自卑,对事物兴趣降低,但不会出现智力障碍。时常不安地来回走动,或两手不停地重复某种简单而又毫无意义的动作,发出阵阵叹息,还会出现自主神经功能亢进,如口干、肠胃反应、胸闷、胸痛、呼吸急促、心悸、尿频尿急、肌肉紧张和动作不协调等。

2）急性焦虑:会由于内心的过分期待和恐惧情绪而达到惊恐发作的程度,表现出惊叫、呼救,急切地需要别人的陪伴或救助。常会伴随严重的心血管系统症状,如心悸、心慌,甚至出现昏厥。由于过度呼吸,会导致血液中碱性成分增加而手脚麻木、头晕发胀,以至出现肌肉抽动。还可以有胃部不适、腹痛、大小便紧迫感、腹泻或便秘等消化系统症状。

（2）治疗与预防措施:帮助老年人降低现存的焦虑水平。

1）认同老年人的感受,协助老年人认识存在的焦虑,让老年人对疾病具有一定的自知力。鼓励老年人表达自己的情绪和不愉快,充分理解老年人的焦虑状态,用支持性语言帮助其度过危机,并有效地适应和面对困难。

2）分散老年人的注意力,减轻其紧张程度。如缓慢地深呼吸,放松全身肌肉,也可以练气功、听音乐等,必要时护理人员可与老年人一起体验。

3）社会支持,帮助老年人适应新生活、新角色、开展心理疏导,协助家属解决具体问题。护理人员要协助分析老年人可能存在的家庭困扰,并寻求解决方法,如家庭治疗或夫妻治疗等。还可鼓励老年人发展新的支持系统,如加入群众互动团体。

4）创造安静的环境,室内光线要柔和,减少噪声。严重惊恐发作时,设专人看护,遵医嘱用药。

5．丧偶后的心理障碍　丧偶对老年人来说是沉重的打击。因为老年人在生理衰退的同时,心理功能也随之老化,心理防御和心理适应能力也相应减退,一旦遭遇老伴亡故这样强烈的生活事件,较难重新建立心理活动的平衡,持续下去就会引发包括抑郁症在内的各种精神疾患,加重原有的躯体疾病,甚至导致死亡。

（1）主要表现:其表现程度和持续时间因人而言,在不同的阶段又可以出现不同的心理反应。丧偶老年人的心理变化剧烈,其心理活动可依次分为以下四个阶段,各阶段长短因人而异。

1）震惊：很多老年人在得知老伴去世的消息后，表现得麻木不仁、呆若木鸡。这种麻木不仁并不意味情感淡漠，而是情感休克的表现。麻木不仁可以看作是对噩耗的排斥，也是对这种强烈情感无力驾驭的表现。这个阶段可能持续几个小时至一星期。

2）内疚：在接受了老伴亡故的消息后，很多老年人会出现内疚、自责的现象。总觉得对不起逝者，甚至认为对方的死自己要负主要责任。内疚心理在所有居丧者中或多或少都存在，只是程度不同。

3）怀念：居丧的老年人在强烈的悲哀之情稍稍平息后，又会对死者产生深深的怀念。希望得到别人的同情和理解，这个阶段可能持续几个星期甚至几年。

4）恢复：当居丧的老年人逐渐认识到"人的生、老、病、死是无法抗拒的自然规律"时，对老伴最好的交待是保重身体，更好地生活下去，身心也就能逐渐恢复常态。

（2）干预措施：老年人丧偶后心理变化剧烈，但不管怎样悲痛绝望都不能改变现实，应帮助老年人尽快做好自我调整，以良好的心理状态克服消极悲观的情绪。

1）安慰与支持：在刚刚得知老伴离世的消息后，老年人可能会出现情感休克。这时在安慰与关心的同时，还要陪伴在老年人身旁，这样做不仅使老年人感到并非独自面对不幸，而且可以增加老年人战胜孤独的信心。

2）诱导发泄：应该允许并鼓励居丧的老年人反复地哭泣、诉说和回忆，或鼓励他（她）用写日记等形式寄托自己的哀思，这对老年人的心理健康是非常有益的。传统的观念把哭泣当作是一种软弱的表现。因此，有的老年人在痛失伴侣后，不便在外人面前表露悲伤，这样会使他（她）感到更加压抑或消沉。

3）转移注意力：过度悲哀会使人身心憔悴，所以在照顾好老年人饮食起居的同时，还可以建议老年人读书、听音乐、进行体育锻炼等。这样不仅可以缓解紧张、焦虑的情绪，而且可以防止因悲哀诱发的其他身心问题。心理学家认为，利他行为可以有效地减轻居家者的悲哀，因此，可鼓励老年人做一些有利于他人的力所能及的事。

4）建立新的生活方式：老伴过世，原有的生活方式和规律几乎全被改变了。应帮助老年人调整生活方式，让老年人与子女、亲友重新建立和谐的家庭关系，鼓励其投入新的生活。

5）培养广泛爱好，增加社交活动：如到公园散步、慢跑、练气功、打太极拳、种花、下棋等，不仅能摆脱痛苦，稳定情绪，更重要的是拓展自己的生活圈，尽快走出丧偶后的心理阴影。

6）再婚：心理学研究表明，老年人最害怕孤独，丧偶后，老年人需要在家庭生活中寻找一个新的依恋关系，这种依恋关系可补偿丧偶后的心理失落感。再婚可以使丧偶老年人尽快摆脱和缩短丧偶后因过度悲伤而引起的心理失衡。

（三）老年期痴呆的预防及生活护理

老年期痴呆属于重度神经认知障碍，是指发生在老年期由于大脑退行性病变、脑血管性病变、感染、外伤、肿瘤、营养代谢障碍等多种原因引起的，以认知功能缺损为主要临床表现的一组综合征。老年期痴呆主要包括阿尔茨海默病（Alzheimer disease，AD）、血管性痴呆（vascular dementia，VaD）、额颞叶痴呆（frontotemporal dementia，FTD）、路易体痴呆（dementia with Lewy bodies，DLB）、帕金森病痴呆（Parkinson disease dementia，PDD）等。

1. 老年期痴呆的预防

（1）老年期痴呆的预防要从中年开始做起。

（2）积极合理用脑，劳逸结合，保护大脑，保证充足睡眠，注意脑力活动多样化。

（3）培养广泛的兴趣爱好和开朗性格。

（4）培养良好的卫生习惯，多吃富含锌、锰、硒、锗类的健脑食物，如海产品、贝壳类、鱼类、乳类、豆类、坚果类等，适当补充维生素 E，中医的补肾食疗有助于增强记忆力。

（5）戒烟限酒。

（6）积极防治高血压、脑血管病、糖尿病等慢性病。

（7）按摩或灸任脉的神阙、气海、关元，督脉的命门、大椎、膏肓、肾俞、志室，胃经的足三里穴（双侧），均有补肾填精助阳、防止衰老和预防痴呆的效果，并且研究表明按摩太阳、神庭、百会、四神聪等穴位可有效提升认知功能或延缓认知功能的衰退。

（8）许多药物能引起中枢神经系统不良反应，包括精神错乱和倦怠，尽可能避免使用镇静剂如苯二氮䓬类药物、抗胆碱能药物如某些三环类抗抑郁药、抗组胺制剂、抗精神病药物以及甲磺酸苯扎托品。

2. 老年期痴呆的日常护理

（1）穿着：①衣服按穿的先后顺序叠放；②避免太多纽扣，以拉链取代纽扣，以弹性裤腰取代皮带；③选择不用系带的鞋子；④选用宽松的内裤，女性胸罩选用前扣式；⑤说服患者接受合适的衣着，不要与之争执，应给予鼓励。

（2）进食：①定时进食，最好是与其他人一起进食；②如果患者不停地要求吃东西，可以把用过的餐具放入洗涤盆，以提醒患者在不久前才进餐完毕；③患者如果偏食，注意是否有足够的营养；④允许患者用手拿取食物，进餐前协助清洁双手，亦可使用一些特别设计的碗筷，以减低患者使用困难；⑤给患者逐一解释进食的步骤，并做示范，必要时予以喂食；⑥食物要简单、软滑，最好切成小块；⑦进食时，将固体和液体食物分开，以免患者不加咀嚼就把食物吞下而可能导致窒息；⑧义齿必须安装正确并每天清洗；⑨每天安排数次喝水时间，并注意水不可过热。

（3）睡眠：①睡觉前让患者先上洗手间，可避免半夜醒来；②根据患者以前的兴趣爱好，白天尽量安排患者进行一些兴趣活动，不要让患者在白天睡得过多；③给予患者轻声安慰，有助患者入睡；④如果患者以为是日间，切勿与之争执，可陪伴患者一段时间，再劝说患者入睡。

（4）患者完全不能自理时应设专人护理：注意翻身和营养的补充，防止感染等并发症的发生。

3. 老年期痴呆患者的用药护理

（1）全程陪伴：失智老人常忘记吃药、吃错药，或忘了已经服过药而又重复服药导致服药过量，所以老人服药时必须有人在旁陪伴，帮助患者将药全部服下，以免遗忘或错服。失智老人常不承认自己有病，或者因幻觉、多疑而认为给的是毒药，所以他们常常拒绝服药。需要耐心说服，也可以将药研碎拌在饭中吃下。对于拒绝服药的患者，一定要看着患者把药吃下，让患者张嘴检查是否将药咽下，防止患者在无人看管时将药吐掉。

（2）重症老人服药：吞咽困难的患者不宜吞服药片，最好研碎后溶于水中服用；昏迷的患者由胃管注入药物。

（3）观察药物不良反应：失智老人服药后常不能诉说不适，要细心观察患者有何不良反应，及时报告医生，调整给药方案。

（4）药品管理：对伴有抑郁症、幻觉和自杀倾向的失智老人，一定要管理好药品，将药品放到患者拿不到或找不到的地方。

4. 老年期痴呆的智能康复训练

（1）记忆训练：鼓励老人回忆过去的生活经历，帮助其认识目前生活中的人和事，以恢复记忆并减少错误判断；鼓励老人参加一些力所能及的社交活动，通过动作、语言、声音、图像等信息刺激，提高记忆力。对于记忆障碍严重者，通过编写日常生活活动安排表、制订作息计划、挂放日历等，帮助记忆。对容易忘记的事或经常出错的程序，设立提醒标志，以帮助记忆。

（2）智力锻炼：如进行拼图游戏，对一些图片、实物、单词做归纳和分类，进行由易到难的数字概念和计算能力训练等。

（3）理解和表达能力训练：在讲述一件简单事情后，提问让老人回答，或让其解释一些词语的含义。

（4）社会适应能力的训练：结合日常生活常识，训练老人自行解决日常生活中的问题。

5. 老年期痴呆的安全护理

（1）提供较为固定的生活环境：尽可能避免搬家，当患者要到一个新的环境时，最好有人陪同，直至患者熟悉了新的环境和路途。

（2）佩戴标志：患者外出时最好有人陪同或佩戴写有联系人姓名和电话的卡片或手镯，以助于迷路时被人送回。

（3）防止意外：老年失智症患者常可发生跌倒、烫伤、烧伤、误服、自伤或伤人等意外。应将老人的日常生活用品放在其看得见找得着的地方，减少室内物品位置的变动。地面应防滑，以防跌伤骨折等。患者洗澡、喝水时注意水温不能太高，热水瓶应放在不易碰撞之处，以防烫伤。不要让患者单独承担家务，以免发生煤气中毒或因缺乏应急能力而导致烧伤、火灾等意外。有毒、有害物品应放入加锁的柜中，以免误服中毒。尽量减少患者的单独行动，锐器、利器应放在隐蔽处，以防痴呆老人因不愿给家人增加负担或在抑郁、幻觉或妄想的支配下发生自我伤害或伤人。

（4）正确处理患者的激越情绪：当患者不愿配合治疗护理时，不要强迫患者，可稍待片刻，等患者情绪稳定后再进行。当患者出现暴力行为时，不要以暴还暴，保持镇定，尝试引开患者的注意，找出导致暴力的原因，针对原因采取措施，防止类似事件再发生。如果暴力表现变频，与医生商量，给予药物控制。

6.老年期痴呆的心理护理

（1）陪伴关心老人：鼓励家人多陪伴老人，给予老人各方面必要的帮助，如陪老人外出散步，或参加一些学习和力所能及的社会、家庭活动，使之去除孤独、寂寞感，感到家庭的温馨和生活的快乐。

（2）开导老人：多安慰、支持、鼓励老人，遇到老人情绪悲观时，应耐心询问原因，予以解释，播放一些轻松愉快的音乐以活跃情绪。

（3）维护老人的自尊：注意尊重老人的人格；对话时要和颜悦色，专心倾听，回答询问时语速要缓慢，使用简单、直接、形象的语言；多鼓励、赞赏、肯定，切忌批评、嫌弃、鄙视的语言。要有足够的耐心，态度温和、细致周到、不厌其烦，积极主动地关爱、尊重老人。

（叶永秀）

◇ **思考题**　···

1. 产妇，32岁，备孕3年多才受孕，初产，男宝宝，出生第7天。社区护士上门进行产后访视，发现产妇精神不振，神情淡漠，对新生儿护理束手无策，宝宝父亲还特别询问了脊髓灰质炎疫苗的接种程序。

请问：

（1）作为社区护士应如何对该产妇和新生儿进行检查及护理指导？

（2）指导计划免疫接种的程序及要求，特别说明脊髓灰质炎疫苗的接种程序。

2. 李女士，25岁，孕8周，来社区健康服务中心领取免费叶酸。

请问：

（1）作为一名社区护士，指导孕妇产前检查应分别在哪些孕周时进行？

（2）孕早期保健内容包括哪些？

3. 赵老伯，61岁，退休一年，与老伴同住，一子一女均在国外工作生活，近期老伴发现赵老伯不爱说话，不愿外出，常常一个人翻看孩子们小时候的照片和自己工作时的各种荣誉证书，有时候还会独自流泪，饮食如常，睡眠减少，特来社区健康服务中心求助。

请问：作为社区护士针对赵老伯存在的问题，该如何为其做健康指导？

第七章
常见慢性病患者的社区健康管理

学习目标　　**知识目标**　1. 掌握慢性病的概念、危险因素和特点、社区管理流程。

2. 掌握慢性阻塞性肺疾病、高血压、2 型糖尿病的危险因素、诊断标准和社区服务管理规范；掌握痛风、慢性肾衰和常见恶性肿瘤的家庭及社区护理、疾病预防知识。

3. 熟悉常见慢性病（慢性阻塞性肺疾病）的流行病学特点和社区管理的原则和方法；熟悉高血压随访监测指标；熟悉糖尿病管理流程与随访监测；熟悉痛风、慢性肾衰和常见恶性肿瘤的危险因素、临床表现。

技能目标　1. 掌握常见慢性病社区管理的工作任务，并能在教师指导下具体实施。

2. 掌握能够在教师指导下对社区慢性阻塞性疾病进行健康管理技能；掌握规范血压测量技术；掌握尿糖试纸、快速血糖仪的使用方法；掌握痛风患者社区护理措施；掌握慢性肾衰患者饮食护理、皮肤护理、腹膜透析的护理措施；掌握恶性肿瘤患者整体护理措施。

3. 能够熟练对社区慢性阻塞性肺疾病易患人群进行健康教育；熟悉对高血压患者实施综合防治策略技能；能对糖尿病患者实施健康教育或指导；熟悉痛风、慢性肾衰和恶性肿瘤的个体、家庭、社区护理和健康教育措施。

素质目标　1. 培养高度的责任心、慎独严谨的作风，提高人际沟通及团队合作能力，提高对慢性病患者健康管理的能力。

2. 培养较高的人文、社会科学素养，良好的仪表、举止、语言、职业态度和情感。

第一节 概　　述

随着社会经济发展、人类生活方式改变及人口老龄化的影响,我国居民慢性病患病率不断增加,慢性病通常为终身性疾病,不适、伤残、昂贵的医疗费用等严重影响患者的健康状况和生活质量。慢性病患者多数时间在家庭和社区,在社区中开展慢性病患者的护理与管理,提高社区慢性病患者群体的自我护理能力,对控制慢性病的发病率、致残率和死亡率,改善和提高患者的生活质量具有积极作用。

一、慢性病总论

(一)概念

世界卫生组织将慢性病(chronic disease)定义为病情持续时间长、发展缓慢的疾病。2011 年我国卫生部《全国慢性病预防控制工作规范(试行)》指出,慢性病是慢性非传染性疾病(noninfectious chronic disease,NCD)的简称,是指起病隐匿、病程长且病情迁延不愈、缺乏明确的传染性生物病因证据、病因复杂或病因未完全确认的疾病的概括性总称。

(二)分类

1. 按国际疾病系统分类法(ICD-10)分类　①精神和行为障碍:老年痴呆、抑郁等。②呼吸系统疾病:慢性阻塞性肺疾病(COPD)等。③循环系统疾病:高血压、冠心病、脑血管病等。④消化系统疾病:脂肪肝等。⑤内分泌、营养代谢疾病:血脂异常、糖尿病等。⑥肌肉骨骼系统和结缔组织疾病:骨关节病、骨质疏松症等。⑦恶性肿瘤:肺癌等。

2. 按对患者影响程度分类　包括致命性慢性病、可能威胁生命的慢性病、非致命性慢性病。每一类按起病情况分为急发性和渐发性两种。

(1)致命性慢性病:①急发性,如急性血癌、胰腺癌、乳腺癌转移、恶性黑色素瘤、肺癌、肝癌等;②渐发性,如肺癌转移中枢神经系统、骨髓衰竭、肌萎缩侧索硬化等。

(2)可能威胁生命的慢性病:①急发性,如血友病、镰状细胞贫血、脑卒中、心肌梗死等;②渐发性,如肺气肿、慢性乙醇中毒、老年性痴呆、胰岛素依赖型成人糖尿病、硬皮病等。

(3)非致命性慢性病:①急发性,如痛风、支气管哮喘、偏头痛、胆结石、季节性过敏等;②渐发性,如帕金森病、风湿性关节炎、骨关节炎、胃溃疡、高血压、青光眼等。

(三)危险因素

常见慢性病危险因素如下:

1. 不良生活方式

(1)不合理膳食:①膳食结构不合理,如高盐、高胆固醇、高热量、低纤维素饮食;②烹饪方法不合理,如腌制、烟熏等;③进食习惯不合理,如进食时间无规律、暴饮暴食等。

（2）运动不足：是造成超重和肥胖的重要原因,是许多慢性病的危险因素。

（3）吸烟：吸烟是导致恶性肿瘤、慢性阻塞性肺疾病、冠心病、脑卒中等慢性病的重要危险因素;吸烟者心脑血管疾病的发病率比不吸烟者高 2～3 倍;吸烟量越大、起始年龄越小、吸烟史越长,对身体的损害越大。

2. 自然环境和社会环境　自然环境中空气污染、噪声污染、水源土壤污染等,都与恶性肿瘤或肺部疾病等慢性病的发生密切相关。社会环境中教育普及程度、医疗保健服务体系完善程度等都会影响人群的健康水平。

3. 遗传、生物以及家庭因素　慢性病发病率与年龄成正比,年龄越大,发病率越高。家庭对个体健康行为和生活方式的影响较大,如高血压、糖尿病、乳腺癌、消化性溃疡、精神分裂症、冠心病等都有家族倾向,可能与遗传因素或家庭共同的生活习惯有关。

4. 精神心理因素　生活及工作压力会引起紧张、焦虑、恐惧、失眠甚至精神失常。长期处于较大精神压力下,可使血压升高、血胆固醇增高,降低机体免疫功能,增加慢性病发病可能。

（四）慢性病的特点

1. 一果多因,一因多果　一果多因指一种慢性病可以由多种因素共同作用导致,如 COPD 可由吸烟、感染、职业暴露等因素导致;一因多果指同一个病因,如不健康饮食、缺乏运动、吸烟、饮酒、空气污染等可致多种疾病（如心血管疾病、恶性肿瘤、糖尿病和慢性呼吸道疾病等）。

2. 一体多病　一个患者常患多种慢性病,且一种疾病往往会导致另一疾病的发生,或致另一疾病的发生率增高,多病相互关联,如糖尿病患者易同时出现高血压、冠心病等。

3. 起病隐匿,潜伏期长　慢性病早期症状较轻,易被忽视,往往在急性发作或症状较为严重时才被发现。

4. 病程长　多数慢性病病程长,甚至是终生患病。

5. 可防不可愈　慢性病通过对可改变因素的干预能够预防或减缓其发病;但多数慢性病病因复杂或不明,对因治疗困难,以对症治疗、预防伤残和并发症为主;疾病难以彻底治愈,影响患者生活质量。

6. 易致多种并发症　慢性病极易发生并发症,如糖尿病并发糖尿病足、糖尿病肾病;慢性阻塞性肺疾病导致肺心病等。

二、慢性病流行病学特点

（一）主要危险因素暴露水平不断变化

吸烟、过量饮酒、运动减少、饮食不当（如高盐、高脂饮食,畜肉过多,豆类、奶类过少,食物过于精细化等)、压力大等是慢性病发生、发展的主要行为危险因素;高血压、高血糖、血脂异常、肥胖和肺功能障碍等是慢性病更直接的危险因素或中间危险因素,使个体易患"四种致命疾病",即心血管疾病、恶性肿瘤、慢性呼吸道疾病和糖尿病。从全球数据来看,慢性病主要危险因素的暴露水平有新变化:①吸烟率下降;②经常饮酒率下降;③主动参加体育锻炼的人数增加;④超重和肥胖者增加;⑤血脂异常患病率上升;⑥城市居民膳食结构不尽合理;⑦其他变化(城市化趋向明显、人口老龄化突出等)。

(二)高患病率、高发病率、高死亡率

根据研究资料,2012 年中国 18 岁及以上成人高血压患病率为 25.2%,糖尿病患病率为 9.7%,与 2002 年相比,呈上升趋势。40 岁及以上人群慢性阻塞性肺疾病患病率为 9.9%。根据 2013 年中国肿瘤登记结果分析,10 年来中国癌症的发病率呈上升趋势。2012 年中国居民慢性病死亡率为 533/10 万,占总死亡人数的 86.6%。心脑血管病、癌症和呼吸系统疾病均位列城乡居民疾病死亡率和死因比的前 4 位。

(三)潜在慢性病患者众多

老年人是慢性病的高发人群,2015 年 65 周岁以上的老年人人数约 1.44 亿。WHO 预计,至 2020 年发展中国家约 3/4 的死亡与老年病有关,其中最主要的是循环系统疾病、肿瘤和糖尿病。

(四)慢性病疾病经济负担加重

慢性病多为终身性疾病,病痛和伤残不仅影响患者的健康和生活质量,且极大地加重了家庭和社会的经济负担。中国慢性病经济负担的增长速度已超过疾病经济负担和 GDP 的增长速度,带来沉重的社会和经济负担。慢性病已呈现年青化发展趋势,影响劳动力人口健康。

三、社区慢性病的健康管理

(一)社区卫生服务机构开展慢性病管理的意义

一是可有目的地改变导致慢性病的可改变危险因素,提高慢性病的防治效果;二是这是一种低投入、高效益的慢性病防治措施;三是有利于对慢性病的持续、稳定的治疗;四是可以减轻慢性病患者及家庭的经济负担。

(二)社区慢性病管理原则和策略

1. 原则　①降低慢性病的共同危险因素,进行生命全程预防;②三级预防并重,采取以健康教育、健康促进为主要手段的综合措施,把慢性病作为一类疾病来进行共同防治;③全人群策略和高危人群策略并重;④向鼓励患者共同参与、促进和支持患者自我管理、加强患者定期随访、加强与社区和家庭合作等内容的新型慢性病保健模式发展;⑤加强社区慢性病防治的力度;⑥改变行为危险因素预防慢性病时,应以生态健康促进模式及科学的行为

改变理论为指导,建立以政策及环境改变为主要策略的综合性社区行为危险因素干预项目。

2.策略　WHO 提出的慢性病防治行动计划含有三个层次的策略。①环境层次:通过管理、政策和立法、建立支持性环境等措施干预。②共同和中间危险因素的层次:通过人群生活方式干预,如行为干预、健康促进、信息和教育、改善现有环境等措施干预。③疾病早期和已明确阶段的层次:通过对全人群(筛查)、高危个体(改变危险因素)和患者(临床管理)进行临床干预,如临床预防服务、发现和控制危险因素、进行急性期治疗、长期治疗和康复、姑息照顾等。还需要通过宣传、研究、监测和评价,多部门合作和社区动员,加强卫生系统建设等方法来促进上述三个层次发生变化。

(三)慢性病社区管理的模式

目前,社区卫生服务机构多采用全科团队模式进行慢性病患者社区管理,全科医师、社区护士、公共卫生医师等组成专业团队,团队成员发挥各自的优势和特长,相互协作。社区护士在慢性病管理中的作用有收集和分析社区居民的健康状况,解决社区居民的主要健康问题;对社区居民进行卫生管理、社会支持、家庭和个人保护、咨询等方面的全面健康服务;进行患者整体护理、人群公共卫生指导、患者康复锻炼指导、健康教育;开展社区卫生防疫、协助管理慢性病患者等。

(四)慢性病社区管理的工作任务

慢性病社区管理的工作任务主要由以下三部分组成:

1.健康调查　收集社区居民的健康资料;通过健康体检、健康调查等方式收集健康信息。

2.健康评价　根据所收集的健康信息对居民的健康状况及危险因素进行评估、分析;确定居民的健康状况和危险因素,对患者人群和高危人群进行筛选。尤其注意,慢性疾病患者是多种传染病的易感人群,在传染病流行季节,应评估慢性病患者健康状况,确定其患病风险。

3.健康干预　即针对居民的健康状况和危险因素,制订、实施合理的健康改善计划,以达到控制危险因素、促进健康的目的。可从以下几个方面进行:

(1)饮食指导:改善饮食结构、提倡合理膳食是防病治病的重要措施。合理膳食应做到:①控制总热量摄入,保持理想体重;②限制脂肪和胆固醇摄入;③提高植物蛋白的摄入,少食甜食;④保证充足的膳食纤维摄入;⑤供给充足的维生素和矿物质,多吃蔬菜、水果;⑥饮食清淡,限盐限酒,限制辛辣及刺激性食物;⑦注意烹饪方法,以蒸、煮、炖、拌、氽等为主,避免油炸、油煎等;⑧养成良好进食习惯,一日三餐定时定量,细嚼慢咽等。

(2)运动指导:运动是预防和治疗慢性疾病的重要手段,用运动处方的方式规定适当的运动类型、强度、时间及频度,及运动中的注意事项。社区护士配合医生为慢性病患者制订运动处方时,要严格掌握运动的禁忌证,注意防范运动伤害。①运动处方制订原则:遵循个体化、循序渐进、有效性、安全性、全面性和长期性原则。②运动处方制订步骤:第一步,先进行行为改变理论指导下的身体活动咨询，帮助个体开始一个运动计划；第二步，制订个体化运动处方，通过运动前风险评估，确定身体活动目标量，目标量的确定应遵循 FITT 原则，即确定身体活动的频度（frequency）、强度（intensity）、时间（time）和类型（type）；注意预防意外情况和不适的处理。

（3）戒烟指导：戒烟是预防各种慢性疾病和延缓病情进展的有效手段。护士在与吸烟的高危人群接触时提供专业戒烟建议和帮助；遵循"5A"原则开展戒烟干预，包括询问吸烟情况（ask）、劝导建议戒烟（advise）、评估尝试戒烟的意愿（access）、指导戒烟（assist，包括心理咨询和药物干预）、有计划地随访（arrange）。

（4）预防传染病指导：在传染病流行季节，不去人员密集的地方；注意个人卫生，勤洗手，注意室内通风；注意饮食、饮水卫生；接种疫苗、预防性服药等。

（五）慢性病用药管理

慢性病病程长，有各种不适，可出现急性发作及各种并发症等，药物治疗是必然手段，需严格进行用药管理。护士应对患者及家属进行健康指导，说明合理用药的原则，避免用药误区，并提高用药的依从性。

1．合理用药的原则　①明确诊断，有的放矢地用药。②严格掌握适应证，根据药理学合理选择药物；合理用药强调有效性、安全性、经济性、适当性（适当的药物、适当的剂量、适当的途径、适当的疗程）。③注意病史和用药史，防止严重的药源事故。④个体化原则。⑤小剂量原则。⑥从单一药物开始，必要时再联合用药。⑦合理选择最佳用药时间。⑧选择最适宜的给药方法：能口服的不注射，能注射的不静脉给药；若选择口服药，用温开水或凉开水，不用热水；某些药物要多喝水，如茶碱类、磺胺、钙剂等；不喝浓茶，禁烟酒，需要嚼服的药物不能整片吞服等。

2．用药的误区　慢性病常见于老年人，他们常依自己的经验用药，易出现以下用药误区：①用药随意性大，如种类、剂量、疗程等；②缺乏全程观察监控；③滥用或错用药，如将抗菌药当消炎药用，盲目追求"新药"，频繁更换或增加药物品种；④疗程不当，疗程过短或疗程过长；⑤服药时间不当，如降糖药未和饮食密切配合；⑥用药过程中干扰因素多（起居、饮食、情绪等）；⑦迷信补药、中药；⑧生病就输液。

3．提高用药的依从性　提高用药依从性是发挥药物治疗作用的有效手段。方法如下：①建立良好的合作性护患关系。倾听患者的药物治疗意愿，鼓励其说出对病情和服药的看法、感受；发现患者对药物治疗有恐惧感或有错误认识而不肯服药时，护理人员应详细说明，帮助患者解除疑虑，督促用药。②给予简单可行的治疗方案和简明的处方指导，便于执行。③行为矫正。监测慢性病患者的服药习惯，鼓励患者写服药日记或病情自我观察记录。④用醒目的标识，如大字体、彩色字体等标注药名、剂量和用法，便于提醒。⑤将慢性病患者的服药行为与日常生活习惯联系起来，可使用闹钟或其他方法提醒准时用药，防止间歇服药或漏服。⑥强化行为。服药依从性好时予以鼓励，依从性差时立即指出。⑦加强对家属的合理用药知识教育，能配合护士督促、协助慢性病患者按时、按量服药。

（六）慢性病社区管理的流程

慢性病的社区管理流程，见图7-1。

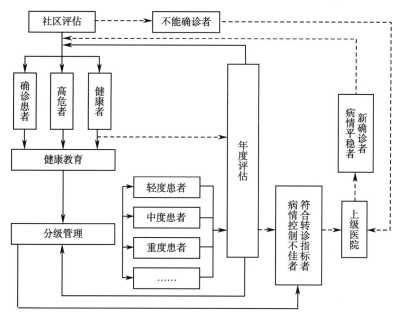

图7-1　慢性病的社区管理流程

第二节　慢性阻塞性肺疾病患者的健康管理

案例导入　　患者，男，55岁，"反复咳嗽、咳痰15年，胸闷、气促5年"，经检查确诊为COPD。患者有30年吸烟史，15～20支/d，平时工作繁忙压力大、运动少，喜欢烹饪。近日因感冒后上述症状加重，咳嗽、咳黄痰，发热，胸闷明显，来社区医院诊治。体检：T 38.5℃，P 95次/min，R 26次/min，BP 130/83mmHg，咽部充血，桶状胸，触诊双侧语颤减弱，听诊呼吸音增粗，左下肺闻及少许湿啰音；心脏检查无异常。诊断为"COPD急性发作期"。

请问：（1）导致患者出现COPD的危险因素有哪些？

　　　（2）如何对该患者进行社区健康管理？

慢性阻塞性肺疾病（chronic obstructive pulmonary disease，COPD）是一种以持续性呼吸道症状和气流受限为特征的可以预防和治疗的疾病，气流受限不完全可逆，呈进行性发展。

一、流行病学特点

COPD 居全球死亡原因第四位，居我国居民死亡原因第三位，居农村死因首位。COPD 可引起肺功能进行性减退，严重影响患者劳动力和生活质量，造成巨大的社会经济负担，WHO 的研究报告指出，至 2020 年，COPD 将位居世界疾病经济负担的第五位。

COPD 与慢性支气管炎及肺气肿密切相关，当慢性支气管炎和 / 或肺气肿患者肺功能检查出现气流受限且不能完全可逆时，则诊断为 COPD。

二、危险因素

COPD 的确切病因尚不清楚，危险因素如下：

（一）个体易感因素

1. **遗传易感性**　α_1 抗胰蛋白酶缺乏是一种遗传性疾病，可导致全小叶型肺气肿。动物实验提示，基质金属蛋白酶（matrix metalloproteinase，MMP）-12 在烟草暴露引起的肺气肿中具有重要作用。目前关于遗传因素对慢阻肺影响的结论主要来源于流行病学研究。

2. **肺发育受损**　宫内发育迟滞会引起出生低体重和气道发育受损，出生低体重也会引起气道发育受损，进一步导致成年肺功能受损，增加发生 COPD 的风险。

3. **幼年呼吸道感染**　幼年呼吸道感染引起的气道结构异常及肺发育异常可能在慢阻肺发病中起重要作用。

4. **年龄**　高龄本身及高龄人群在有毒气体和颗粒中暴露时间较长是慢阻肺发生率增加的重要因素。

（二）环境因素

1. **吸烟**　为重要发病因素，吸烟时间越长，吸烟量越大，COPD 患病率越高。

2. **感染**　感染是 COPD 发生发展的重要因素之一。

3. **职业暴露**　有职业暴露的人群，COPD 发生风险明显增高，包括接触有机和无机粉尘、化学物质、有害烟雾等。

4. **家庭暴露**　家庭污染物，包括生物燃料和煤，燃料燃烧不完全造成的一氧化碳、颗粒物质，烹饪产生的油烟等，增加 COPD 的风险。

5. **空气污染**　大气中的二氧化硫、二氧化氮、氯气等有害气体及微小颗粒物可损伤气道黏膜上皮细胞，并为细菌感染创造条件。

6.**其他**　如自主神经功能失调、营养不良、气温变化等可能参与COPD的发生、发展。

上述因素可引起气道、肺实质和肺血管炎症、蛋白酶-抗蛋白酶失衡、氧化应激增加、自主神经功能失调等，最终导致气道、肺实质受损，出现黏液高分泌、气流受限、肺过度充气、气体交换异常、肺动脉高压、肺心病等COPD的特征性病理生理改变。

三、诊断与评估

（一）诊断依据

主要根据有吸烟、感染等高危因素；有慢性支气管炎、哮喘等呼吸道疾病史；缓慢起病，以气短、呼吸困难为主症，有慢性咳嗽、咳痰等症状，并反复急性发作；晚期患者有体重下降，食欲减退等。体征上随疾病进展出现肺气肿征：视诊桶状胸，呼吸变浅、频率增快；触诊语颤减弱；叩诊呈过清音，心浊音界缩小，肺下界和肝浊音界下降；听诊两肺呼吸音减弱、呼气延长，部分患者可闻及湿性和/或干性啰音。在肺功能检查中，用力肺活量（forced vital capacity，FVC）和第1秒用力呼气容积（forced expiratory volume in one second，FEV_1）是常用的通用功能参数。FEV_1与FVC的比值（FEV_1/FVC）称为一秒率，也是常用的通气功能参数。FEV_1/FVC与FEV_1占预计值的百分数可评价有无气流受限和评估COPD严重程度。胸部X线检查可出现肺纹理增粗、紊乱等非特异性改变，也可出现肺气肿改变。血气分析可确定有无低氧血症、高碳酸血症、酸碱平衡失调以及判断呼吸衰竭的类型。

少数患者无咳嗽、咳痰、胸闷症状，仅在肺功能检查时FEV_1/FVC<70%，排除其他疾病后，亦可诊断COPD。

（二）COPD严重程度分级

根据FEV_1/FVC、FEV_1%预计值下降的幅度对COPD的严重程度进行分级，见表7-1。

表7-1　慢性阻塞性肺疾病的严重程度分级

分级	程度	分级标准
Ⅰ级	轻度	FEV_1/FVC<70% FEV_1≥80%预计值
Ⅱ级	中度	FEV_1/FVC<70% 50%≤FEV_1<80%预计值
Ⅲ级	重度	FEV_1/FVC<70% 30%≤FEV_1<50%预计值
Ⅳ级	极重度	FEV_1/FVC<70% FEV_1<30%预计值 或FEV_1<50%预计值，伴慢性呼吸衰竭

◆**知识拓展**　　呼吸困难分级量表

呼吸困难是 COPD 的主症，根据呼吸困难与运动之间的关系，对呼吸困难进行分级。

分级	分级标准
0级	除剧烈运动外，无明显呼吸困难
1级	当快走或上缓坡时有气短
2级	因呼吸困难而比同龄人步行慢，或者以自己的速度在平地上行走时需要停下来呼吸
3级	在平地上步行 100m 或数分钟后需要停下来呼吸
4级	明显的呼吸困难而不能离开房间或者穿脱衣服即可引起气短

（三）COPD 病程分期

①急性加重期：在病程中，短期内出现咳嗽、咳痰、气短和 / 或喘息加重、痰量增多，脓痰或黏液脓性痰，可伴发热等症状。②稳定期：患者咳嗽、咳痰、气短等症状稳定或较轻。

（四）COPD 并发症

一般并发慢性呼吸衰竭、自发性气胸、慢性肺源性心脏病等疾病。

四、慢性阻塞性肺疾病的社区健康管理

（一）健康管理方案制订原则

社区慢阻肺健康管理应体现"预防为主、关口前移、重心下沉"新型防控模式；重点关注高危人群的健康干预，以阻止和延缓疾病的发生；遵循个性化、健康为导向、动态性的原则制订以个人为中心、家庭为单位的慢阻肺健康管理方案。

（二）健康管理的主要方法

采取预防为主，防治结合的综合策略与措施，通过信息收集，对社区人群进行慢阻肺患病风险评估，将其分为四类人群，并给予相应的健康管理。

1. **一般人群**　指无危险因素，无呼吸系统疾病史，希望获得慢阻肺防控相关健康知识的人群。社区为其提供慢阻肺防控相关宣传材料。

2. **低危人群**　指有呼吸系统疾病史、家族史、危险因素的人群。社区提供管理方案，包括建档，定期进行评估，制订健康管理计划（包括戒烟、控制危险因素、健康指导），指导其认识慢阻肺临床症状等。

3. **高危人群**　指年龄在 40 岁以上，有各种危险因素、经常咳嗽、咳痰，反复上呼吸道感染，反复出现呼吸困难的人群。健康管理方案包括建档，给予疾病危险性评估，制订健康管理计划（如戒烟、控制危险因素、定期做肺功能检查），告知到医院就诊时机，熟悉临床表现等。

4. 患者　指临床确诊处于稳定期的患者。健康管理方案为规范化疾病管理，包括全面改善生活和行为方式，教育与督促患者戒烟、按医嘱服药、了解急性发作的判断与处理、掌握一般和某些特殊的治疗方法，学会自我控制病情的技巧等，以降低风险水平，延缓疾病进展，提高生存质量。

（三）社区健康管理的流程

1. 健康监测与信息收集　健康信息收集是健康管理的首要步骤，通过监测与收集个体的健康相关因素，发现慢阻肺危险因素，确定高危人群。

2. 健康评估　包括危险因素评估、综合评估两个方面。评估主要危险因素，开展预防危险因素的指导；综合评估主要结合年龄、临床症状、肺功能检查结果等，对病情严重程度、急性加重风险及并发症进行综合风险评估。

3. 健康教育　是患者积极参与肺康复和坚持健康行为的保证；教育内容包括慢阻肺的危险因素、病理生理与临床基础知识，药物、氧疗等的正确用法，慢阻肺急性加重的认识和应对措施。教育患者避免危险因素、加强身体锻炼与肺部康复训练，提高生存质量。慢阻肺患者是呼吸道传染病的易患人群，在呼吸道传染病高发季节，应教育患者避免外出，若需外出，不要去人员密集的地方，并戴好口罩。

4. 生活方式和行为指导　包括戒烟指导、营养干预、康复训练、认知心理行为干预，遵医行为指导等。注意个人卫生，勤洗手，注意室内通风。

5. 药物治疗指导　讲解药物治疗作用、用药时间、注意事项及可能的不良反应；指导慢阻肺患者合理使用药物，避免错误或盲目用药。

6. 肺康复指导　肺康复指导在稳定期患者的康复干预中不可或缺，包括长期氧疗、运动训练、呼吸训练（如缩唇呼吸、腹式呼吸训练等）、营养支持、药物治疗等方面。肺康复干预能改善慢阻肺稳定期患者的通气功能，提高运动能力和生存质量。

患者应在社区护士的指导下，学会制订个人健康管理计划、学习健康知识和技能、开展自主性健康促进活动等，并可通过参加自我管理小组、加入相应学会等，依靠自身对疾病进行管理。

第三节　高血压患者的健康管理

案例导入　　　　患者，女，58岁，部门主任。6年前自感"头晕、头痛、睡眠不好"，经查确诊为高血压病（1级）。未予重视，间断用药，平时工作繁忙且压力大，常食用快餐，运动少。近半月来自感症状明显加重，出现视物模糊，活动后心悸、气促，焦虑不安，今来社区中心诊治。体检：BP：160/100mmHg，HR（P）：110 次 /min，律整，心界向左下扩大，BMI：26kg/m²。

请问：（1）导致该患者病情加重的危险因素有哪些？

　　　（2）如何为该患者进行自我管理指导？

一、概述

（一）概念

高血压（hypertension）是指以体循环动脉血压（收缩压和 / 或舒张压）增高为主要特征，可伴有心、脑、肾等器官的功能或器质性损害的临床综合征。《国际高血压学会 2020 国际高血压实践指南》（以下简称《ISH2020 指南》）将高血压定义为非同日多次重复测量后，诊室收缩压≥140mmHg 和 / 或诊室舒张压≥90mmHg。该定义适用于所有成年人（年龄>18岁）。强调只有一次诊室血压高不能诊断高血压，通常需要 1～4 周内进行 2～3 次测量血压，血压持续升高者方可诊断高血压。若血压≥180/110mmHg 且合并心血管病，可直接诊断高血压。

（二）分类

按发病原因高血压分原发性和继发性两类，病因不明的高血压，称之为原发性高血压，又称高血压病，占总高血压的 95% 以上；在不足 5% 患者中，血压升高是某些疾病的一种临床表现，本身有明确而独立的病因，称为继发性高血压。

按血压升高水平，《ISH2020 指南》将原来的 3 级高血压合并为 2 级高血压，取消了180/110mmHg 以上为 3 级高血压的分级。SBP 140～159mmHg 和 / 或 DBP 90～99mmHg 为1 级高血压、SBP≥160mmHg 和 / 或 DBP≥100mmHg 为 2 级高血压。

根据高血压患者所并存的心血管危险因素数量与靶器官损害情况，我国高血压指南将心血管风险水平分为低危、中危、高危、很高危四个等级；《ISH2020 指南》把高危与很高危合并，取消了很高危分为低危、中危、高危三个等级。

（三）流行特征

据《中国心血管健康与疾病报告 2019 概要》显示，我国心血管病现患人数 3.30 亿，其中高血压现患人数约为 2.45 亿。中国高血压调查（2012—2015 年）发现，中国≥18 岁居民高血压患病粗率为 27.9%。青年人群（18～35 岁）高血压患病率为 5.2%，≥75 岁居民为 59.8%。高血压患病率与年龄成正比，男性高于女性，北方高于南方；大中型城市高血压患病率较高，农村地区居民的高血压患病率增长速度较城市快；藏族、满族和蒙古族高血压的患病率较汉族人群高。我国高血压患者的知晓率、治疗率和控制率近年来有明显提高，但总体仍处于较低水平。

二、病因及发病机制

原发性高血压病因及发病机制尚不完全清楚，目前认为高血压的发病危险因素有：

（一）不可改变危险因素

如年龄（男性>55岁，女性>65岁）、性别（男性>女性）、家族史或遗传倾向和种族等。

（二）可改变危险因素

如高盐饮食、超重和肥胖（尤其是腹型肥胖）、吸烟、过量饮酒、长期精神紧张、血脂异常、糖耐量受损等。

（三）加重或诱发高血压的因素

一些药物或物质可能会引起血压升高，如非甾体抗炎药、口服避孕药和三环类抗抑郁药等，但这些药物或物质对血压的影响具有较大的个体差异。

三、临床表现

原发性高血压常起病缓慢，早期常无症状，随着病程延长，出现血压明显的持续升高，逐渐出现头痛、头晕、颈项板紧、疲劳、心悸、耳鸣等症状。

在某些诱因下，可发生高血压急症或亚急症，表现为血压突然和显著增高（一般超过180/120mmHg），有血压明显升高造成的症状，如头痛、胸闷、鼻出血、烦躁不安等。伴有心、脑、肾等重要靶器官功能不全表现的为高血压急症，血压显著升高但不伴靶器官损害的为高血压亚急症。

超过50%的高血压患者合并其他心血管危险因素，以代谢综合征、糖尿病、血脂异常和高尿酸血症最为常见，这些危险因素的存在使高血压患者罹患心脑血管疾病和肾病的风险成比例升高。

四、血压测量与高血压诊断

（一）诊室血压测量和诊断

1. **基本标准**　尽量不要1次就诊即做出诊断（除外血压≥180/110mmHg且有罹患心血管疾病的证据）。确诊高血压需要测量2～3次诊室血压，通常间隔1～4周；每次就诊时连续测量3次血压，每次间隔1分钟，结果取后2次测量的平均值；如果条件允许，应通过诊室外血压监测来确诊。

2. **诊断**　2～3次诊室血压测量结果均≥140/90mmHg，提示高血压。

（二）诊室外血压测量和诊断

与诊室血压相比，诊室外血压测量更具重复性，且与高血压导致的靶器官损害和心血管风险事件更相关,可以鉴别白大衣高血压和隐匿性高血压;如果患者诊室血压测量结果为正常高值或 1 级高血压,需通过家庭血压监测或 24 小时动态血压监测进一步确认血压水平。

五、高血压患者的家庭及社区护理

《ISH2020 指南》提出控制高血压的根本目标是降低其心、脑、肾与血管并发症发生和死亡的危险,尽可能在 3 个月内达到降压目标,但不同年龄段,降压的目标值有所差异。基本标准为最好降至<140/90mmHg;最佳标准为≤65 岁的患者血压控制在 130/80mmHg 以下但不宜低于 120/70mmHg,65 岁以上的患者根据情况,平均水平控制在 140/90mmHg 以下,但应根据具体情况灵活掌握,设定个体化控制目标。

（一）生活方式干预

以健康的生活方式为主要内容的高血压的一级预防应连续贯穿高血压治疗全过程,健康生活方式有助于延缓高血压的发生并发挥直接的降压作用。

1. **减少钠盐、增加钙和钾摄入**　每日食用盐应在 6g 以下,6g 食盐量包括烹调用盐及其他食物中钠折合成食盐的总量。增加富含钾、钙的食物和水果,如糙米、燕麦、南瓜、荞麦、鱼和瘦肉、花椰菜、坚果类,豆类,酸奶、牛奶、海带、柑橘、苹果、红枣、葡萄等。

2. **合理膳食**　坚持“食物多样,谷类为主,粗细搭配,甜咸结合,每餐八分饱”的原则。增加优质蛋白质摄入,每周吃 2～3 次鱼类蛋白质,可改善血管弹性和通透性,增加尿量,从而降低血压。如高血压合并肾功能不全时,应限制蛋白质的摄入。

3. **控制体重**　将体重维持在健康范围内,即 BMI 18.5～23.9kg/m^2,男性腰围<90cm,女性<85cm。建议所有超重和肥胖患者减重,并长期坚持。

4. **禁烟、限酒或戒酒**　吸烟是心血管病和癌症的主要危险因素之一,被动吸烟显著增加心血管疾病风险,香烟中的尼古丁能兴奋中枢神经交感神经,加快心率,升高血压。大数据表明,饮酒量与血压水平呈正性线性相关,尤其是中老年人,饮酒应适量、最好是戒酒。

5. **科学运动**　根据年龄、体质、习惯选择运动项目,坚持三个原则:有恒、有序、有度,即长期规律,循序渐进。每周至少五天,进行 30 分钟左右的有氧运动,包括步行、慢跑、打太极拳等,运动以中低强度为宜,重度高血压患者或者有心衰等并发症的人群,先控制病情,再进行适当运动。

6. **心理平衡**　对高血压患者进行心理压力管理,指导患者进行个性化认知行为干预,减轻精神压力,达到心理平衡。

（二）用药指导

启动药物治疗的时机,《ISH2020 指南》推荐 2 级高血压(血压≥160/100mmHg)患者立即启动降压药物治疗;心血管高危或合并心血管病、慢性肾病、糖尿病或其他靶器官损害的

1 级高血压也应立即启动药物治疗。低危的 1 级高血压患者经过 3~6 个月生活方式干预后血压不能满意控制者亦应予以药物治疗。常用的五大类降压药物：钙通道阻滞剂（CCB）、血管紧张素转化酶抑制剂（ACEI）、血管紧张素受体拮抗剂（ARB）、利尿剂和 β 受体阻滞剂。根据个体特点、并发症等选择针对性的药物，进行个体化治疗。

1. 监测服药与血压关系　指导患者及家属规范测量血压，并记录血压与服药关系。

2. 认识长期服药治疗的重要性　用降压药使血压降至理想水平后，根据医嘱继续服用维持量，以保持血压相对稳定。

3. 按医嘱按时按量服药　不可根据自己感觉血压高或低来增减药物，否则可导致血压波动甚至靶器官损害；如血压下降过速过快，会导致心、脑、肾等重要脏器供血不足等。不可擅自突然停药，如突然停药，可导致血压突然升高，冠心病患者突然停用 β 受体阻滞剂可诱发心绞痛，心肌梗死等。

4. 直立性低血压的预防和处理　①表现：乏力、头晕、心悸、出汗、恶心及呕吐等，在联合用药，服首剂药物或加量时要特别注意。②预防：避免长时间站立，尤其在服药后最初几个小时，改变姿势尤其是从卧位改为坐位、立位时动作宜缓慢，服药时间可选在平静休息时，服药后继续休息一段时间再下床活动，如在睡前服药，夜间起床排尿时应注意。③处理：出现以上症状时应取头低足高位、平卧可抬高下肢超过头部、屈曲股部肌肉和摇动脚趾等，以促进下肢血液回流。

（三）高血压患者的健康管理

社区高血压防治要采取面向全人群、高血压易患（高危）人群和患者的一级预防、二级预防与三级预防相结合的综合一体化防治策略。社区所属辖区内 35 岁及以上常住居民中原发性高血压患者为健康管理服务对象。

1. 全人群策略

（1）健康管理：如有以下六项指标中的任一项高危因素，建议每半年至少测量 1 次血压，并接受医务人员的生活方式指导：①血压高值（收缩压 130~139mmHg 和 / 或舒张压 85~89mmHg）；②超重或肥胖和 / 或腹型肥胖；③高血压家族史（一、二级亲属）；④长期膳食高盐；⑤长期过量饮酒；⑥年龄≥55 岁。

（2）社区参与：以现存的卫生保健网为基础，多部门协作，动员全社区参与高血压防治工作。乡镇卫生院、村卫生室、社区卫生服务中心（站）可通过筛查和发现高血压患者。

2. 高血压高危人群防治策略　社区高危人群的干预主要强调早期发现可能导致高血压的易患因素，并加以有效干预。

（1）高危人群的筛选：按照《国家基本公共卫生服务规范》（第 3 版）要求，开展社区高血压筛查服务。血压高危因素主要包括正常高值血压、超重和肥胖、酗酒和高盐饮食，新发现的高血压患者需登记列入管理范围。

（2）高危人群的防治策略：健康体检，包括一般询问、测量身高、体重、血压、尿常规，测定血糖、血脂、肾功能、心电图等；控制危险因素的水平，体检出的高危个体进行随访管理和生活方式指导。

3. 高血压长期随访　随访的主要内容是观察血压、用药情况、不良反应，同时应关注心率、血脂、血糖、靶器官损害等。对原发性高血压患者，每年要提供至少 4 次面对面的随访。

（1）测量血压并评估是否存在危急情况，如出现收缩压≥180mmHg 和 / 或舒张压≥110mmHg；意识改变、剧烈头痛或头晕、恶心呕吐、视物模糊、眼痛、心悸、胸闷、喘憋不能平卧及处于妊娠期或哺乳期同时血压高于正常等危急情况之一，或存在不能处理的其他疾病时，须在处理后紧急转诊。对于紧急转诊者，乡镇卫生院、村卫生室、社区卫生服务中心（站）应在 2 周内主动随访转诊情况。

（2）若不需紧急转诊，询问上次随访到此次随访期间的症状。

（3）测量体重、心率，计算身体质量指数（BMI）。

（4）询问患者疾病情况和生活方式，包括心脑血管疾病、糖尿病、吸烟、饮酒、运动、摄盐情况等。

4. 高血压健康管理工作指标　按照《国家基本公共卫生服务规范》（第 3 版）高血压患者健康管理服务规范规定，高血压患者规范管理率 = 按照规范要求进行高血压患者健康管理的人数 / 年内已管理的高血压患者人数 ×100%；管理人群血压控制率 = 年内最近一次随访血压达标人数 / 年内已管理的高血压患者人数 ×100%。血压控制是指收缩压<140mmHg 和舒张压<90mmHg（65 岁及以上患者收缩压<150mmHg 和舒张压<90mmHg），即收缩压和舒张压同时达标。

第四节　糖尿病患者的健康管理

案例导入　男，54 岁，部门高管。高血压病史 4 年，吸烟史 8 年，体形胖（腹型肥胖）。一位同胞及父亲和祖父均为高血压、糖尿病患者。平时工作繁忙且压力大，饭量大且喜肉食不喜蔬菜，不喜欢运动。今单位常规体检发现空腹血糖升高，后在医院行进一步检查，确诊为 2 型糖尿病。

问题：

（1）导致该患者发生 2 型糖尿病的相关危险因素有哪些？

（2）腹型肥胖的危害性？

（3）如何为该患者进行自我管理指导？

一、概述

糖尿病（diabetes）是由于遗传和环境因素相互作用所致的一组以慢性血糖增高为特征的代谢疾病群。因胰岛素分泌绝对或相对不足，及靶组织细胞对胰岛素的敏感性降低，引起糖、脂肪、蛋白质的代谢紊乱，可分为 1 型糖尿病、2 型糖尿病、特殊类型糖尿病、妊娠糖尿病四大类。

诊断标准：典型糖尿病症状 + 任意时间血浆葡萄糖水平≥11.1mmol/L；或空腹血浆葡萄糖水平 FPG≥7.0mmol/L；或口服葡萄糖耐量试验（OGTT）中，2 小时血糖≥11.1mmol/L；或糖化血红蛋白≥6.5%。

空腹血糖受损（IFG）、糖耐量减低（IGT）统称为糖调节受损（IGR），属糖尿病前期。

近年来我国成人糖尿病患病率显著上升，已达到 11.2%。发病日趋年轻化，以 2 型糖尿病为主，经济发达地区的糖尿病患病率明显高于不发达地区，农村人群患病率增长快速，肥胖和超重人群患病率显著增加。

二、危险因素

病因及发病机制尚不完全清楚，不同类型糖尿病病因不尽相同，即使在同一类型中也有所不同。引起糖尿病的病因可以归纳为遗传因素和环境因素两大类，共同参与发病过程。

1. **不可改变的危险因素**　如年龄、家族史或遗传倾向、种族、妊娠糖尿病史等。

2. **可改变的危险因素**　如 IFG、IGT、代谢综合征或合并 IFG、超重肥胖与体力活动减少、饮食因素与抑郁、某些药物、致肥胖或糖尿病环境等。

三、临床表现

（一）代谢紊乱综合征

多尿、烦渴多饮；易饥多食、体重减轻；皮肤干燥、瘙痒，女性外阴瘙痒；部分患者可有四肢酸痛、腰痛、性欲减退、阳痿不育、月经失调、便秘等。

（二）急性并发症

1. **糖尿病酮症酸中毒**　最常见，多见于 1 型糖尿病患者，2 型糖尿病在某些诱因下也可发生。诱因为感染、胰岛素或口服降糖药治疗中断或不适当减量、饮食不当、创伤、手术、妊娠和分娩。临床表现为早期有多尿、多饮、疲乏，继之出现畏食、恶心、呕吐、头痛、嗜睡、呼吸深大、呼气中有烂苹果味（丙酮所致）；后期出现尿少、皮肤干燥、血压下降、休克、昏迷甚至死亡。尿糖、尿酮体强阳性，血糖可达 16.7～33.3mmol/L，血酮升高，CO_2 结合力降低。

2．高渗高血糖综合征　诱因常有感染、急性胃肠炎、胰腺炎、不合理限制水分、使用免疫抑制剂等。临床表现先有多尿多饮，失水随着病程进展逐渐加重，出现神经精神症状，如嗜睡、幻觉、定向障碍、偏瘫、偏盲等，最后陷入昏迷。尿糖强阳性，血糖可高达 33.3mmol/L以上，无或有轻度酮症。

（三）慢性并发症

1．血管病变　大、中、小血管及微血管均可受累，可导致高血压、冠心病、脑血管疾病和肾功能损害。

2．神经病变　以周围神经病变最常见，自主神经病变也较常见。

3．眼部病变　糖尿病性视网膜病变是糖尿病患者失明的主要原因之一。

4．感染　可引起全身各部位各种感染，以皮肤、泌尿系统多见。

5．糖尿病足　糖尿病足是糖尿病最严重，也是治疗费用最高的慢性并发症之一，表现为下肢远端神经异常和不同程度的周围血管病变致足部感染、溃疡和／或深部组织破坏，严重者可导致截肢。

（四）其他并发症

常合并疖、痈等皮肤化脓性感染；女性可有肾盂肾炎、膀胱炎、真菌性阴道炎、下肢坏疽等。其中冠心病、脑血管疾病和肾功能衰竭是糖尿病患者的主要死亡原因。

四、糖尿病患者的家庭及社区防治

社区防治是控制糖尿病的基础和关键，主要目标是在一般人群中预防糖尿病的发生；在高危人群中控制血糖水平；提高糖尿病患者的管理率、用药率和血糖控制率，以期减少并发症的发生。

1．服务对象　辖区内 35 岁及以上常住居民中 2 型糖尿病患者。

2．服务内容

（1）筛查：对工作中发现的 2 型糖尿病高危人群进行有针对性的健康教育，建议其每年至少测量 1 次空腹血糖，并接受医务人员的健康指导。

（2）随访评估及体检：对确诊的 2 型糖尿病患者，每年提供 4 次免费空腹血糖检测，至少进行 4 次面对面随访。对确诊的 2 型糖尿病患者，每年进行 1 次较全面的健康体检，体检可与随访相结合。要注意检测尿微量蛋白水平以评估糖尿病肾病的风险，并关注 TIR（葡萄糖目标范围内时间）。

3．三级预防　最重要的任务是一级预防（控制危险因素）和二级预防（检出和治疗糖尿病患者）。

一级预防包括控制危险因素、合理膳食、科学运动、心理平衡、控制体重、自我检测等。二级预防包括在一级预防基础上,进行系统正规地控制血糖治疗,使血糖能够平稳地控制在正常范围内,并注意控制血压和血脂;保护靶器官免受损害,

防本身就是对各种并发症的一级预防。在二级预防基础上,进行三级预防:①饮食控制,又称饮食治疗,是糖尿病的基础治疗。无论病情轻重和是否进行其他治疗,都必须进行饮食控制。控制总热量是防治糖尿病的首要原则,除控制主食,也要控制如各种果仁等含热量高的零食,可采用食物交换份法合理配餐。②戒烟限酒。严格戒烟,并远离吸烟小环境。不宜饮酒,如确实需要应酬时,只可饮用少量的啤酒或葡萄酒。③运动指导。运动是控制血糖的最基础方式。原则是适量、勤动、个体化,尤其强调个体化。④做好糖尿病口服降糖药和胰岛素治疗的用药护理。目前推荐生活方式干预和二甲双胍为2型糖尿病患者的一线治疗。生活方式干预是2型糖尿病的基础治疗措施,应贯穿于治疗的始终。若无禁忌证,二甲双胍应一直保留在糖尿病的治疗方案中。⑤低血糖和糖尿病足等并发症护理。非糖尿病患者血糖<2.8mmol/L为低血糖,糖尿病患者低血糖分为三级:Ⅰ级低血糖为血糖水平<3.9mmol/L且≥3.0mmol/L;Ⅱ级低血糖为血糖水平<3.0mmol/L;Ⅲ级低血糖则没有特定的血糖界限,伴有意识和/或躯体改变的严重事件,需要他人帮助的低血糖。一旦发生低血糖,可喝糖水或直接吃些糖果、糕点、馒头、米饭等食物以缓解。如服糖后10~15分钟仍未缓解,则立即送医院。老年患者要注意夜间低血糖发生。⑥心态调节。保持良好的心态对稳定血糖水平非常重要。⑦糖尿病患者的自我检测。用尿糖试纸和快速血糖测试仪检测是常用的自我检测方法。操作简单,简便易学,适合在家庭中使用。对于已确诊为糖尿病的受试者来说,除了监测血糖,还要定期检测糖化血红蛋白A_1(GHb-A_1)和果糖胺。糖化血红蛋白测定,可用于反映近8~12周血糖水平,为病情控制的监测指标之一。虽然不能反映短期内的血糖波动,却很好地反映较长时间的血糖控制程度,目前认为其既是糖尿病的补充诊断标准,也是糖尿病的监控"金标准"。果糖胺反映的是2~3周内的血糖水平,其形成量取决于血糖浓度水平。

4.防控指标及要求 按照规范要求最近一次随访的血糖,若失访则判断为未达标,空腹血糖达标是指空腹血糖<7mmol/L。

(1)2型糖尿病患者规范管理率=按照规范要求进行2型糖尿病患者健康管理的人数/年内已管理的2型糖尿病患者人数×100%。

(2)管理人群血糖控制率=年内最近一次随访空腹血糖达标人数/年内已管理的2型糖尿病患者人数×100%。

第五节 痛风患者的健康管理

案例导入　　　　　　顾先生，50岁，体形肥胖，两年来反复全身关节疼痛伴低热，自认为患"风湿性关节炎"。两个月前与朋友聚餐饮酒后感到踝部关节疼痛加剧，自服抗风湿药效果不明显来社区医院就诊。

请问：（1）顾先生患痛风的危险因素有哪些，应如何指导避免危险因素？

（2）作为社区护士，应如何对顾先生进行生活方式干预？

一、概述

痛风（gout）是人体嘌呤代谢紊乱或尿酸排泄减少引起的一组代谢性疾病，发生的本质原因是体内尿酸水平升高，引起尿酸盐在关节和肾脏部位沉积。痛风主要见于中老年男性，临床特点为急性关节炎反复发作、痛风石沉积、关节畸形，常累及肾脏，引起慢性间质性肾炎和尿酸肾结石形成。原发性痛风是遗传性疾病，由先天嘌呤代谢异常所致，大多数有家族史，属多基因遗传缺陷。继发性痛风可由肾病、血液病、药物、高嘌呤食物如过量食用肉类、海鲜、啤酒等多种原因引起。目前我国高尿酸血症的总体患病率为13.3%，痛风的患病率为1.1%，并呈逐年增长趋势。

二、危险因素

（一）肥胖

肥胖导致胰岛素抵抗，引起肾脏尿酸排泄减少，同时引起游离脂肪酸增加，通过影响黄嘌呤氧化酶等的活性增加尿酸的合成，导致痛风发生。

（二）饮酒

过量的酒精摄入是痛风发作的独立危险因素，其中啤酒中含有大量嘌呤成分，诱发痛风的风险最大。

（三）高血压

高血压导致微血管病变后造成组织缺氧使血乳酸水平升高，抑制尿酸盐在肾小管分泌，最终引起尿酸潴留导致高尿酸血症；另外，高血压患者长期应用利尿剂可促进血尿酸水平增加。

（四）高血糖

糖尿病患者嘌呤分解代谢增强、尿酸生成增加，血尿酸水平升高，加重肾脏损伤，使肾脏尿酸排泄减少，进一步加重高尿酸血症的发生和发展。

（五）食物

富含嘌呤的食物（如肉类、海鲜）可增加高尿酸血症和痛风发生风险，富含果糖的饮料可促进尿酸合成，抑制尿酸排泄，使血尿酸水平升高。

三、临床表现

痛风的临床发展分为四个时期。无症状期仅有高尿酸血症；急性关节炎期表现为关节红肿热痛、功能障碍，最易受累的部位是第一跖趾关节，常在午夜或清晨突然发生关节剧痛，疼痛呈撕裂样、刀割样；慢性关节炎期出现痛风石（tophi），可造成关节骨质破坏、关节周围组织纤维化、继发退行性改变等，临床表现为持续关节肿痛、压痛、畸形、关节功能障碍；肾脏病变期临床表现为尿浓缩功能下降，出现夜尿增多、低比重尿、白细胞尿等，晚期可发生肾功能不全，少数患者表现为急性肾损伤。

四、痛风发作的家庭及社区护理

（一）饮食护理

社区护士应嘱患者禁食动物内脏、肉类等含嘌呤量较多的食物，饮食宜清淡、易消化、忌辛辣刺激食物，严禁烟酒，严格避免高热量、高脂肪及高蛋白类食物，增加碱性食物，减少钠盐摄入。同时，社区护士应帮助患者制订自身饮水计划，通过增加饮水量（每天至少2 000ml），增加尿酸排泄量。

（二）生活护理

患者应劳逸结合，保证睡眠，避免过度疲劳、焦虑、强烈的精神刺激等诱发因素的发生。急性发作期常伴有发热，此时患者应绝对卧床休息，抬高患肢，避免受累关节受压。当关节肿痛时，可给予冰敷或25%硫酸镁湿敷，局部红外线理疗等。疼痛缓解后可下床活动。恢复期患者应进行功能锻炼，以有氧运动为主。

（三）用药护理

治疗痛风的药物主要包括秋水仙碱、非甾体抗炎药等。口服秋水仙碱的不良反应主要是胃肠道反应，少数可出现肝细胞损害、骨髓抑制、呼吸抑制等不良反应，应及时停药。使用别嘌呤醇者可有胃肠道刺激症状、皮疹，甚至肝损害、骨髓抑制等，肾功能异常患者宜减量使用，嘱患者多饮水，服用碱性药物碱化尿液。不得随意增减药量或停药，定期复查血常规和肝肾功能，及时发现并处理治疗过程中出现的不良反应。

（四）心理护理

痛风是一种终身性疾病，需要长期进行治疗和护理，社区护士和家属应多与患者交流，给予精神上的鼓励和安慰。对于反复发作、迁延不愈的患者，社区护士及家属要耐心倾听患者诉说，使他们以良好的心态积极应对疾病。

五、痛风的预防

（一）生活方式干预

嘱患者控制体重，限制每日摄入的总热量，严格限制动物内脏、海产品和肉类等高嘌呤食物，多饮水，限饮黄酒、啤酒或白酒，戒烟，多进食碱性食物如牛奶、鸡蛋、马铃薯、蔬菜、柑橘类水果。嘱患者适度运动，注意避免剧烈运动或突然受凉诱发痛风发作，规律作息，避免疲劳。

（二）控制血尿酸

高尿酸血症及曾经有痛风发作的患者需长期将血尿酸浓度控制在适宜水平，建议血尿酸低于 $360\mu mol/L$。对于严重（痛风石、慢性关节病、经常发作）的痛风患者，血清尿酸水平应低于 $300\mu mol/L$。

（三）坚持药物预防

血尿酸水平波动易诱发痛风急性发作，痛风患者初始降尿酸治疗时应使用药物预防痛风发作。首选口服小剂量秋水仙碱，推荐剂量 $0.5\sim1.0mg/d$，中度肾功能不全患者剂量减半，重度肾功能不全或透析患者避免使用，应遵医嘱改用非甾体抗炎药或小剂量泼尼松。

第六节　慢性肾衰患者的健康管理

案例导入

张奶奶，65 岁，有高血压病史 10 余年，未规律服用抗高血压药。5 年前确诊慢性肾衰。2 个月前因恶心、头晕、乏力加重在上级医院查血肌酐升高至 $589\mu mol/L$，遂行腹膜透析置管术。现于社区医院行腹部透析，护士观察到张奶奶体形消瘦，面色苍白。

请问：（1）腹膜透析过程中应如何对患者做好病情观察？

（2）作为社区护士，应如何对张奶奶进行饮食指导？

一、概述

慢性肾衰（chronic renal failure，CRF）是指各种原发性或继发性慢性进行性肾实质损害，引起肾小球滤过率（glomerular filtration rate，GFR）下降和肾功能损害，临床出现以代谢产物潴留，水、电解质、酸碱平衡失调，全身各系统受累为主要表现的临床综合征。慢性肾脏病根据 GFR 的下降程度分为 1～5 期（表 7-2）。常见病因有原发性和继发性肾小球肾炎、糖尿病肾病、高血压肾小动脉硬化、狼疮性肾炎、梗阻性肾病、多囊肾、慢性肾盂肾炎等。我国慢性肾脏病发病率为 9.4%～12.1%，患病率为 10.8%，患者数近 1.2 亿。慢性肾衰竭高发年龄为 45～50 岁，发病率与患病率有待进一步确认。

表 7-2　慢性肾脏病的分期

分期	特征	GFR/[ml·(min·1.73m²)⁻¹]
1	已有肾病，GFR 正常	≥90
2	GFR 轻度降低	60～89
3	GFR 中度降低	30～59
4	GFR 重度降低	15～29
5	终末期肾脏病	<15

二、危险因素

慢性肾衰持续发展的危险因素包括高血糖、高血压、蛋白尿、低蛋白血症、吸烟等。慢性肾衰急性加重的危险因素包括累及肾脏的疾病复发或加重，有效循环血容量不足，肾脏灌注急剧减少，严重高血压未有效控制，使用肾毒性药物，尿路梗阻，严重感染，其他器官功能衰竭等。

三、临床表现

（一）水、电解质和酸碱平衡紊乱

表现为水钠潴留或脱水、低钠血症、高钾或低钾血症、高磷血症、低钙血症、高镁血症、代谢性酸中毒等。

（二）营养物质代谢障碍

糖、脂肪、蛋白质代谢障碍，主要表现为糖耐量减低、低血糖，高甘油三酯血症、高胆固醇血症,蛋白质合成减少、分解增加及负氮平衡。

（三）全身各系统表现

慢性肾衰最早、最常见的症状为食欲缺乏,皮肤瘙痒亦是最常见的症状之一,尿毒症期必有表现为贫血,患者最常见的死因是心力衰竭。此外,酸中毒患者呼吸深而长,患者还可出现骨营养不良,表现为骨痛、行走不便和自发性骨折,称为肾性骨病。肾脏产生的内分泌激素异常,可出现性激素紊乱,部分患者甲状腺素水平降低。患者易合并感染,以肺部感染多见,还可发生尿素沉积、尿毒症面容等。

四、慢性肾衰的家庭及社区护理

（一）饮食护理

社区护士应告知患者限制蛋白质摄入,根据GFR来调整蛋白质的摄入量(表7-3),且饮食中50%以上蛋白质为优质动物蛋白。热量摄入应充足,以减少体内蛋白质消耗。一般每天供应的热量为126～147kJ/kg(30～35kcal/kg),摄入热量的70%由碳水化合物供给。此外,患者每天食盐摄入不超过6g,水肿、高血压、少尿者不超过5g;尿量减少时需限制饮食中钾的摄入;每天磷摄入量低于600mg。

表7-3　蛋白质摄入量

疾病分类	GFR/[ml·(min·1.73m²)⁻¹]	蛋白质摄入/[g·(kg·d)⁻¹]
非糖尿病肾病	≥60	0.8
	<60	0.6
	<25	0.4
糖尿病肾病	正常范围	0.8
	降低	0.6

（二）腹膜透析的护理

腹膜透析需要的设备简单,操作容易,安全有效,因此适合在社区开展。

1. 操作过程护理　社区护士分离和连接各种管道时应严格无菌操作。将透析液输入腹腔前使用恒温箱加热到37℃。注意测量和记录体重、血压、出入液量,准确记录透析液进出腹腔的时间和量,观察透出液颜色、性状,保持导管和出口清洁、干燥。

2. 饮食护理　由于腹膜透析可导致体内大量蛋白质和其他营养成分丢失,应嘱患者摄入足够量蛋白质及热量。蛋白质摄入量1.2～1.3g/(kg·d),其中50%以上为优质动物蛋白,热量摄入为147kJ/(kg·d),即35kcal/(kg·d)。

3. 常见并发症的观察及护理

（1）透析液引流不畅：表现为透析液流出总量减少、流入和／或流出时不通畅。可通过行腹部 X 线了解并调整导管位置，改变体位，排空膀胱，透析管内注入尿激酶、肝素、生理盐水、透析液等处理，若无效应送上级医院处理。

（2）腹膜炎：表现为患者发热、腹部压痛、反跳痛及透出液浑浊等。应密切观察透出液的颜色、性质、量，及时留取标本送检。用 2 000ml 透析液连续腹腔冲洗直至透出液澄清，透析液内加入抗生素及肝素，若处理后感染仍无法控制，应考虑拔管。

（3）导管出口处和隧道感染：表现为导管出口周围红肿、疼痛，甚至有脓性分泌物。应在出口处局部使用抗生素软膏或清创处理，使用敏感抗生素，2 周后仍难以控制感染时应考虑拔管。

（三）皮肤护理

慢性肾衰患者皮肤瘙痒症状常见，患者应经常评估自身皮肤情况，避免皮肤过于干燥，清洁皮肤时宜用清水、中性肥皂或沐浴液，洗后涂润肤乳。指导患者修剪指甲，以防皮肤瘙痒时抓破感染。必要时遵医嘱给予抗组胺类药物和止痒剂。

五、慢性肾衰的预防

（一）积极治疗原发病

指导患者对各种急、慢性肾小球肾炎、狼疮性肾炎、紫癜性肾炎或可能累及肾脏的疾病（如高血压、糖尿病）积极治疗，防止慢性肾衰的发生。

（二）避免危险因素

肾毒性药物、严重感染、脱水、尿路梗阻（如结石、前列腺肥大症）、创伤等因素可使原有肾脏疾病加重，促使肾功能衰竭发生。嘱患者按计划随诊，可减少或避免某些危险因素发生，或及早发现并加以纠正。

（三）合理饮食

低蛋白、低磷和低脂饮食对慢性肾脏疾病的肾功能保护作用已得到证实。目前强调为了预防慢性肾衰的发生，血肌酐高于 159.1μmol/L 时就应该限制患者蛋白摄入量。

（四）使用血管紧张素转化酶抑制剂

指导患者合理使用血管紧张素转化酶抑制剂（ACEI），ACEI 类药物不仅能控制全身高血压，且能纠正肾小球高灌注、高滤过状态，有延缓肾衰竭发生的作用。

第七节　常见恶性肿瘤患者的健康管理

案例导入　　　　　　　顾女士，38岁，被诊断为乳腺癌后已行手术切除双侧乳房，现整日郁郁寡欢、经常落泪，诉其无法接受现实。

请问：（1）作为社区护士，应如何对顾女士进行心理指导？

（2）如何指导顾女士进行术后康复操训练。

一、概述

恶性肿瘤（cancer）是机体在各种致瘤因素长期作用下，某一正常组织细胞发生异常分化和过度增生的结果。其生物学特性为过度增殖、浸润、复发与转移。目前认为，恶性肿瘤的发生与物理、化学、生物、遗传、内分泌、免疫及心理社会等因素有关。根据世界卫生组织国际癌症研究机构（IARC）发布的全球最新癌症报告，2020年全球恶性肿瘤新发病例约1 929万，乳腺癌新增人数达226万，首次超过肺癌的221万，成为全球第一大癌症。尽管乳腺癌的新增人数超过肺癌，肺癌的死亡人数依旧是所有恶性肿瘤之最。作为世界上人口最多的国家，中国新增恶性肿瘤患者457万人，占比23.7%，成为癌症新增人数最多的国家。恶性肿瘤的防治是社区人群健康管理的一项重要任务。本节主要介绍肺癌和乳腺癌患者的社区健康管理。

二、危险因素

（一）肺癌的危险因素

吸烟是肺癌重要的危险因素，而控烟可以减少大约80%以上的肺癌和30%的癌症死亡。其他危险因素还包括石棉等物质及电离辐射；空气污染如室内被动吸烟、烹饪过程；室外汽车尾气、工业废气等。另外，膳食不合理如较少食用含β胡萝卜素的蔬菜和水果，以及遗传易感性和基因突变等。

（二）乳腺癌的危险因素

家族中有一级女性亲属乳腺癌病史；月经婚育史，如月经初潮年龄早、绝经年龄晚、终生未育等；乳腺小叶有上皮高度增生或不典型增生等乳腺良性疾病；不良的饮食习惯如营养过剩、肥胖和高脂肪饮食以及环境与生活方式等。

三、临床表现

大多数恶性肿瘤早期无特殊症状，晚期患者根据原发及转移部位不同会出现各种局部症状，同时伴随一些全身症状。

（一）肺癌的临床表现

原发肿瘤引起的咳嗽为早期症状，表现为无痰或少痰的刺激性干咳，还可出现血痰或咯血、胸痛或胸闷、发热等。晚期可侵犯邻近器官组织出现声音嘶哑、咽下困难、胸腔积液、霍纳综合征等以及远处转移征象。

（二）乳腺癌的临床表现

早期表现为患侧乳房无痛性、单发小肿块，多见于外上象限。随着肿块体积增大，侵及周围组织可导致"酒窝征"、乳头内陷、"橘皮样"改变等。晚期出现局部肿块固定、"卫星结节"、"铠甲胸"、皮肤溃疡，通过淋巴或血行出现转移征象。

四、恶性肿瘤的家庭及社区护理

（一）心理护理

社区护士应根据恶性肿瘤患者心理变化特点，有针对性地进行心理护理。否认期需帮助患者理性地分析，避免因此延误治疗；愤怒期应理解患者，倾听患者的心声，引导其合理宣泄自己的情绪；协议期应提供各种医疗信息，帮助患者主动接受正规治疗；忧郁期和接受期主要是加强家庭、社会支持系统的作用，增强患者治疗疾病的信心。对经济困难的患者应详细介绍社会救助政策等。

（二）康复护理

恶性肿瘤的家庭及社区康复护理以提高患者的生活质量为主要目的，应尽量为患者创造良好的休养环境，房间内空气清新、安全舒适，注意保护隐私。术后恢复期患者逐渐进行适当的康复训练，肺癌患者术后强调深呼吸、腹式呼吸训练；乳腺癌术后康复操训练如进行上肢钟摆样运动、爬墙运动等，若发生淋巴水肿应指导患者抬高手臂，沿淋巴走向自下而上进行向心性按摩，戴弹力袖套等。

（三）饮食护理

患者应少量多餐，多食新鲜蔬菜、水果，补充足够能量，给予高蛋白、高维生素、低脂饮食。应注意食物的色香味并营造良好的进食氛围，以促进患者食欲。在化疗间歇期，根据胃肠道反应状况调整饮食，并可采取中医食疗来改善胃肠道症状。

（四）放疗和化疗护理

放疗的患者应保持放射区皮肤清洁干燥，避免局部刺激，禁贴胶布、膏药，勿用刺激性药物擦拭皮肤，避免放射区皮肤阳光照射或机械刺激，必要时行抗感染治疗。使用中心静脉导管输注化疗药物的患者应避免剧烈活动，严禁在置管手臂扎止血带、测量血压，指导患者若出现导管回血、破损断裂时应立即将外露导管反折并用胶带固定，尽快到上级医院就诊。

（五）疼痛的护理

疼痛是晚期恶性肿瘤患者的主要表现之一，社区护士应全面、量化、动态地评估患者疼痛的部位、性质、程度和持续时间。倾听患者诉说，教会患者转移注意力，并帮助找出适合患者减轻疼痛的方法。当患者疼痛明显影响日常生活时，应建议及早遵医嘱使用止痛药，亦可采用患者自控镇痛法（patient controlled analgesia，PCA）注意观察用药效果和不良反应，了解疼痛缓解程度和对生活质量的改善情况。

五、恶性肿瘤的预防

社区中主要通过三级预防来达到人群预防恶性肿瘤的目的。

（一）健康人群管理

健康人群管理主要是一级预防，通过实施健康教育提高居民对危险因素的认识，主动采取健康的生活方式，如合理膳食并适当进行体育锻炼，加强职业防护，有效控制各种感染，并保持良好的心理素质，积极预防肿瘤的发生。

（二）高危人群管理

对恶性肿瘤早发现、早诊断即二级预防。建议有家族史的社区居民每年进行预防性筛检，对无症状高危人群通过普查发现早期肿瘤。开展各种形式的健康教育，重视肿瘤健康体检，教会居民自我检查，提高高危人群的自我保健能力。

（三）肿瘤患者管理

对确诊的恶性肿瘤患者，三级预防的重点是积极治疗。通过现代与传统医药相结合，加强心理护理及康复护理，对照顾者进行必要的居家护理指导，对患者进行复发或转移征象观察的指导，提高患者生存质量，延长患者生存时间，使之重返社会。

（杨　芳　李　君　徐　亮　罗　艺　葛　炜）

◇ 思考题 ....

1. 针对高血压患者的家庭及社区防治的服务对象要做哪些服务？高血压患者存在哪些问题表明出现了危急情况，以及如何处理？

2. 针对糖尿病患者的家庭及社区防治的服务对象要做哪些服务？当糖尿病患者发生低血糖时如何处理？

3. 如何指导痛风患者合理饮食？如何对反复发作、迁延不愈的痛风患者进行心理护理？

4. 血液透析患者有哪些饮食护理要点？

5. 如何对肾衰竭患者进行健康指导？肾衰患者如何预防感染的发生？

6. 护士小林，刚大学毕业，分配到某社区卫生服务站从事护理工作。

请问：

（1）社区护士的工作职责有哪些？

（2）小林所在社区卫生服务站，为一老社区，老人居多，小林应如何开展慢性病防治工作？

7. 王先生，65 岁，煤矿退休工人，家住和平社区。今日因咽痛、咳嗽、咳少许白色痰液，胸闷到社区医院就诊。平时常有咳嗽、咳痰，冬春季节感冒后更易发作，时有呼吸困难。有吸烟史 30 年，15 支 /d，爱烹饪。

请问：

（1）王先生的慢阻肺患病风险评估属于哪一类别？

（2）如何对王先生进行健康管理方案的设计？

（3）如何对王先生进行健康教育？

8. 患者，男性，59 岁，因咳嗽咳痰胸部增强 CT 示"两肺尖少许陈旧性病灶，纵隔及右肺门占位，考虑恶性肿瘤"，气管镜黏膜快速活检示"首先考虑小细胞肺癌"，行 EP 方案化疗"依托泊苷 0.1g D1-5，卡铂 400mg D1"，化疗后无明显不良反应。

请问：如何指导患者和家属做好化疗护理？

第八章
社区常见传染病的健康管理

学习目标　　**知识目标**　1. 掌握社区传染病的预防、控制措施，疫情报告种类、方式和时限；掌握社区传染病家庭访视的时间、要求和内容；掌握肺结核、病毒性肝炎、艾滋病、麻疹等社区常见传染病的健康管理（含家庭访视）方法和内容；掌握新型冠状病毒肺炎的预防措施。

2. 熟悉流行病学的定义、疾病流行强度、地区分布和时间分布的概念；熟悉社区护理中常用流行病学统计方法；熟悉健康水平测定的资料来源、人群健康和疾病频率测量指标的含义、计算方法及用途；熟悉社区护士在传染病预防和控制中的职责；熟悉新型冠状病毒肺炎的流行病学特点。

3. 了解流行病学的功能及应用，流行病学方法在社区护理中的应用。

　　技能目标　1. 掌握传染病的社区监测方法和社区常见传染病（肺结核、病毒性肝炎、艾滋病、麻疹）的健康管理（含家庭访视），能对社区人群积极进行防治新型冠状病毒肺炎的健康教育。

2. 应用流行病学指标正确评价社区的健康状况；应用常用的流行病学方法正确评价社区人群的健康水平，发现其健康问题。

3. 应用流行病学正确对疾病的流行强度、地区分布、时间分布和人群分布进行描述。

　　素质目标　1. 培养科学、严谨、认真的工作作风，提高发现问题、分析问题和解决问题的能力。

2. 学习维护社区的整体利益，并学会与他人沟通和交流的能力，提高服务意识和能力。

3. 提高职业道德，能尊重患者、保护患者的隐私和合法权益。

第一节 概 述

传染病(infectious diseases)是由病原微生物(如细菌、病毒、支原体、衣原体、立克次体、螺旋体、真菌、朊毒体)和寄生虫(原虫、蠕虫)等感染人体后产生的具有传染性的疾病。

20世纪以来,人类在预防和控制传染病方面已经取得巨大的成效,传染病已不再是人类死亡的首要原因。但是,近些年来,病毒性肝炎、麻疹等传染病仍广泛存在;结核病、梅毒等传染病又有死灰复燃的趋势;新型冠状病毒肺炎、艾滋病、严重急性呼吸综合征、人感染高致病性禽流感、军团病、莱姆病等一些新的传染病又不断出现。人类与传染病的斗争依然是长期的、艰巨的。传染病的防治必须以预防为主,而预防又必须立足于社区,所以,社区护理工作将面临更多挑战。

一、社区传染病的预防和控制

社区护士应遵循"预防为主、防治结合、分类管理"的原则,根据传染病的特征,针对传染病的三个基本环节,采取综合措施,做好传染病的预防和控制工作。

(一)传染病的预防

做好传染病的预防工作,对减少传染病的发生及流行,控制和消灭传染病有重要意义。传染病出现前应主要采取经常性预防、预防接种和计划免疫等措施进行预防。

1. **经常性预防** 是预防传染病的根本措施。①社区护士应积极利用一切机会和媒体向社区居民进行传染病知识的宣教,提高社区居民对传染病的防治意识和应对能力。②开展爱国卫生运动,发动群众清除垃圾,定期开展灭鼠、杀虫、消毒等工作及做好粪便、污水、垃圾管理和无害化处理。③采取公共性预防措施,加强对食品、饮用水安全的监督管理,对饮水、乳制品等进行预防性消毒。④帮助居民建立良好的卫生习惯,如洗手、不随地吐痰等。⑤建立健全社区卫生机构的规章制度,杜绝传染病的医源性传播。

2. **预防接种和计划免疫** 预防接种可以提高机体对传染病的特异性免疫力,降低人群易感性,是预防、控制和消灭传染病的重要措施。计划免疫是国家根据传染病的疫情监测及人群免疫水平的分析,有计划地为易感人群进行常规预防接种。

(二)传染病的控制

传染病出现后,主要对传染病流行的三个基本环节(传染源、传播途径、易感人群)进行控制和管理。

1. **管理传染源** 做好对患者、病原携带者、动物传染源和接触者的管理。

2．切断传播途径　切断传播途径在许多传染病的预防中起主导作用，如消化道传染病，虫媒传染病及大多数寄生虫病等。消毒和隔离是切断传播途径的主要措施。

3．保护易感人群　提高人群的免疫力主要包括提高人群的非特异性和特异性免疫力两个方面。

（1）提高非特异性免疫力：合理饮食、锻炼身体、充足的睡眠、养成良好的卫生生活习惯、改善居住环境、保持心情愉快等措施可提高机体对传染病的非特异性免疫力。

（2）提高特异性免疫力：预防接种可提高人群的特异性免疫力。

此外，在流行期间给易感者口服预防药物，对控制流行也起一定作用。

二、传染病的社区监测——疫情报告

传染病的监测是传染病有效控制的重要手段和方法，社区护士是疫情监测系统中的"哨兵"，当传染病在社区发生后，社区护士应按规定及时登记和报告社区发生的每一例传染病病例及疑似病例。

（一）传染病的疫情报告种类

1989 年我国颁布了《中华人民共和国传染病防治法》。2013 年进行了修订，对法定传染病进行了明确规定。2020 年国家卫生健康委发布公告，将新冠肺炎纳入传染病防治法规定的乙类传染病并采取甲类传染病的防控措施，并将新冠肺炎纳入《中华人民共和国国境卫生检疫法》规定的检疫传染病管理。

目前，我国法定传染病报告的病种分甲、乙、丙三类。甲类传染病包括鼠疫、霍乱。乙类传染病包括新冠肺炎、严重急性呼吸综合征、艾滋病（人类免疫缺陷病毒感染者）、病毒性肝炎、脊髓灰质炎、人感染高致病性禽流感、麻疹、流行性出血热、狂犬病、流行性乙型脑炎、登革热、炭疽、细菌性和阿米巴痢疾、肺结核、伤寒和副伤寒、流行性脑脊髓膜炎、百日咳、白喉、新生儿破伤风、猩红热、布鲁菌病、淋病、梅毒、钩端螺旋体病、血吸虫病、疟疾、人感染 H_7N_9 禽流感。丙类传染病包括流行性感冒（含甲型 H_1N_1 流感）、手足口病、流行性腮腺炎、风疹、急性出血性结膜炎、麻风病、流行性和地方性斑疹伤寒、黑热病、棘球蚴病、丝虫病，除霍乱、细菌性和阿米巴痢疾、伤寒和副伤寒以外的感染性腹泻病。对乙类传染病中新冠肺炎、严重急性呼吸综合征、肺炭疽采取甲类传染病的预防、控制措施。

（二）疫情报告人

疫情报告是包括社区医务人员在内的各级医疗卫生机构的医务人员（含乡村医生、个体医生）的法定职责，必须认真执行。社区护士与社区居民接触机会多，常最先获知社区居民传染病的感染情况，所以是重要的法定疫情报告人之一。

（三）报告方式和时限

根据我国《传染病信息报告管理规范（2015 年）》规定，发现传染病后应根据疾病的类型,在规定时间内向有关卫生部门报告疫情。发现甲类传染病和乙类传染病中的肺炭疽、严重急性呼吸综合征等按照甲类管理的传染患者或疑似患者时,或发现其他传染病和不明原因疾病暴发时,应于 2 小时内网络报告。对其他乙、丙类传染病患者、疑似患者和规定报告的传染病病原携带者在诊断后,应于 24 小时内网络报告。不具备网络直报条件的医疗机构及时向属地乡镇卫生院、城市社区卫生服务中心或县级疾病预防控制机构报告,并于 24 小时内寄送出传染病报告卡至代报单位。

三、社区传染病家庭访视管理内容

社区护士应对辖区内发生的法定传染病患者进行家庭访视,以掌握患者病情,及时采取有效措施,防止疾病的蔓延。

(一)家庭访视的时间

当接到疫情报告后,社区护士应于 24 小时内进行首次家庭访视,了解发病情况,依据病情需要进行复访。不同传染病复访的时间不同。一般第 1 次复访在发病后 3～10 天,第 2 次复访在发病后 40 天左右。一般患者仅进行 1 次复访即可,但转为慢性病的患者,每年还需进行 1～2 次访视。

(二)访视要求和内容

1. **初访**　初访时,社区护士要核实传染病诊断、调查疾病来源、判断传染病流行的性质、蔓延的现状和趋势;采取措施控制传染源,切断其传播途径,对患者及家庭成员进行传染病相关知识的健康教育,预防传染病的进一步蔓延。社区护士要对访视内容做好记录,并填写"传染病调查表"或其他相关护理文件,以便于对社区总体疫情进行分析,并为复访打下基础。

2. **复访**　复访时,社区护士要了解患者病情,并对周围密切接触人群进行调查,判断是否存在疫情的蔓延。如果发现疫情的大规模传播,要及时记录并上报主管部门。社区护士还应了解社区防疫措施的落实情况,患者及家属对传染病预防和控制措施的实施情况。社区护士还应依据患者情况,确定下次复访与否及其时间。患者痊愈或死亡的应做好详尽记录。

四、社区护士在传染病预防和控制中的职责

由于社区护士对辖区内的人员、机构等较为熟悉,便于通过日常护理干预措施对传染病进行预防和管理,所以社区护士在传染病的预防和控制中具有至关重要的作用。在传染病预防和控制中社区护士的主要职责如下:

(一)开展健康教育,督促定期体检,帮助去除危险因素

社区护士通过开展预防传染病的宣传活动,让居民提高自我防范意识与能力,掌握传

染病防治措施；督促社区内餐饮服务行业人员、公共场所服务人员、某些传染病治愈者等，定期进行相应体检，并进行血液、粪便、痰液等的病原学检查；在家庭访视或进行护理活动时，注意是否有传染病发生的危险因素，并帮助去除。

（二）督促预防接种疫苗

社区护士应熟知社区内常见传染病及易感人群，督促家长按时带儿童接种疫苗，完成计划免疫；根据传染病的流行情况，建议年老体弱等重点人群在传染病流行期间接种疫苗，有效降低人群易感性。

（三）监测传染病病情和开展流行病学调查

社区护士应配合卫生防疫工作者对本辖区进行传染病的病情监测，开展流行病学调查，掌握社区传染病动态，并配合相关部门制订传染病管理方案。

（四）进行家庭访视，有效管理传染病患者

社区护士通过家庭访视调查传染病发生的时间、地点、传播途径、病情的发展蔓延或痊愈情况等，了解传染病的流行状况，观察接触者的健康状况及患者周围有无继发患者，并对继发患者进行立案管理。社区护士对家庭进行卫生防病指导，重点教会患者及家属有效的、适合家庭的防治措施，并督促其认真落实；指导患者疗养，遵医嘱正确服药，注意观察药物的作用及不良反应。社区护士还应做好疫情调查记录，认真填写传染病调查表或家庭访视表，以备分析。

第二节　流行病学及统计学在社区护理中的应用

流行病学是研究疾病、健康状态以及卫生相关事件在人群中的分布及其影响因素，制订和评价预防、控制、消灭疾病及促进健康的策略与措施的科学。社区卫生服务流行病学是通过研究社区中的个人、家庭、集体和整个社区的疾病、健康事件的分布及影响因素，提出预防与促进的策略和措施，并评价效果，从而达到预防和控制疾病，促进健康的目的。

医学统计学是运用概率论数理统计的原理研究医学资料的搜集、整理、分析和推断的一门应用学科。

流行病学和统计学关系密切。统计学是按照流行病学的原理去描述疾病分布特征，找出具体存在的差异，进而完成疾病病因的探索。

一、流行病学方法在社区护理中的应用

护士可将流行病学方法用于社区护理工作中的四个方面：

1. 通过用流行病学方法在社区卫生中心系统地、有重点地收集疾病资料或为社区居民建立健康档案等，监测社区健康状态。

2. 运用流行病学资料，阐释社区健康问题的原因或可能的影响因素，提高社区居民的健康意识，增加社区居民的健康知识。

3. 根据社区人群的健康资料，合理分配工作任务，规划人力、物力、资源等。

4. 运用流行病学方法，合理规划各种疾病的三级预防工作。

二、常见的流行病学统计方法

掌握了流行病学统计方法，社区医务人员就可以对已掌握的社区最基本的健康和疾病信息进行分析研究，为社区的健康促进和疾病预防控制提供相应的参考依据。

（一）统计设计

1. **调查设计**　主要是确定调查对象、时间段、目的和指标、调查方法和资料搜集方式，拟定调查项目、估计样本含量，确定抽样方法、质量控制等。常用于人口普查、生活状况调查、市场调查、民意测验等。

2. **实验设计**　主要包括各种实验模型、分组方法、样本量的估算等。统计设计关系到整个研究的成败，要避免失误和设计缺陷。

（二）搜集资料和整理资料

1. **搜集资料**　是取得准确可靠的原始资料。常见资料来源有经常性资料，如社区卫生工作中的原始记录、报告卡等和一时性资料，如专题调查或实验数据等。

2. **整理资料**　检查和核对原始数据，并对数据进行分组和归纳，使其系统化、条理化。资料一般分为计数资料、计量资料和等级资料。

（三）统计分析

1. **统计描述**　是指运用统计指标、统计表、统计图等对分布规律进行描述。一般不涉及样本推断总体的问题。数值变量资料的统计描述常见的有频数表、频数分布图、集中趋势描述指标和离散趋势描述指标。分类资料的统计描述常用的有频数表和相对数。

2. **统计推断**　包括抽样的方法及如何用样本信息推论总体特征。常用的计量资料统计推断方法有总体均数估计、t 检验、方差分析以及变量资料的秩和检验；在分类变量资料中，计数资料的统计推断方法有总体率的估计以及 z 检验、χ^2 检验，等级资料的统计推断方法有秩和检验。

三、社区护理中常用流行病学方法

根据研究性质，社区常用的流行病学方法主要包括描述性研究、分析性研究、实验性研究和理论性研究四大类。

1.**描述性研究**　描述性研究是流行病学调查的第一步，是将已有的资料或专项调查所得的资料，按时间、地区及人群分布特征分组，对社区人群健康或疾病状态分布情况进行简单的描述，在此基础上提出病因假设。描述性研究主要包括横断面研究和筛查两种。

（1）横断面研究（现况研究）：是在特定时间内对确定人群中有代表性的样本或所有个体进行调研。所使用的主要指标是患病率。横断面研究主要包括普查和抽样调查。

（2）筛查：指通过快速的检验、检查或其他措施，将可能有病但表面健康的人与可能无病的人进行区分。筛查有助于早期发现高危人群或患者。

2.**分析性研究**　描述性研究提出病因假设后，需要应用分析性研究进一步验证假设。分析性研究是探索疾病或健康问题在人群中分布存在差异的原因或影响因素的方法。最常用的是队列研究和病例对照研究。

（1）队列研究（前瞻性研究、随访研究）：是将研究对象按暴露因素的有无或暴露程度分为若干组，追踪观察一定时间，比较各组研究对象某病发病率或死亡率有无差别以及差别的大小，从而判断暴露因素与疾病有无关联的一种研究方法。

（2）病例对照研究（回顾性研究）：是从研究人群中选取一定数量的某病患者作为病例组，在同一人群中选择一定数量的非某病患者作为对照组，比较这两组人群既往某些暴露因素出现的频率，并分析这些因素与疾病的联系。

3.**实验性研究（干预研究）**　是首先将研究对象随机分为实验组和对照组，然后向实验组施加某种干预措施，而对照组则采用空白对照或给予标准化的干预措施，之后比较两组研究对象的结局，对比分析两组的效应差别，判断干预措施是否有效。主要用于验证研究假设和考核干预措施效果。根据研究目的和研究对象的不同，通常把实验性研究分为临床试验、现场试验和社区试验三类。

4.**理论性研究（数学流行病学研究）**　是在流行病学调查、分析所得资料的基础上，用数学表达式定量地阐述流行过程的特征、模拟流行过程，并按实际的流行过程进行检验和修正，从而建立流行过程的理论，并以正确反映流行过程的数学模型在计算机上预测各种可能发生的流行趋势，提出各种防治措施并加以筛选，从而推进防治理论研究。

四、社区健康水平的测定

社区健康水平主要由描述疾病分布特征的指标，尤其是疾病频率常用的测量指标来反映。正确描述健康水平，有助于认识疾病的群体现象、分布规律及其影响因素，从而为进一步探讨病因、临床诊断、制订疾病防治、保健策略和措施提供依据，并有助于政府确定卫生服务的工作重点。

（一）资料来源

目前社区健康水平测定的流行病学资料主要源于常规资料、工作记录和流行病学调查三方面。

1.常规资料　各级卫生及行政部门提供的行政报表均可应用于社区的健康水平测定及相应的研究中。如卫生防疫机构提供的儿童基础疫苗接种、传染病发病统计报表、全国人口普查的一些基本资料等。

2.工作记录　医院、社区、卫生部门和医保局的保险记录、社区人群健康档案以及厂矿企业的人事部门关于职员的职业暴露情况的记录等。

3.流行病学调查　既往的流行病学调查（如疾病的普查和筛查、卫生服务调查、开展卫生保健前的基线调查等）或在执行特定的调查研究中获得的第一手资料。

（二）人群健康的基本测量指标

社区人群健康的基本测量指标包括辖区内的基本人口学资料及人群因病导致的患病天数、卧床天数及因病影响工作和学习的时间等。

1.年平均人数　指年初和年底人口数的平均数，也可用年中人口数代替。

2.出生人数　指活产数。

3.出生率　指每年平均每千人口中的出生数。一般用"‰"表示。

4.人口自然增长率　指年内一定地区的人口自然增加数（出生人数－死亡人数）与同期平均人数之比。一般用"‰"表示。

5.死亡率　某年死亡总人数占同年平均每千人口数的比例。

6.预期寿命（出生期望寿命、人均预期寿命）　指某年某地区新出生的婴儿预期存活的平均年数。一般用"岁"表示。

7.每千人患病天数　指调查前两周内患者患病天数之和/调查人数×1 000。

8.每千人卧床天数　指调查前两周内患者因病卧床天数之和/调查人数×1 000。

9.每千人休学（休工）天数　指调查前两周内患者因病休学（休工）天数之和/调查人数×1 000。

（三）疾病频率常用的测量指标

1.常用发病指标

（1）发病率：表示在一定时期内，特定人群中某病新发生的病例出现的频率。发病率可用来反映疾病对人群健康的影响。

$$发病率 = \frac{一定期间内某人群中某病新病例数}{同时期暴露人口数} \times K$$

计算发病率时,应根据研究的病种或研究的卫生事件的特点来选择时间单位。通常以年为时间单位,常用 10 万分率来表示。发病率的准确度受到很多因素的影响,在比较不同资料的发病率时,应考虑年龄、性别等的构成,进行发病率的标化。

(2) 罹患率:与发病率一样也是人群新发病例数的指标。一般指在某一局限范围,短时间内的发病率。该指标适用于局部地区疾病的暴发,如食物中毒、传染病的暴发流行情况。

(3) 患病率:是指某时期内一定人群中某病新旧病例所占同期平均人口的比率。患病率通常用来反映病程较长的慢性病流行情况及其对人群健康的影响程度。患病率可为医疗设施规划、估计医院床位周转、卫生设施及人力的需要量、医疗费用的投入等提供科学的依据。

患病率可按观察时间的不同分为时点患病率和期间患病率两种。时点患病率较为常用,调查或检查时间一般不超过一个月。而期间患病率所指的是特定的一段时间,通常多超过一个月。K 值一般以 10 万分率来表示。

$$时点患病率 = \frac{某时点的新旧病例数}{同时平均人口数} \times K$$

$$期间患病率 = \frac{某间期的新旧病例数}{同时平均人口数} \times K$$

(4) 感染率:指在受检查的人群中某病现有感染的人数所占的比率,通常用百分率表示。感染率常用来研究疾病(特别是具有较多隐性感染的传染病和寄生虫病)的感染状况和防治工作的效果,估计某病的流行态势,也可为制订防治措施提供依据。

$$感染率 = \frac{受检者中阳性(感染者)人数}{受检人数} \times 100\%$$

(5) 续发率(家庭二代发病率):指在一定观察期内某种传染病在家庭易感接触者中二代病例的百分率。家庭中第一例病例称为"原发病例",自原发病例出现后,在该病最短潜伏期至最长潜伏期之间发生的病例称为续发病例,即二代病例。续发率常用于家庭、集体单位等发生传染病时的流行病学调查。可分析比较不同传染病传染力的大小、流行因素及评价防疫措施等。

$$续发率 = \frac{易感接触者中的续发病例数}{易感接触者总数} \times 100\%$$

2. 常用死亡指标

（1）死亡率：指某年某人群在一定时期内总死亡人数在该人群中所占的比例。死亡率是测量人群死亡危险最常用的指标。

$$死亡率 = \frac{某人群一定时期内总死亡数}{该人群同时期平均人口数} \times K$$

K=1 000‰或 100 000/10 万

1）粗死亡率：指死于所有原因的死亡率。反映了一个国家或地区不同时期的居民健康状况和卫生保健水平，为当地卫生保健的需求和规划提供了科学依据。

2）死亡专率：指按疾病的种类、年龄、性别、种族、职业等分类计算的死亡率。死亡专率可提供疾病在时间、地区和人群上的死亡变化情况，常用于探讨疾病的病因和评价防治措施。

中国卫生统计年鉴中常用的死亡专率有孕产妇死亡率、围产儿死亡率、新生儿死亡率、婴儿死亡率、5 岁以下儿童死亡率等。

（2）病死率：观察期间某病死亡数占同时期某病患者数之比率。病死率可反映疾病的严重程度。该指标也可反映诊治能力等医疗水平，但评价时要注意不同医疗单位的硬件设施及接收患者的病种、病情、病程等是否可比。一般 K 值为 1 000‰。

$$病死率 = \frac{某时期某病的死亡人数}{同期患该病的人数} \times K$$

（3）生存率：随访 N 年仍存活的病例数占随访满 N 年的病例数之比率。是衡量疾病防治效果，观察预后的指标。

$$N 年生存率 = \frac{随访 N 年仍存活的病例数}{随访满 N 年的病例数} \times 100\%$$

第三节　肺结核患者的健康管理

一、概述

肺结核（tuberculosis）是由于结核分枝杆菌在肺部感染所引起的一种慢性传染病。据

WHO 统计，结核病是全世界十大死因之一，2017 年全球有 1 000 万人患有结核病，160 万人因该病死亡。结核病仍然是世界上最致命的传染病杀手，也是我国重点控制的传染病之一。

传染源主要是痰中带菌的肺结核患者，尤其未经治疗者。飞沫传播是肺结核最重要的传播途径，患者咳嗽、咳痰、打喷嚏或高声说笑时，产生大量含有结核菌的微滴悬浮于空气中，健康人因吸入而感染。

典型的临床表现有午后低热盗汗、乏力、食欲减退、体重减轻等全身中毒症状及咳嗽、咳痰、咯血、胸痛、呼吸困难等呼吸道症状。

二、社区护理干预

（一）肺结核的社区预防

1. 接种疫苗　指导易感人群，特别是社区内的未受感染的新生儿、儿童、青少年接种卡介苗。

2. 健康教育　在社区进行有关结核病的全方位的健康教育，促使社区居民养成良好的卫生习惯，预防结核病的发生。糖尿病、肺尘埃沉着病、艾滋病、肝硬化、病毒性疾病（麻疹、流感等）、肺动脉狭窄等可促进肺结核发病，应督促患者积极治疗原发病。

3. 定期普查，及时就医　对结核病较流行地区的人群进行胸部 X 线检查，可早期发现一些无症状患者。

4. 化学药物预防　高危人群，与涂阳肺结核患者有密切接触且结核菌素试验强阳性者、HIV 感染者、长期使用糖皮质激素及免疫抑制剂者、糖尿病患者等，可预防性服用异烟肼和 / 或利福平。

（二）肺结核患者的社区护理干预

结核病是法定的乙类传染病，对辖区内前来就诊的居民或患者，如发现有慢性咳嗽、咳痰≥2 周，咯血、血痰，或发热、盗汗、胸痛或不明原因消瘦等肺结核可疑症状者，在鉴别诊断的基础上，填写"双向转诊单"，推荐其到结核病定点医疗机构进行结核病检查。1 周内进行电话随访，看是否前去就诊，督促其及时就医。接到上级专业机构管理肺结核患者的通知单后，要在 72 小时内访视患者。并依据患者病情定期进行复访。

家庭访视管理内容：

1. 评估患者的病情，填写健康档案　社区护士应调查疾病来源，判断患者的感染途径，评估患者目前疾病的状态、用药史、服药情况、近期检查结果、生活方式等，根据评估结果分类干预。认真填写《肺结核患者随访服务记录表》等结核病病例管理相关表格和文件，并存入健康档案。

2. 对患者日常生活进行指导

（1）家庭隔离和消毒：对患者的居住环境进行评估，告诉患者及家属做好防护工作，防止传染。有条件者，患者在家中应独居一室；无条件者应分床睡眠，床间用布帘隔开；无法分床时应分头躺卧。室内经常开窗通风，保持空气新鲜。患者不要对着他人大声说话，咳嗽、打喷嚏时应用双层纸巾遮住口鼻。患者不要随地吐痰，也不要下咽，应把痰吐在纸中包好后焚烧或吐在有消毒液的痰盂中。传染期内应尽量少去公共场所，如需外出应佩戴口罩。患者的餐具单独使用，煮沸消毒 5 分钟后单独刷洗。卧具、衣物等应单独使用，可在烈日下暴晒 2 小时消毒。

（2）休息：肺结核患者症状明显时，应卧床休息；当毒性症状消失时，可适当活动，保证充足的睡眠和休息；若病情持续稳定，代偿功能较好者，可参加较轻的工作，避免劳累和重体力劳动。

（3）饮食营养：加强营养，应给患者提供高热量、高蛋白质、富含维生素易消化的饮食，禁食刺激性食物，戒烟、禁酒。

（4）坚持合理的化疗，观察疗效和不良反应：因抗结核治疗服药时间长、不良反应大、患者的依从性较差，护士或家属应全面督导患者遵从医嘱，严格坚持规律服药。宜采用空腹顿服的方式，一日的药量要在同一时间一次服用，夏天药物宜放在冰箱冷藏。护士告知患者或家属"肺结核患者治疗记录卡"或"耐多药肺结核患者服药卡"的填写方法、注意按时取药和复诊。教给患者和家属学会观察药物的不良反应，若出现呕吐、视物不清、皮疹、听力下降等应及时就医，不要自行停药或更改治疗方案。服用利福平后出现尿液、眼泪变红，为正常现象，不必担心。每月应到定点医疗机构进行血常规、痰液、肝肾功能复查，以判断疗效和及时发现不良反应。

（5）密切观察病情变化：患者出现病情加重、严重药物不良反应、并发症等异常情况时，要及时就诊。

（6）健康教育和随访：对患者及家属进行结核病防治知识宣传教育，并定期随访。若由医务人员督导患者，每月至少记录 1 次随访结果；若由家庭成员督导患者，则要在患者的强化期或注射期内每 10 天随访 1 次，继续期或非注射期内每 1 个月随访 1 次。随访时主要了解患者服药情况、症状、其他疾病状况、用药史和生活方式，评估是否存在危急情况，如有则紧急转诊，并 2 周内随访。

3. 家庭成员的健康管理　密切接触者及时到定点医疗机构进行结核菌感染和肺结核筛查。15 岁以上少年及成人可接受胸部 X 线检查；15 岁以下儿童可做结核菌素试验，若为强阳性反应，遵医嘱服用抗结核药物进行预防性治疗。所有未接种过卡介苗的家庭成员都应接种卡介苗，尤其家庭内未接触过结核分枝杆菌的新生儿、儿童。

第四节　病毒性肝炎患者的健康管理

案例导入　患者，男性，58岁，工人。近半年自觉乏力进行性加重，伴食欲减退、尿黄，于2周前去医院就诊，被诊断为乙型病毒性肝炎。经治疗后患者病情好转，现患者已经回到家中休养。目前，患者家人非常紧张，担心受感染，也担心患者会并发肝硬化、肝癌。

请问:（1）目前该家庭存在哪些家庭健康护理诊断、问题？

（2）社区护士该如何对该患者进行健康管理？

一、概述

病毒性肝炎（viral hepatitis）是由多种不同肝炎病毒引起的以肝脏损害为主的一组传染病。目前，按感染病毒的种类，可分为甲型、乙型、丙型、丁型和戊型。常见的慢性肝炎是乙型和丙型肝炎。

病毒性肝炎流行范围广、发病率高、传染性强，是全球性的公共卫生问题。据WHO估计，2015年全球估计有2.57亿人患有慢性乙肝感染，7 100万人存在慢性丙肝病毒感染，每年约有140万人死于各类病毒性肝炎。

乙型病毒肝炎（简称乙型肝炎、乙肝）是由乙肝病毒（HBV）引起的、以肝脏炎性病变为主并可引起多器官损害的一种传染病，其中有20%～30%会发展为肝硬化和／或肝癌。乙肝患者和慢性乙型肝炎表面抗原（HBsAg）携带者是乙肝的主要传染源。最常见的传播方式是垂直传播、血液体液传播、性接触传播。感染转为慢性的可能性取决于被感染时的年龄通常6岁以前，尤其1岁以内婴儿感染病毒易转为慢性感染。

丙型病毒性肝炎（简称为丙型肝炎、丙肝），是一种由丙型肝炎病毒（HCV）感染引起的病毒性肝炎，丙肝的传染源和传播途径与乙肝相似，不安全注射和注射吸毒被认为是丙肝最常见传播途径。

病毒性肝炎患者在新感染时多数没有症状，部分患者会出现急性病症，如极度疲乏、黄疸、食欲缺乏、发热、腹痛等。

二、病毒性肝炎社区护理干预

（一）病毒性肝炎的预防

1. 接种疫苗　接种乙肝疫苗是预防和控制乙肝流行的最关键措施，乙肝疫苗对乙肝的保护程度可达98%～100%。WHO建议,所有婴儿在出生后尽早(最好是在24小时内)接种乙肝疫苗。乙肝的易感人群及从事托幼保育、食品加工、饮食服务等职业的人群,应接种乙肝疫苗,并定期进行免疫加强接种。

2. 乙肝、丙肝应重点防止血液和体液传播　社区护士应监督管理托幼机构和其他服务行业严格执行餐具、美容美发、洗浴等用具的消毒;各种医疗器械应严格消毒,提倡使用一次性针具;严格消毒处理血液、体液污染物;母亲HBsAg阳性的新生儿出生后立即注射高效价HBV IgG,同时在不同部位接种乙肝疫苗,出生后1个月、6个月再分别接种乙肝疫苗。

3. 健康教育　社区护士应开展关于病毒性肝炎的健康教育,指导社区居民注意饮食、饮水卫生,勤洗手;进行安全注射、不使用不安全的血液和血液制品;到正规场合拔牙、手术、纹身、纹眉,不共用剃须刀、牙具等;避免不安全性行为,使用避孕套;采取措施阻断垂直传播等以预防疾病的发生和传播。

(二)慢性肝炎患者的社区护理干预

病毒性肝炎是法定的乙类传染病,一旦发现肝炎患者,要登记管理、及时上报,指导患者到相应医疗机构进行规范检查和系统治疗。对无需住院治疗转诊到社区卫生服务机构管理的患者,医护人员应在对其进行初次家庭访视,并依据病情定期进行复访。

家庭访视管理内容为:

1. 评估患者的病情,填写健康档案　社区护士应对病毒性肝炎的患者进行规范的管理,包括定期评估和咨询指导,及时填写好疫情报告卡和记录文件,存入健康档案。1周后进行复访时重点了解患者病情进展情况。对于慢性肝炎患者,每年至少要随访2次。评估的内容包括以下内容:

(1)病毒性肝炎的类型、传染源、判断患者的感染途径。

(2)患者目前的健康状况,是否有其他并发症。

(3)与肝脏疾病相关的实验室检查(全血计数、血小板计数、凝血时间、肝功能检查);病毒感染、复制的指标以及肝细胞癌的相关监测(甲胎蛋白和超声检查)结果等。

2. 对患者日常生活进行指导

(1)家庭隔离和消毒:乙肝、丙肝急性期隔离时间较长,乙肝应隔离至HBsAg转阴,丙肝应隔离至血清HCV-RNA阴性或ALT恢复正常。患者的剃须刀、牙具、指甲刀、餐具等应专人专用。

(2)休息:急性期、肝功能不正常者应卧床休息。肝功能正常后,可适当增加活动量,如散步、打太极拳等,以不感觉疲劳为原则。症状消失,肝功能正常3个月以上者,可恢复原工作,但仍需随访1～2年。育龄妇女在疾病的活动期最好不怀孕,以利于肝脏恢复。

(3)饮食:肝炎急性期,应给清淡、易消化、富含维生素的流食;慢性肝炎患者应进食足够热量、高蛋白(优质蛋白为主)、高维生素、低脂肪、富含维生素的易消化吸收的饮食。不宜长期摄入高糖、高热量饮食,注意限制脂肪的摄入,防止诱发糖尿病及脂肪肝。禁止饮酒、避免进食腌制食品。

（4）对患者疾病治疗和复查的管理：督促患者遵医嘱用药，正确使用保肝类药物，避免不必要用药，以免增加肝脏负担，定期到正规医疗机构复诊。

（5）密切观察病情变化：定期监测正在接受治疗和尚未接受治疗的患者，了解疾病发展状况，及早发现肝硬化、肝癌。

（6）心理护理：由于社会歧视、疾病迁延难愈等原因，慢性病毒性肝炎患者普遍存在如悲观、抑郁、焦虑等负性情绪，社区护士应及时了解患者的心理状态，指导患者加深对疾病的认知，学会自我调节，缓解心理压力。

（7）急性期及恢复期仍不转阴的患者不得从事餐饮类、水源管理类、幼托等工作，慢性迁延的患者必须调离此类岗位。

3. 家庭成员的健康管理

（1）督促曾经与患者有密切接触的家庭成员，到正规医疗机构进行检查，以确定是否感染或患病。如果是病毒携带者，应指导其正确认识和对待疾病，注意增加营养、保持充足的睡眠和心情愉快以提高机体免疫力；注意禁烟酒；一发现疾病的症状，及时就医。

（2）指导家庭成员正确实施隔离，注意饮食、饮水卫生，勤洗手，日常用品专人专用。注意餐具的消毒。如果皮肤破损，与患者接触时应戴手套。

第五节　艾滋病患者的健康管理

一、概述

艾滋病，即获得性免疫缺陷综合征（acquired immune deficiency syndrome，AIDS），是由人免疫缺陷病毒（human immunodeficiency virus，HIV）感染所致的一种慢性致命性传染病。

自 20 世纪 80 年代初美国发现首例艾滋病病例以来，这种"世纪瘟疫"在全球内迅速蔓延。据 WHO 统计，截至 2017 年，全球共有约 3 690 万艾滋病毒携带者，已造成 3 500 多万人死亡。艾滋病自 1985 年传入我国，目前感染人数急剧增加。截至 2017 年底，我国报告的现存活 HIV/AIDS 患者约 75.9 万例，2017 年新发现 HIV/AIDS 者约 13.5 万例，报告死亡约 3 万例。艾滋病仍是严重威胁我国公众健康的重要公共卫生问题。

HIV 是一种逆转录病毒，攻击辅助性 T 淋巴细胞（CD_4^+T 淋巴细胞），并使机体多种免疫细胞受损，最终引起机体并发各种严重的机会性感染和恶性肿瘤。

艾滋病的传染源是被 HIV 感染的人，包括无症状的 HIV 携带者和艾滋病患者。HIV 主要存在于传染源的血液、精液、子宫和阴道分泌物、胸腹水、脑脊液、羊水、唾液、眼泪和乳汁中。艾滋病的主要传播途径有性接触传播、血液及血制品传播、垂直传播，尤其无保护的性接触传播。此外，应用 HIV 感染者的器官移植或人工授精，密切接触其破损的皮肤及被 HIV 污染的针头刺伤也可受感染。艾滋病的高危人群，主要是男性同性恋者、多个性伴侣者、静脉注射毒品者、血液及血制品使用者及与 HIV/AIDS 患者有性接触者。

在 HIV 最初感染的前几周，无症状或仅出现发热、头痛或咽痛等流感样疾病症状，随着病毒感染逐渐削弱人体免疫系统，发生了艾滋病。艾滋病的临床特征为长期不规则发热、淋巴结肿大、反复严重的机会性感染、某些罕见的肿瘤等。目前尚无可治愈艾滋病的方法，但通过有效的抗逆转录病毒药物可使病毒得到控制且有利于预防传播。

二、艾滋病的社区护理干预

（一）艾滋病的社区预防

1.健康教育 目前尚未研制出可以预防艾滋病的疫苗，艾滋病社区预防的重点是开展预防艾滋病的宣传教育活动，让社区居民能避免危险行为，加强自我保护；同时通过宣传教育，减轻民众对艾滋病的恐惧和歧视。

健康教育的重点人群是社区的青少年、艾滋病高危人群、HIV 感染者或艾滋病患者及其家庭成员。对于青少年，应以生理卫生和禁毒为切入点，教育青少年树立正确的恋爱、婚姻观，懂得自尊自爱，不进行无防护的性行为；珍爱生命，远离毒品。向艾滋病高危人群、HIV 感染者或艾滋病患者及其家庭成员介绍艾滋病的传播途径、危害，教给预防或避免家人感染艾滋病的基本知识。静脉吸毒者不能与他人共用吸毒用具和毒品溶液、采用美沙酮代替疗法；有高危性行为者应正确使用避孕套，男性可自愿实行医疗包皮环切术；减少血制品使用，不接受来源不清的血制品等。

2.检查 建议所有面临任何风险因素的人及其伴侣或夫妇接受艾滋病毒、结核病、病毒性肝炎和其他性传播感染检测。

3.药物预防 尚未感染艾滋病毒的单阳异性配偶、男男性行为者、变性妇女以及注射吸毒者，可每天服用抗逆转录病毒药物，防止染上艾滋病毒。

4.暴露后预防 暴露后预防包括咨询、急救护理和艾滋病毒检测，并施以 28 天抗逆转录病毒药物治疗以及后续护理。

（二）HIV 感染者和艾滋病患者的社区护理

艾滋病是法定的乙类传染病，社区护士一旦发现艾滋病患者或疑似患者，要登记管理、及时上报，并将患者转送到定点医疗机构进行规范检查和系统治疗。

家庭访视管理包括以下内容：

1. 评估患者的病情，填写健康档案　社区护士应调查疾病来源，判断患者感染的途径，为有效控制传染源提供依据。评估患者目前疾病的发展阶段，鼓励患者积极配合治疗。认真填写社区艾滋病病例管理相关表格和文件，存入健康档案，同时做好保密工作。

2. 对患者日常生活进行指导

（1）家庭隔离和消毒：对 HIV 感染者和艾滋病患者，应在标准预防的基础上，采取接触隔离。艾滋病患者由于免疫缺陷，还应实施保护性隔离。患者尽量住单间，每日用紫外线消毒 30 分钟，定时通风换气以保持室内空气新鲜。用含氯消毒液擦拭消毒地面和家具等。接触被患者血液、体液污染的物品和排泄物时应戴橡胶手套，或使用镊子或聚乙烯塑料袋套在手部避免直接接触。被血液（含经血）、体液或排泄物等污染的衣物、被单，应与其他衣物分开清洗，先用含氯的消毒剂等浸泡被污染的衣物 30 分钟后再清洗。患者生活和卫生用具，如牙刷、剃须刀等应单独使用。处理污物、利器时应防止皮肤损伤，处理污染物后一定要洗手。女性患者月经期间，防止经血污染室内设施，患者用过的卫生纸、处理伤口的敷料或被血液、体液污染的废弃物应放在塑料袋内，尽快焚烧。其他被患者血液、体液、排泄物污染的物品应随时严格消毒，可用 0.2% 次氯酸钠溶液浸泡消毒。

（2）休息：无症状 HIV 感染者从事适度工作，避免劳累。艾滋病期应卧床休息，为患者创造良好的睡眠和休息环境。

（3）营养：患者应摄入高热量、高蛋白、富含维生素、清淡易消化的饮食，以保持充足的营养；避免进食生冷、刺激性食物，避免吸烟和过量饮酒。每日摄入足够的水分。

（4）预防和控制继发感染：无症状的 HIV 感染者应注意个人卫生，加强口腔卫生和皮肤的护理，必要时应遵医嘱服用抗机会性感染的药物，一旦发生感染应积极治疗。

（5）常见症状的处理：如患者出现恶心、呕吐等消化道症状时，可进食流质食物，饭前 30 分钟给止吐药可减轻呕吐；若有腹泻，宜进食少纤维素的流质或半流质食物，可饮用口服补盐液；如腹泻伴胃绞痛，可热敷以减轻疼痛。发热者嘱患者多饮水，可物理降温，高热时可遵医嘱服用解热镇痛药。如出现脱水、极度营养不良、突然不能进食、严重腹痛或严重呕吐，应到医院就诊。

（6）管理好 HIV 感染者和艾滋病患者，防止传播感染：HIV 感染者和艾滋病患者严禁捐献血液、精液、器官等；应注意洁身自好，采用安全的性行为方式，正确使用避孕套；不与他人共用注射器等。吸毒者应尽早戒毒，如果短期不能戒除毒瘾，则不采用静脉注射的吸毒方式，同时帮助其寻求戒毒援助。提倡女性感染者避孕，如果怀孕，指导其终止妊娠或接受阻断治疗，分娩时将感染 HIV 实情告诉接生的医务人员，分娩后尽量避免母乳喂养。艾滋病毒阳性者坚持有效的抗逆转录病毒药物治疗，将病毒传给性伴侣的危险可降低 96%。

（7）对患者疾病治疗和复查的管理：嘱患者严格按医嘱进行治疗，注意观察疗效和不良反应。医护人员应定期对 HIV 感染者或艾滋病患者进行家庭访视，指导其定期到医院进行相关检查，如 CD$_4$ 细胞计数或白细胞计数、病毒载量等，并在医生指导下服用提高免疫功能的药物。

（8）心理护理：艾滋病感染者和患者常出现焦虑、愤怒、恐惧、羞耻等心理反应。社区护士应充分调动社区资源，组建社会支持团体，进行相关培训后，为 HIV 感染者和艾滋病患者提供关怀和社会支持。社区护士应不歧视和孤立艾滋病患者，与 HIV 感染者和艾滋病患者进行良好的沟通，针对不同的心理反应，做好相应的心理护理，缓解其精神压力，帮助建立乐观的生活态度。家庭是最重要的支持资源，社区护士应鼓励家庭成员，给 HIV 感染者或艾滋病患者以精神上的支持、爱与关怀，帮助其积极乐观地生活。

3. 家庭成员的健康管理　将患者病情如实告知家庭成员，并建议可能感染者尽早到专业医疗机构做检查，特别是性伴侣。社区护士应让家庭成员明白，与艾滋病患者拥抱、礼节性接吻、握手、共同用餐或饮水、共用卫生间及厨具等日常生活接触不会感染 HIV，消除家庭成员的恐惧。指导家庭成员与 HIV 感染者或艾滋病患者进行正常安全的交往。

第六节　麻疹患者的健康管理

一、概述

麻疹（measles）是由麻疹病毒引起的一种急性呼吸道传染病，是已知的世界上最具传染性的疾病之一。

麻疹患者是本病的唯一的传染源。任何季节均可发病，以冬春季多见。麻疹病毒主要通过患者打喷嚏、咳嗽等途径将病毒排出体外，经空气飞沫直接传播，也可经接触被污染的生活用品引起感染。

麻疹主要临床特征为发热、咳嗽、流涕、眼结膜充血、流泪、麻疹黏膜斑及全身斑丘疹。皮疹一般先从耳后、发际部开始，渐渐波及前额、面、颈、躯干、四肢，最后是手掌、足底。

自引入麻疹疫苗以来，麻疹的发病率和死亡率明显下降。但近年来，麻疹在许多国家出现高发势头，仍是造成全球幼儿死亡的主要原因之一。任何未获得免疫的人均可患麻疹，但以小儿多见，尤其 6 个月～5 岁婴幼儿。麻疹没有特异性治疗方法，多数人在发病后的两到三周内康复，病后获得持久免疫力。因营养不良，尤其是维生素 A 缺乏，或因免疫力低下，麻疹患者可出现肺炎、脑炎、心力衰竭等严重并发症，甚至死亡。据世界卫生组织统计显示，在 2017 年，全球仍有 11 万人死于麻疹，其中大多数是 5 岁以下儿童。

二、麻疹的社区护理干预

（一）麻疹的社区预防

1. 接种疫苗　预防麻疹最好的方法是注射疫苗。为儿童常规接种麻疹疫苗，是减少麻疹发病数、死亡数的主要公共卫生战略。我国计划免疫定于 8 个月龄初种，7 岁时复种。在麻疹流行前 1 个月，可通过接种疫苗预防麻疹。与麻疹患者密切接触者，可进行应急接种预防麻疹。

2. 健康教育　社区护士应向社区居民介绍麻疹的相关知识，提高居民的对麻疹认识和自我保护意识。在麻疹流行期间，避免参加人群集会，尽量不到公共场所，外出时戴口罩。保持室内空气清新，居室加强通风。注意个人卫生，被褥、衣物、用具等要常晒太阳。

（二）麻疹患者的社区护理

麻疹属于法定乙类传染病，社区护士一旦发现麻疹患者或疑似患者，要早诊断、早隔离、早治疗，做好登记管理并及时上报。

家庭访视管理包括以下内容：

1. 评估患者的病情，填写健康档案　了解患者发病过程，确认患者感染的时间，评估患者的临床症状，注意有无肺炎等并发症。及时填写好疫情报告卡和记录文件，存入健康档案。

2. 日常生活指导　由于本病患者多为儿童，在对患儿进行指导的同时，也要注重对患儿家长进行健康教育。

（1）家庭隔离和消毒：麻疹为急性呼吸道传染病，应采取呼吸道隔离至出疹后 5 天，有并发症者延至出疹后 10 天；接触的易感儿隔离观察 21 天。有条件者，让麻疹患者单独居住，以控制传播；患者尽量减少与他人接触，不宜出门。出房间时戴双层口罩，在规定的区域活动。打喷嚏或咳嗽时遮住口鼻，减少病毒传播的机会。维持室内安静，并保持室内空气清新、流通，每日定期开窗通风换气至少 2 次，每次半小时。有条件时，每日用紫外线空气消毒 2 次，每次 40 分钟，消毒时遮住患儿眼及皮肤。地面每日用 1:2 000 的消毒剂稀释液擦洗 2 次。患者的日常用品专人专用，应煮沸消毒或在日光下暴晒 20 分钟以上以消毒。

（2）休息：患者卧床休息至疹退、咳嗽停止、体温恢复正常后方可下床活动。保持室内适宜的温湿度，患者要注意保暖，避免被风直接吹到受凉。房间光线要柔和，避免强光照射，窗户应挂深色窗帘，日光灯用灯罩罩住，避免刺激眼睛。

（3）饮食营养：应给予营养丰富、清淡易消化的流质或半流质饮食，少量多餐。忌食辛辣、生冷、油腻及易发的虾、蟹等食物。鼓励多补充水分，如开水、果汁等，以利于排毒、退热、透疹。疹退后要供给高蛋白、高维生素食物，尤其是富含维生素 A 的食物。

（4）对症护理：发热时，加强体温监测。如果体温在 39℃以下，且无并发症，一般不需特殊处理。如果体温高于 39℃，则需头部敷温湿毛巾物理降温（切忌酒精擦浴、冷敷）或用紫雪散、柴胡等缓和的退热剂降温，使体温维持在 38～39℃。如体温高于 40℃，可用小剂量的退热药物。出疹期高热，不能用大剂量的退热药物或者冷敷、乙醇擦浴，防止皮疹突然隐退。观察痰的性状和颜色，帮助患者翻身、拍背，促进痰液的排出。保持口腔、眼、耳、鼻、手足及皮肤的清洁。眼睛分泌物多者，可用温开水或生理盐水清洗眼部，并滴入氯霉素眼药水，3 次 /d，睡前用金霉素眼膏涂入眼内。可口服维生素 A 预防眼干燥症。加强口腔护理，进食后以温开水或温盐水漱口或用棉签沾生理盐水擦拭口腔。如并发中耳炎，可用 3% 过氧化氢溶液清洗后再滴入氯霉素甘油滴耳液或酚甘油，1～2 滴 / 次，3 次 /d。衣被应轻、暖、软，切忌紧衣厚被"捂汗发疹"。出疹期和退疹后常有皮肤瘙痒，应保持皮肤清洁、剪短指甲，以防止抓伤皮肤，可用温水擦洗（忌用肥皂），必要时可涂炉甘石洗剂等止痒剂，退疹后皮肤干燥者可涂适量润滑油。如透疹不畅，可用鲜芫荽煎服并抹身，或葡萄干水口服，以促进血液循环及透疹。

（5）病情观察：观察患者的呼吸、体温、心率及出疹情况（皮疹的形态、大小、数量、部位、出疹顺序），注意皮肤巩膜颜色、有无腹泻等。年龄小的患儿，无法准确有效地表达自身不适，要加强病情观察，尤其夜间。肺炎是麻疹最突出的并发症，如在退疹期或者退疹后出现高热，可能并发肺炎。如患者出现高热不退、呼吸急促，咳嗽加剧、脉搏细弱、四肢厥冷、皮疹隐退或出疹不全、声音嘶哑等症状，需立即住院隔离治疗。

（6）对患者疾病治疗和复查的管理：对麻疹患者主要是实行营养支持、补充足够的液体、补充维生素 A、使用抗生素控制感染等对症支持治疗。

（7）心理护理：多与患者沟通交流，多鼓励、表扬患者，满足其被重视的心理需求。

3. 家庭成员的健康管理　未接种过疫苗或感染过麻疹的家庭成员，尤其儿童，可通过接种疫苗预防麻疹。家庭成员与患者接触时，应戴口罩，接触完后应在通风处逗留 20 分钟以上。避免其他人员探视。易感者在接触患者 5 天内注射人血丙种球蛋白 3ml 可防止发病，在接触患者 6 天后注射，可减轻症状。

第七节　新型冠状病毒肺炎患者的健康管理

一、概述

新型冠状病毒肺炎（corona virus disease，COVID-19）简称新冠肺炎，为新发急性呼吸道传染病，是由新型冠状病毒（severe acute respiratory syndrome coronavirus 2，SARS-CoV-2）感染导致的肺炎。

新型冠状病毒属于 β 属的冠状病毒，有包膜，颗粒呈圆形或椭圆形，直径 60～140nm。该病毒对紫外线和热敏感，56℃ 30 分钟、75% 酒精、含氯消毒剂、乙醚、氯仿和过氧乙酸等脂溶剂均可有效灭活病毒，氯己定不能有效灭活病毒。

目前所见的传染源主要是新型冠状病毒感染的患者和无症状感染者。在潜伏期即有传染性，发病后 5 天内传染性较强。经呼吸道飞沫和密切接触传播是主要的传播途径。接触病毒污染的物品也可造成感染。在相对封闭的环境中长时间暴露于高浓度气溶胶情况下存在经气溶胶传播的可能。人群普遍易感，感染后或接种新型冠状病毒疫苗后可获得一定的免疫力，但持续时间尚不明确。多数患者预后良好，儿童病例症状相对较轻。少数患者病情危重，多见于大于 65 岁老年人、有慢性基础疾病者、免疫功能缺陷者、晚期妊娠和围产期女性、重度吸烟者、肥胖人群。

国家卫健委 2020 年 1 号公告中将新型冠状病毒肺炎纳入《中华人民共和国传染病防治法》规定的乙类传染病，并采取甲类传染病的预防、控制措施。将新型冠状病毒肺炎纳入《中华人民共和国国境卫生检疫法》规定的检疫传染病管理。

目前研究显示，新型冠状病毒肺炎潜伏期一般为 1～14 天，多为 3～7 天。以发热、乏力、干咳为主要症状，部分患者以嗅觉、味觉减退或丧失等为首发症状，少数患者伴有鼻塞、流涕、咽痛、结膜炎、肌痛和腹泻等症状。发热程度和病情轻重无关。新型冠状病毒肺炎可分为四型：轻型、普通型、重型、危重型。轻型患者无肺炎表现。重症患者多在发病一周后出现呼吸困难和 / 或低氧血症，严重者快速进展为急性呼吸窘迫综合征、脓毒症休克、难以纠正的代谢性酸中毒和出凝血功能障碍及多器官功能衰竭等。

结合流行病学资料、临床表现、病原学或血清学检查可以确诊。疑似及确诊病例应在定点医院隔离治疗，疑似病例应单人单间隔离治疗，确诊病例可多人收治在同一病室。危重型病例应当尽早收入 ICU 治疗。

社区要有效落实综合性防控措施，做到"早发现、早报告、早隔离、早诊断、早治疗"，防止疫情输入、蔓延、输出，控制疾病的传播。社区未发现病例，应通过组织动员、健康教育、信息告知、疫区返回人员管理、环境卫生治理、物资准备等防控策略，外防输入；社区出现病例或暴发疫情时通过在上述防控策略基础上进一步做好密切接触者管理和消毒等措施，做好内防扩散、外防输出的工作。对于确诊病例应在发现后 2 小时内进行网络直报。若社区传播疫情，要在上述防控策略基础上再进一步做好疫区封锁、限制人员聚集防控策略，以内防蔓延、外防输出。

二、新型冠状病毒肺炎的社区护理干预

社区卫生服务中心(站)应在门急诊醒目位置设立标识清楚、相对独立、通风良好、具有消毒隔离条件的预检分诊点。对进入诊疗区域的所有人员应做到"三必查一询问"(健康码或行程码或流行病学史调查问卷、体温、口罩是否佩戴正确,询问有发热和/或咳嗽等呼吸道症状的患者的具体表现和流行病学史)。发现疑似或确诊患者,启动相关应急预案和工作流程,按规范要求实施及时有效隔离、救治和转诊至定点医院,并在2小时内进行网络直报。发挥基层医疗卫生机构医务人员和配合社区工作者发挥好网格化管理作用,做好排查和集中(居家)隔离医学观察工作及新型冠状病毒核酸检测工作。

1. **社区居民的健康管理** 目前世界上已研制出了预防新型冠状病毒肺炎的疫苗,社区医务人员应做好疫苗接种的宣传介绍,并为符合接种条件的民众按照其意愿进行疫苗注射。

截至2021年1月COVID-19疫苗已在世界上多个国家获得紧急使用授权,其保护力度和持续时间正在研究分析中。当前预防新型冠状病毒肺炎的重点工作还是有针对性地开展防控知识宣传,发布健康提示和就医指南,科学指导公众正确认识和预防疾病,引导公众规范防控行为。社区医务人员可通过家庭医生和社区护士签约APP、有线电视网络、电话、微信、智能语音提醒等手段与管理对象开展信息互动,做好健康监测和随访服务。

教育居民保持良好的个人及环境卫生,均衡营养、适量运动、充足休息,避免过度疲劳。提高健康素养,养成"一米线"、勤洗手、戴口罩、公筷制等卫生习惯和生活方式,打喷嚏或咳嗽时应掩住口鼻。保持室内通风良好,科学做好个人防护,尽量减少大型公众聚集活动,出现呼吸道症状时应及时到发热门诊就医。近期去过高风险地区或与确诊、疑似病例有接触史的,应主动进行新型冠状病毒核酸检测。具体教育内容如下:

(1)避免去疾病正在流行的地区。疾病流行期间尽量减少外出活动,减少走亲访友和聚餐,减少到人员密集的公共场所活动,尤其是空气流动性差的地方,如公共浴池、温泉、影院、网吧、KTV、商场、车站、机场、码头、展览馆等,尽量在家休息。

(2)人与人之间接触时,要保持1m以上的社交距离。

(3)做好个人防护和手卫生。外出前往公共场所、就医和乘坐公共交通工具时,科学佩戴口罩。随时保持手卫生,减少接触公共场所的公用物品和部位;从公共场所返回、咳嗽手捂之后、饭前便后,用洗手液或肥皂,流水洗手,或者使用含酒精成分的免洗洗手液;当不确定手是否清洁时,避免用手接触口、鼻、眼;在咳嗽或打喷嚏时,使用医用口罩、布口罩、纸巾或弯曲的肘部遮住口鼻。

◆**知识拓展**　　　　　正确戴、脱和处理口罩

◆ 戴口罩

第一步：用含酒精的洗手液或肥皂洗手。

第二步：打开口罩，分清内外上下。浅色面为内面，贴着口鼻，深色面朝外；有金属条（鼻夹）的一端是口罩的上方。

第三部：将口罩皱褶展开，遮严口鼻，下颌完全包住，压紧鼻夹，使口罩与面部完全贴合，尽可能减少面部和口罩边缘之间的缝隙。

摘口罩

通过两端线绳摘取口罩，避免用手触摸口罩面的前部。

处理口罩

取下一次性口罩后应立即丢弃在密闭的垃圾箱中并用含酒精的洗手液或肥皂洗手。

（普通人群佩戴过的口罩，没有新型冠状病毒传播风险，使用后按照生活垃圾分类的要求处理即可。疑似病例及其护理人员用过的口罩，按照医疗废物收集、处理。）

注意：

◆ 避免用手触碰口罩面。如果非要这样做，要提前使用含酒精的洗手液或肥皂洗手。

◆ 一旦口罩潮湿应立即更换。

◆ 不要重复使用一次性口罩。

◆ 没有必要为了最大限度防护而佩戴多重口罩。

◆ 在任何情况下都不建议佩戴布口罩（例如棉布或纱布口罩）。

（4）保持良好的生活习惯。注意平衡膳食，合理营养，多喝水，多吃新鲜蔬菜、水果，适度运动，合理休息，不熬夜、不过劳。保持良好卫生和健康习惯，保持居室清洁，勤开窗，经常通风，家庭成员不共用毛巾，保持家居、餐具清洁，勤晒衣被，不随地吐痰，口鼻分泌物用纸巾包好，弃置于有盖垃圾桶内。

（5）不接触、购买和食用野生动物（即野味）。尽量避免前往售卖活体动物（禽类、海产品、野生动物等）的市场，禽、肉、蛋要充分煮熟。

◆**知识拓展**　　　　　正确洗手，预防疾病（内、外、夹、弓、大、立、腕）

第一步（内）：洗手掌内侧　流水湿润双手，涂抹洗手液（或肥皂），掌心相对，手指并拢相互搓擦。

第二步（外）：洗背侧指缝　手心对手背沿指缝相互搓擦，双手交换进行。

第三步（夹）：洗掌侧指缝 掌心相对，双手交叉沿指缝相互搓擦。

第四步（弓）：洗指背 弯曲各手指关节，半握拳把指背放在另一手掌心旋转搓擦，双手交换进行。

第五步（大）：洗拇指 一手握另一手大拇指旋转搓擦，双手交换进行。

第六步（立）：洗指尖 弯曲各手指关节，把一手五指指尖合拢在另一手掌心处旋转搓擦，洗净指尖，双手交换进行。

第七步（腕）：洗手腕、手臂 揉搓手腕、手臂，双手交换进行。

总时间不少于30秒。

（6）桌椅等物体表面每天做好清洁，并定期消毒。有客人（身体健康状况不明）来访后，及时对室内相关物体表面进行消毒，物体表面可选择二氧化氯等含氯消毒剂或消毒湿巾擦拭。手、皮肤建议选择有效的消毒剂如碘伏、含氯消毒剂和过氧化氢消毒剂等手皮肤消毒剂或速干手消毒剂擦拭消毒。

（7）家中备好体温计、医用外科口罩或N95口罩、家庭消毒用品等。

（8）主动做好个人与家庭成员的健康监测，从离开疾病流行地区的时间开始，连续14天进行自我健康状况监测，每天两次。条件允许时，尽量单独居住或居住在通风良好的单人房间，并尽量减少与家人密切接触。

（9）自觉发热时要主动测量体温。若出现发热、咳嗽、咽痛、胸闷、呼吸困难、乏力、恶心呕吐、腹泻、结膜炎、肌肉酸痛等可疑症状，应根据病情，主动戴上口罩及时到医疗机构就诊。

（10）在前往求医的途中，患者应戴上医用外科口罩或N95口罩。如有可能，应叫救护车或用私家车运送患者，尽量避免乘坐地铁、公共汽车等公共交通工具，路上打开车窗。时刻佩戴口罩和随时保持手卫生。避免前往人员密集的场所。在就诊路上和医院时，尽可能远离其他人（至少1m）。就诊时应主动告诉医生自己的相关疾病流行地区的旅行居住史、接触史及职业等，积极配合医生开展相关调查和治疗。任何在转运过程中被呼吸道分泌物或体液污染的表面都应该用含氯消毒剂或过氧乙酸消毒剂。

2．疑似被SARS-CoV-2感染且有轻度呼吸道症状的个人健康管理

（1）与新型冠状病毒感染者有密切接触的患者，即便常见呼吸道病原检测阳性，也建议及时进行新型冠状病毒病原学检测。疑似病例连续两次呼吸道病原核酸检测阴性（采样时间至少间隔1天），方可排除。

（2）要经常进行手部清洁。如果手未被明显弄脏，使用含酒精的消毒液擦拭，如果手被明显弄脏，使用肥皂和水清洁。

（3）与未患病者保持距离（至少1m）。

（4）尽可能戴好医用口罩，不能忍受医用口罩的人，应采取严格的呼吸清洁措施，如在咳嗽或打喷嚏时使用一次性纸巾遮住口鼻。使用后请丢弃口罩、纸巾等遮盖物。接触呼吸道分泌物后立即清洁双手。尽可能打开窗户和门,改善居住空间中的空气流动。

3. 与可能已经暴露于疑似感染 SARS-CoV-2 的个体接触人员(包括卫生保健工作者)的健康管理

(1)建议监测健康14天,自可能接触的最后一天算起。

(2)如果出现任何症状,尤其是发烧、呼吸道症状,如咳嗽、气短、或腹泻,立即寻求医护人员的帮助。

(3)在接触者的观察期间,全程与医护人员保持联系。

(4)卫生保健人员应涉及通过电话审查接触者目前的健康状况,并在理想情况下(如果可行的话)通过定期(如每天)的面对面访问进行必要的特定诊断检测。

(5)卫生服务工作者应当在进入疑似或确认感染 SARS-CoV-2 的患者房间,以及在向疑似或确诊的患者提供任何医疗服务的情况下,戴好医用口罩。

4. 密切接触者的健康管理

(1)新冠肺炎确诊病例的密切接触者应从和患者接触的最后一天起采取医学观察14天。在家中观察期间需与医学观察人员保持联系,并需要了解病情观察和护理要点,掌握家庭预防的洗手、通风、防护和消毒措施。

(2)密切接触者安置在通风良好的单人房间,拒绝一切探访。限制密切接触者活动,最小化密切接触者和家庭成员活动公共区域。确保公共区域(厨房、浴室等)通风良好(保持窗户开启)。家庭成员应住在不同房间,如条件不允许,和密切接触者至少保持1m距离。哺乳期母亲可继续母乳喂养婴儿。

(3)其他家庭成员进入密切接触者居住空间时应佩戴口罩,口罩需紧贴面部,在居住空间中不要接触和调整口罩。口罩因分泌物变湿、变脏,必须立即更换。摘下并丢弃口罩之后,进行双手清洗。与密切接触者有任何直接接触,或离开密切接触者居住空间后,需清洁双手。准备食物、饭前便后也均应清洁双手。如果双手不是很脏,可用酒精免洗液清洁。如双手比较脏,则用洗手液和流水清洗(注意酒精使用安全)。当使用洗手液和流水洗手时,最好使用一次性擦手纸。如果没有,用洁净的毛巾擦拭,毛巾变湿时需要更换。偶然咳嗽或打喷嚏时用来捂住口鼻的材料可直接丢弃,或使用之后正确清洗(如用普通的肥皂/洗涤剂和清水清洗)。

(4)家属应尽量减少与密切接触者及其用品接触。如避免共用牙刷、餐具、饭菜、饮料、毛巾、浴巾、床单等。餐具使用后应使用洗涤剂和清水清洗。

(5)推荐使用含氯消毒剂和过氧乙酸消毒剂,每天频繁清洁、消毒家庭成员经常触碰的物品,如床头柜、床架及其他卧室家具。至少每天清洁、消毒浴室和厕所表面一次。使用普通洗衣皂和清水清洗密切接触者衣物、床单、浴巾、毛巾等,或者用洗衣机以60~90℃水和普通家用洗衣液清洗,然后完全干燥上述物品。将密切接触者使用的床品放入洗衣袋。不要用甩动衣物,避免直接接触皮肤和自己的衣物。

(6)戴好口罩、一次性手套和保护性衣物(如塑料围裙)再去清洁和触碰被密切接触者的人体分泌物污染的物体表面、衣物或床品。戴手套前、脱手套后要进行双手清洁及消毒。

5.家中出现新型冠状病毒肺炎患者的家庭消毒　患者离开后(如住院、死亡、解除隔离等),联系当地疾病预防控制中心,请专业人员进行终末消毒。患者家中终末消毒的对象包括住室地面、墙壁、桌椅等家具台面、门把手、患者餐饮具、衣服和被褥等生活用品、玩具、卫生间等。

6.新型冠状病毒肺炎患者出院后的健康管理　继续进行14天隔离管理和健康状况监测。指导出院患者佩戴口罩,有条件的居住在通风良好的单人房间,减少与家人的近距离密切接触,分餐饮食,做好手卫生,避免外出活动。全面康复,社区医务人员以重症、危重症患者为重点康复人群,对不同病情、不同功能障碍的患者采取康复治疗措施。建议患者在出院后第2周、第4周到医院随访、复诊。

7.心理干预　教育社区居民新型冠状病毒肺炎是可防可控的,要学习科学知识,不盲目恐惧,理性应对;关注政府、权威机构发布的可靠信息,了解新冠肺炎疫情、防控知识等相关信息;平时多与家人或朋友交流,舒缓情绪,科学调适心理,保持心态平和。

(张俊玲　胡筱蕾　李芳健)

◇ **思考题**

1. 社区护士对肺结核的病人进行日常生活指导的主要内容有哪些?

2. 请问如何做好社区病毒性肝炎的预防?

3. 患者,男,39岁,已婚。有静脉注射吸毒史3年。近3个月出现不规则发热、食欲缺乏、咳嗽、腹泻、乏力,进行性消瘦,现确诊为艾滋病。该患者现与妻子、14岁儿子和7岁的女儿一起居住。家人得知该患者诊断后非常惊恐,担心被传染,拒绝与患者一起生活。社区护士拟家庭随访。

请问:

(1)该家庭目前主要存在哪些护理问题?

(2)社区护士该如何消除家庭成员的恐惧?

(3)家庭访视管理的内容有哪些?

4. 某初级中学的学生连续1周内有12名同学出现发热、咳嗽、流涕、眼结膜充血、流泪及皮疹而请假,部分学生的家庭成员也出现同样症状。

请问：

（1）社区护士如何掌握整个学校或社区此类情况的发生及危害性？

（2）该人群可能发生了什么？

（3）社区护士针对此情况可采取的措施有哪些？

5. 2013年四川雅安发生里氏7.0级地震，大量人员伤亡，当地救护力量不足，急需支援。某地区社区卫生服务中心护士小张被指派去现场参与救护。

请问：

（1）小张到现场后如何判断需要立即救护的伤员？

（2）现场救护需遵循哪些原则？

6. 2013年四川雅安发生里氏7.0级地震，造成200余万人受灾，给人民生活和财产造成重大损失，多数居民出现了严重的健康问题，但未出现传染病疫情。

请问：

（1）根据该事件的特点，判断其是否属于突发公共卫生事件？

（2）该事件应该划分为突发公共卫生事件的哪一级？

7. 2020年初，一种由新型冠状病毒感染的新冠肺炎疫情席卷全球，世界卫生组织（WHO）宣布新冠肺炎疫情构成"国际关注的突发公共卫生事件"。面对前所未知、突如其来、来势汹汹的疫情天灾，中国果断打响疫情防控阻击战。中国把人民生命安全和身体健康放在第一位，以坚定果敢的勇气和决心，采取最全面最严格最彻底的防控措施，有效阻断病毒传播链条。

请问：

（1）突发公共卫生事件的应急预案原则有哪些？

（2）如何做好新型冠状病毒肺炎病例的发现与报告？

第九章
社区灾害性事件应急管理与护理

学习目标

知识目标 1. 掌握社区突发公共卫生事件的概念、分类、报告及处理。
2. 熟悉社区灾害的分类、分级及特征。
3. 了解社区灾害重建的健康管理与护理。

技能目标 1. 掌握社区灾害现场救护原则、预检分诊和救护程序。
2. 熟悉突发公共卫生事件的报告及处理方法。

素质目标 1. 培养团队合作意识、甘于奉献作风，提高社区灾害现场的救护能力。
2. 学习社区灾害性事件应急管理与护理知识，学会有效沟通技巧，提高分析问题和解决问题能力。

第一节 概　　述

<u>案例导入</u>　　2017年8月8日，四川省北部阿坝州九寨沟县发生7.0级地震，地震造成25人
死亡，525人受伤，6人失联，176 492人（含游客）受灾，73 671间房屋不同程
度受损。习近平总书记对四川九寨沟7.0级地震作出重要指示，要求迅速组织力量
救灾，全力以赴抢救伤员，最大限度减少人员伤亡。

请问:（1）作为一名医护人员，发生地震到达现场后应遵循什么原则进行救护？

（2）如何进行现场预检分诊？

（3）如何实施现场救护程序？

一、基本概念

1.灾害（disaster）　由于自然变异、人为因素或自然变异与人为因素相结合的原因所引
发的对人类生命、财产和人类生存发展环境造成破坏和损失的现象或过程。

2.社区灾害（community disasters）　是指在社区发生的所有危及人们生命安全或导致人
员伤亡的突发灾难性事件。

3.突发公共事件（public emergencies）　是指突然发生，造成或者可能造成重大人员伤
亡、财产损失、生态环境破坏和严重社会危害，危及公共安全的紧急事件。

4.突发公共卫生事件（public health emergencies）　是指突然发生，造成或可能造成社会
公众健康严重损害的重大传染病疫情、群体性不明原因疾病、重大食物和职业中毒以及其
他危害公众健康的事件。

二、社区灾害的分类

根据发生过程、性质和机制，社区灾害主要分为以下四类:

（一）自然灾害

自然灾害主要包括水旱灾害、气象灾害、地震灾害、地质灾害、海洋灾害，生物灾害和森
林草原火灾等。

（二）事故灾难

事故灾难主要包括工、矿、商、贸等企业的各类安全事故，交通运输事故，公共设施和设
备事故，环境污染和生态破坏事件等。

（三）公共卫生事件

公共卫生事件主要包括传染病疫情、群体性不明原因疾病、食品安全和职业危害、动物疫情，以及其他严重影响公众健康和生命安全的事件。

（四）社会安全事件

社会安全事件主要包括恐怖袭击事件、经济安全事件和涉外突发事件等。

三、社区灾害的分级

各类社区灾害性事件按照其性质、严重程度、可控性和影响范围等因素，一般分为四级：Ⅰ级（特别重大）、Ⅱ级（重大）、Ⅲ级（较大）和Ⅳ级（一般），分别用红色、橙色、黄色和蓝色表示。

（一）Ⅰ级（特别重大）

涉及范围广、人数多，出现大量伤者或多例死亡，影响重大，危害严重。一般由国务院负责组织处置。

（二）Ⅱ级（重大）

在较大范围发生灾害，尚未达到Ⅰ级标准的，一般由省级政府负责组织处置。

（三）Ⅲ级（较大）

在局部地区发生，尚未引起大范围扩散或传播的，一般由市级政府负责组织处置。

（四）Ⅳ级（一般）

尚未达到Ⅲ级标准的，一般由县级政府负责组织处置。社区灾害的分级，具体确定时要结合不同类别的突发事件情况和其他标准具体分析。

四、社区灾害的特征

（一）突发性

灾害发生时间、地点、造成的危害难以预料，一般来讲超乎人们的心理承受能力。

（二）危害性

灾害不仅对人体身心健康造成极大伤害，还会严重影响自然环境、社会经济和政治。

（三）群体性

灾害往往危及的受害主体是群体性的。如在2015年11月发生的巴黎枪击爆炸恐怖事件中，有200多人受伤，死亡人数达126人。

（四）紧迫性

灾害往往发展迅速，需要采取非常规措施，立即做出决策才有可能避免局部恶化。

（五）不确定性

灾害影响和发展一般根据经验难以判断，处理不当很可能导致事态恶化。

五、灾害医学

（一）灾害医学（disaster medicine）

灾害医学是研究在灾难条件下维护人民群众的身体健康和生命安全、伤病预防和救治的组织工作与技术措施的医学学科，是集公共卫生、急诊医学和灾难管理于一体的一门新兴交叉学科。灾害事件紧急医学救援由卫生健康部门组织实施，是政府应急管理的重要内容，包括医疗救治、灾害护理、疾病防控、卫生防疫、心理援助、健康宣教、物资保障、早期康复等措施。新世纪合格的医学人才必须接受灾难医学的专业培训，掌握灾难事故的特征规律、各项卫生防疫应急处理的基本技能以及急救的基本知识，从而提高医务人员对各种灾难和突发事件的应急反应能力和医疗救援水平。

（二）灾害护理（disaster nursing）

灾害护理是运用护理学的专业知识和技能，为降低和消除突发事件对人的生命安全和身心健康造成的危害而开展的各项活动。2008 年"5•12"汶川特大地震的抗震救灾、2014—2015 年应对埃博拉疫情等在我国卫生应急发展历史上具有里程碑意义，标志着卫生应急不断迈上新台阶，同时促进了我国灾害护理的发展。

（三）灾害护理人员应具备的素质

灾害护理工作重在现场，较一般的护理工作更为艰巨复杂，涉及院前急救护理、外科护理、手术护理、重症监护和心理护理等多个护理分支学科，与紧急医学救援和卫生应急管理联系非常紧密，对护理人员专业素质要求更高。

1. 制订科学的、综合的、相互协调的护理计划的能力。
2. 拥有先进的管理理念与能力。
3. 灾害救护的基本能力。
4. 灾害现场救护的知识与技能。
5. 熟练应用、维护急救器材的能力。
6. 做好灾害后疾病的预防与控制工作的能力。

第二节 社区灾害的管理

一、风险管理

1. **灾害风险**(disaster risk) 某种程度灾害发生的可能性,即致灾可能性;灾害给人类社会可能带来的危害,即风险损失。

2. **灾害风险管理**(disaster risk management) 是对各种风险进行识别、估计和评价,并在此基础上优化组合各种风险管理技术,做出风险决策,从而对风险实施有效控制,妥善处理风险造成的损失,期望最小成本获得最大安全保障的目的。

3. **社区灾害风险管理**(community disaster risk management) 以社区为主体的风险管理不仅将社区和政府的各种管理方法综合起来,而且动员社区积极参与灾害风险管理过程,使社区不仅成为重建的受益者,而且成为灾害损失、需求评估、决策制订等过程的参与者,从而使外部援助更符合社区的需求,有利于提高社区应对灾害的能力。对于突发公共卫生事件风险管理,在疾病预防控制机构和其他专业机构指导下,乡镇卫生院、村卫生室和社区卫生服务中心(站)协助开展传染病疫情和突发公共卫生事件风险排查、收集和提供风险信息,参与风险评估和应急预案制(修)订。

二、应急管理

(一)**应急管理**(emergency management)

应急管理是指在社区灾害性事件发生前、后采取相应的检测、预测、预警、储备等应急准备以及现场处置等措施,及时对产生社区灾害性事件的可能因素进行预防和对已经出现的社区灾害性事件进行控制,同时对受害人群实施紧急的医疗卫生救援,以减少对人民群众生命安全及社会政治、经济的危害。

(二)应急管理原则

1. **预防为主,常抓不懈** 要提高全社会对社区灾害性事件的防范意识,落实各项防范措施,做好人员、技术、物资和设备的应急储备工作。对各类可能引发社区灾害性事件的情况要及时进行分析、预警,做到早发现、早报告、早处理。

2. **统一领导,分级负责** 根据灾害事件的范围、性质和危害程度,对社区灾害性事件实行分级管理。各级人民政府负责社区灾害性事件应急处理的统一领导和指挥,各有关部门按照预案规定,在各自的职责范围内做好社区灾害性事件应急处理的有关工作。

3. **反应及时,措施果断** 地方各级人民政府、卫生行政等部门要按照相关法律、法规和规章的规定,完善社区灾害性事件的应急体系,建立健全系统、规范的社区灾害性事件应急处理工作制度,对社区灾害性事件和可能发生的社区灾害性事件做出快速反应,及时、有效地开展监测、报告和处理工作。

4. 依靠科学,加强合作　做好社区灾害性事件应急工作要充分尊重和依靠科学,要重视开展防范和处理社区灾害性事件的科研和培训,为社区灾害性事件应急处理提供科技保障。各有关部门和单位要通力合作、资源共享,有效应对社区灾害性事件。要广泛组织、动员公众参与社区灾害性事件的应急处理。

◆**知识拓展**　　　　特别重大突发公共卫生事件

①肺鼠疫、肺炭疽在大、中城市发生并有扩散趋势,或肺鼠疫、肺炭疽疫情波及 2 个以上的省份,并有进一步扩散趋势。②发生新型冠状病毒肺炎(COVID-19)、严重急性呼吸综合征、人感染高致病性禽流感病例,并有扩散趋势。③涉及多个省份的群体性不明原因疾病,并有扩散趋势。④发生新传染病或我国尚未发现的传染病发生或传入,并有扩散趋势,或发现我国已消灭的传染病重新流行。⑤发生烈性病菌株、毒株、致病因子等丢失事件。⑥周边以及与我国通航的国家和地区发生特大传染病疫情,并出现输入性病例,严重危及我国公共卫生安全的事件。⑦国务院卫生行政部门认定的其他特别重大突发公共卫生事件。

三、预警处置

预警处置(early warning and disposal):各地区、各部门要针对各种可能发生的社区灾害性事件,完善预测预警机制,建立预测预警系统,开展风险分析,做到早发现、早报告、早处置。各级人民政府卫生行政部门根据医疗机构、疾病预防控制机构、卫生监督机构提供的监测信息,按照灾害事件的发生、发展规律和特点,及时分析其对公众身心健康的危害程度,可能的发展趋势,及时做出预警。

(一)预警级别

根据预测分析结果,对可能发生和可以预警的灾害性事件进行预警。预警级别依据灾害性事件可能造成的危害程度、紧急程度和发展势态,一般划分为四级:Ⅰ级(特别重大)、Ⅱ级(重大)、Ⅲ级(较大)和Ⅳ级(一般),依次用红色、橙色、黄色和蓝色表示。其中,Ⅰ级响应属于最高级别的响应。Ⅰ级响应是发生特别重大突发公共卫生事件,省指挥部根据国务院的决策部署和统一指挥,组织协调本行政区域内应急处置工作。

◆**知识拓展**　　　　　《国家突发公共卫生事件应急预案》

《国家突发公共卫生事件应急预案》是依据《中华人民共和国传染病防治法》《突发公共卫生事件总体应急条例》等制订的方案。该方案有效预防、及时控制和消除突发公共卫生事件及其危害，指导和规范各类突发公共卫生事件的应急，国家突发公共卫生事件应急预案处理工作，最大程度地减少突发公共卫生事件对公众健康造成的危害，保障公众身心健康与生命安全。方案分为总则，应急组织体系及职责，突发公共卫生事件的监测、预警与报告，突发公共卫生事件的应急反应和终止，善后处理，突发公共卫生事件应急处置的保障，预案管理与更新和附则八个部分。该方案于2006年2月26日发布，自公布之日起执行。

（二）预警信息发布

预警信息发布包括灾害性事件的类别、预警级别、起始时间、可能影响范围、警示事项、应采取的措施和发布机关等。预警信息的发布、调整和解除可通过广播、电视、报刊、通信、信息网络、警报器、宣传车或组织人员逐户通知等方式进行，对老、幼、病、残、孕等特殊人群以及学校等特殊场所和警报盲区应当采取有针对性的公告方式。

第三节　突发公共卫生事件报告及处理

一、突发公共卫生事件的分类

（一）根据事件的表现形式分类

1. 在一定时间、一定范围、一定人群中，当病例数累计达到规定预警值时所形成的事件。例如：传染病、不明原因疾病、中毒（食物中毒、职业中毒）、预防接种反应、霉菌、毒株丢失等，以及县级以上卫生行政部门认定的其他突发公共卫生的事件。

2. 在一定时间、一定范围，当环境危害因素达到规定预警值时形成的事件，病例为事后发生，也可能无病例。例如：生物、化学、核辐射事件（发生事件时尚未出现病例），包括传染病菌种、毒株丢失；病媒、生物、宿主相关事件；化学物泄露事件；放射源丢失和人员受照、核污染辐射及其他严重影响公共健康事件。

◆**知识拓展**　　　　　　新型冠状病毒肺炎（corona virus disease 2019，COVID-19）

新型冠状病毒肺炎是近百年来人类遭遇的影响范围最广的全球性大流行病，对全世界是一次严重危机和严峻考验。人类生命安全和健康面临重大威胁，这是一场全人类与病毒的战争。

2020 年日内瓦当地时间 1 月 30 日晚，世界卫生组织将新型冠状病毒列为国际关注的突发公共卫生事件。

2020 年 2 月 28 日，世卫组织新冠肺炎情况每日报告，地区及全球风险级别均提升为最高级别"非常高"，与中国一致，此前地区及全球风险级别为"高"。

2020 年 3 月 11 日，世界卫生组织总干事谭德塞宣布，根据评估，世卫组织认为当前新冠肺炎疫情可被称为全球大流行（pandemic）。

（二）根据事件的成因和性质分类

1. 生物病原体所致疾病　是指病毒、细菌、寄生虫等所致的传染病区域性爆发和流行；预防接种出现的群体性异常反应；群体性的院内感染等。

2. 群体性不明原因的疾病　是指在短时间内，某个相对集中的区域内同时或者相继出现多个共同临床表现的患者，病例不断增加、范围不断扩大，又暂时不能明确诊断的疾病。

3. 重大食物和职业中毒　是指由于食物和职业的原因而发生的人数众多或者伤亡较重的中毒事件。

4. 毒害因素污染导致的群体性中毒　是指如水污染、空气污染、放射污染等所致范围较广的群体中毒事件。

5. 其他严重影响公众健康的事件　地震、洪涝、干旱等自然灾害或生物、化学、核辐射等恐怖事件造成的人员伤亡及疾病流行。

二、突发公共卫生事件的报告

突发公共卫生事件的报告是保障突发公共卫生事件监测系统有效运行的主要手段，也是各级政府和卫生行政部门及时掌握突发公共卫生事件信息、提高处置速度和效能的保证。

（一）报告程序与方式

具备网络直报条件的机构，在规定时间内进行传染病和／或突发公共卫生事件相关信息的网络直报；不具备网络直报条件的，按相关要求通过电话、传真等方式进行报告，同时向辖区县级疾病预防控制机构报送《传染病报告卡》和／或《突发公共卫生事件相关信息报告卡》。

（二）报告时限

发现甲类传染病和乙类传染病中的新型冠状病毒肺炎、肺炭疽、严重急性呼吸综合征、脊髓灰质炎、人感染高致病性禽流感，以及埃博拉出血热、寨卡病毒病、黄热病等输入性突发急性传染病患者或疑似患者，或发现其他传染病、不明原因疾病暴发和突发公共卫生事件相关信息时，应按有关要求于 2 小时内报告。发现其他乙、丙类传染病患者、疑似患者和规定报告的传染病病原携带者，应于 24 小时内报告。

（三）订正报告和补报

发现报告错误，或报告病例转归或诊断情况发生变化时，应及时对《传染病报告卡》和 / 或《突发公共卫生事件相关信息报告卡》等进行订正；对漏报的传染病病例和突发公共卫生事件，应及时进行补报。

◆知识拓展　　新型冠状病毒肺炎病例的发现与报告

各级各类医疗机构的医务人员发现符合病例定义的疑似病例后，应立即进行隔离治疗，院内专家会诊或主诊医师会诊，仍考虑疑似病例，在 2 小时内进行网络直报，并采集呼吸道或血液标本进行新型冠状病毒核酸检测，同时尽快将疑似患者转运至定点医院。与新型冠状病毒感染的肺炎患者有流行病学关联的，即便常见呼吸道病原检测阳性，也建议及时进行新型冠状病毒病原学检测。疑似病例连续两次呼吸道病原核酸检测阴性（采样时间至少间隔 1 天），方可排除。

三、突发公共卫生事件的处理

突发公共卫生事件的应急处理包括平时的预防和发生事件后的控制处理两方面。由于突发公共卫生事件复杂多变，一旦发生后常进展迅速，尤其是重大突发公共卫生事件在短时间内就有可能造成人员伤亡和严重财产损失。因此突发公共卫生事件应急处理应遵循预防为主、常备不懈的方针，建立和完善应对突发公共卫生事件的长效机制，以达到保障人民健康与生命安全，维护正常社会秩序，促进经济发展的目的。

（一）突发公共卫生事件的预防措施

预防措施指在没有突发公共卫生事件的情况下所采取的预防或应对突发公共卫生事件的措施。根据我国《突发公共卫生事件应急条例》，各部门制订好突发事件应急预案，预案主要包括以下几个方面内容：

1. 突发事件应急处理指挥部的组成和相关部门的职责。
2. 突发事件的监测与预警。
3. 突发事件信息的收集、分析、报告、通报制度。

4．突发事件应急处理技术和监测机构及其任务。

5．突发事件的分级和应急处理工作方案。

6．突发事件预防、现场控制，应急设施、设备、救治药品和医疗器械以及其他物资和技术的储备与调度。

7．突发事件应急处理专业队伍的建设和培训。

（二）突发公共卫生事件发生后的控制处理措施

控制处理措施是指当突发公共卫生事件发生后所采取的紧急应对措施。主要有以下几点：

1．启动突发公共卫生事件应急预案。

2．设立突发公共卫生事件应急处理指挥部。

3．制订突发事件应急报告制度和举报制度。

4．采取控制事件扩散蔓延的紧急措施。

5．组成强有力的突发事件控制队伍。

6．开展针对突发公共卫生事件的科学研究。

7．保障相关医疗物资和其他物资的供给。

（三）突发公共卫生事件的应急预案

2006年1月8日国务院发布的《国家突发公共事件总体应急预案》，明确提出了应对各类突发公共事件的六条工作原则：

1．**以人为本，减少危害**　切实履行政府的社会管理和公共服务职能，把保障公众健康和生命财产安全作为首要任务，最大程度地减少突发公共事件及其造成的人员伤亡和危害。

2．**居安思危，预防为主**　高度重视公共安全工作，常抓不懈，防患于未然。增强忧患意识，坚持预防与应急相结合，常态与非常态相结合，做好应对突发公共事件的各项准备工作。

3．**统一领导，分级负责**　在党中央、国务院的统一领导下，建立健全分类管理、分级负责，条块结合、属地管理为主的应急管理体制，在各级党委领导下，实行行政领导责任制，充分发挥专业应急指挥机构的作用。

4．**依法规范，加强管理**　依据有关法律和行政法规，加强应急管理，维护公众的合法权益，使应对突发公共事件的工作规范化、制度化、法制化。

5．**快速反应，协同应对**　加强以属地管理为主的应急处置队伍建设，建立联动协调制度，充分动员和发挥乡镇、社区、企事业单位、社会团体和志愿者队伍的作用，依靠公众力量，形成统一指挥、反应灵敏、功能齐全、协调有序、运转高效的应急管理机制。

6．**依靠科技，提高素质**　加强公共安全科学研究和技术开发，采用先进的监测、预测、预警、预防和应急处置技术及设施，充分发挥专家队伍和专业人员的作用，提高应对突发公共事件的科技水平和指挥能力，避免发生次生、衍生事件；加强宣传和培训教育工作，提高公众自救、互救和应对各类突发公共事件的综合素质。

第四节　社区灾害的救护

一、现场救护原则

（一）先排险后施救

在施救前先评估周边环境是否安全，如现场环境对医护人员及患者造成危险，应先将患者转移至安全的环境中再进行救护。

（二）先重伤后轻伤

如遇大批患者，应根据病情的轻重缓急，优先抢救危重患者，再抢救病情较轻的患者。

（三）先复苏后固定

如有呼吸、心跳骤停并伴骨折的患者，应先采取胸外按压和人工呼吸等心肺复苏术，待心跳和呼吸恢复后，再进行骨折部位的固定。

（四）先止血后包扎

如有开放性伤口并伴大出血的患者，应先采取指压、止血带等方法有效止血，再消毒并包扎伤口。

（五）先救治后运送

如遇急症患者，应把握黄金抢救时间，通过有效救护措施维持患者生命体征的平稳，再送上级医院治疗。在转运途中，要密切观察患者病情变化，必要时采取有效抢救措施。

（六）严谨有序做好交接

严格按照抢救程序、操作规程实施救护，避免出现前后重复或遗漏等差错。做好各种医疗文书的填写工作并妥善保管，方便与上级医院进行交接。

二、现场预检分诊

社区灾害现场预检分诊，也称检伤分类，是指评估伤员身体状况的严重程度和需要救护的紧急程度，并判断伤员处理的优先顺序。

（一）原则

分诊人员由经验丰富、判断力强、处置果断的人员担任，要求在 1 分钟内完成对一个伤病员的现场预检分诊。

（二）常用方法

1. START（simple triage and rapidly treatment）预检分诊法　即简单分类、迅速治疗。适

合事件发生现场较小,短时间有大量伤病员的救护。其主要依据伤病员的通气状况、循环及意识状况进行简单判断和快速分诊。

2. RPM 初步预检分诊　R(respiration)代表呼吸、P(perfusion)代表灌注量、M(mind)代表精神状态,即根据患者的呼吸、灌注量、精神状态进行分诊。

（三）现场工作人员防护

按照我国《突发公共卫生事件应急条例》规定,参加救援的工作人员应采取有效的个体防护措施,任何个人和组织都不能在没有适当个体防护的情况下进入现场工作。个体防护装置主要包括防护服、防护口罩、防护靴和呼吸防护器等。常见的个体防护服由上衣、裤和帽等组成,按其防护性能可分为四级:

1. A级防护　能对周围环境中的气体与液体提供最完善保护。

2. B级防护　适用于环境中的有毒气体(或蒸汽)或其他物质对皮肤危害不严重时。

3. C级防护　适用于低浓度污染环境或现场支持作业区域。

4. D级防护　适用于现场支持性作业人员。

（四）救治顺序与标识颜色

常用红、黄、绿、黑色表示伤病员的病情轻重,并给予佩戴相应颜色的伤情识别卡。

1. 第一优先　危重伤患者(国际标准称之为"重伤"),应立即标示红标,其生命体征极不稳定,随时有生命危险,预后很差,第一优先或即刻优先救治。该类患者常有危及生命的严重创伤,但经及时治疗能够获救,优先给予护理及转运。现场先简单处理致命伤、控制大出血和支持呼吸等,并尽快送院。

2. 第二优先　重症患者(国际标准称之为"中度伤"),标记为黄色,其生命体征不稳定,有潜在生命危险,预后较差。该类患者有严重损伤,但经急救处理后生命体征或伤情暂时稳定,可在现场短暂等候而不危及生命或导致肢体残缺,给予次优先转运。

3. 第三优先　轻症患者,应标记为绿色,其生命体征稳定,不会有生命危险,预后良好。该类患者可自行行走并无严重损伤,其损伤可适当延迟转运和治疗,将伤者先引导到轻伤接收站。

4. 第四优先　死亡或濒死者(与国际标准保持一致),应标记为黑标,创伤造成的当场死亡不可逆转,已丧失抢救价值,最后处理。该类患者已死亡或无法挽救的致命性创伤造成的濒死状态,如呼吸、心跳已停止,且超过 12 分钟未给予心肺复苏救治,或因头、胸、腹严重外伤而无法实施心肺复苏救治者,停放在特定区域。

三、现场救护程序

（一）评估现场

评估现场包括现场的安全性及现场可利用的资源。帮助伤者脱离危险区再施救。

（二）评判伤情

判断伤情，先救命再治伤。检查伤者气道是否通畅、有无自主呼吸、有无颈动脉搏动、瞳孔大小有无改变，评估伤者意识、肢体感觉和运动情况等。

（三）请求援助

急救与呼救并重，第一目击者发现现场后立即向医院或援助部门求救，尽快争取到急救救援，保证救护及时、有效。

（四）就地取材

因交通、设备等限制，应通过现场取材、临时制作等方法解决问题，妥善保留离断的肢体或器官，为日后手术使用。

（五）急救技术

基本救护技术 VIGCF 的救护程序：V（ventilation）保证呼吸道通畅、I（infusion）维持有效循环、G（guardianship）观察伤情变化、C（control bleeding）控制活动性出血、F（follow）密切配合医师进行诊断性操作。

（六）协助转运

在伤情允许的情况下尽早转运到医院进一步治疗。转运途中继续监测生命体征，保证伤员安全，随时与接收医院联系，报告伤情。

第五节　社区灾害重建的健康管理与护理

一、社区灾害恢复期的常见健康问题

（一）急性应激障碍（acute stress disorder，ASD）

急性应激障碍是指在遭受到急剧、严重的精神创伤性事件后数分钟或数小时内所产生的一过性的精神障碍。临床上主要表现为具有强烈恐惧体验的精神运动性兴奋或者精神运动性抑制甚至木僵，症状往往历时短暂，至少2日至4周恢复，预后良好，缓解完全。

（二）创伤后应激障碍（post-traumatic stress disorder，PTSD）

创伤后应激障碍也称延迟性心理反应，常于突发事件发生后的数月或数年后发生，是指受灾人由于经历紧急的、威胁生命的或对身心健康有危害的事件，导致受灾者在创伤之后出现长期的焦虑与激动情绪。

（三）不同受灾群体的心理行为反应

1.**幸存者的心理行为反应**　最初是茫然无知，紧接着会出现思维混乱，出现否认、愤怒、恐惧、懊恼、抱怨、焦虑、沮丧、无助、绝望，甚至出现忧郁等情绪反应，如果不得到及时有效疏导，有可能造成长期的甚至永久性心理创伤，逐步发展成 PTSD。

2.**罹难者家属的心理行为反应**　不同程度地出现情绪、生理异常反应、认知障碍、异常行为，内疚、自责心理，甚至出现精神崩溃、自伤、自杀的倾向。

3.**救援人员的心理行为反应**　由于工作环境和角色的特殊性，救援人员出现一系列的心理应激，如恐惧、焦虑、无助、挫败感。研究发现，灾难事件的救援人员中急性应激障碍（ASD）、严重抑郁发作（MDE）、创伤后应激障碍（PTSD）发生率较高。

4.**一般公众的心理行为反应**　灾难也会对公众造成潜在的心理损伤，如焦虑不安、恐惧、无助，甚至惶惶不可终日。

二、社区灾害重建期的健康管理与护理

1.**为伤者提供康复期医疗护理**　社区灾害常常导致很多人肢体残疾、精神障碍，需要长期的接受训练、治疗和护理，尤其是要为失去亲人，无人照顾的伤者，以及交通不便者提供上门服务，进行家庭访视和疾病管理。

2.**公共卫生管理**　社区专门成立防疫组织，社区护士要协助卫生防疫人员进行卫生宣教、管理环境和改善卫生条件等相关工作。

3.**心理干预**　心理干预是对处在心理危机状态下的个人或群体及时给予有效的心理援助，使之尽快摆脱困境、战胜危机、重新适应生活的有效措施。心理干预工作者一般是经过专门训练的心理学家、社会工作者、精神科医生等专业人员，同时也需要组织管理人员的参与。进行心理干预时，干预工作者应根据不同的对象采取不同的干预措施。

（张　宏）

◇ **思考题**

1. 2013 年四川雅安发生里氏 7.0 级地震，大量人员伤亡，当地救护力量不足，急需支援。某地区社区卫生服务中心护士小张被指派去现场参与救护。

请问：

（1）小张到现场后如何判断需要立即救护的伤员？

（2）现场救护需遵循哪些原则？

2. 2013 年四川雅安发生里氏 7.0 级地震，造成 200 余万人受灾，给人民

生活和财产造成重大损失，多数居民出现了严重的健康问题，但未出现传染病疫情。

请问：

（1）根据该事件的特点，判断其是否属于突发公共卫生事件？

（2）该事件应该划分为突发公共卫生事件的哪一级？

3. 2020年初，一种由新型冠状病毒感染的新冠肺炎疫情席卷全球，世界卫生组织（WHO）宣布新冠肺炎疫情构成"国际关注的突发公共卫生事件"。面对前所未知、突如其来、来势汹汹的疫情天灾，中国果断打响疫情防控阻击战。中国把人民生命安全和身体健康放在第一位，以坚定果敢的勇气和决心，采取最全面最严格最彻底的防控措施，有效阻断病毒传播链条。

请问：

（1）突发公共卫生事件的应急预案原则有哪些？

（2）如何做好新型冠状病毒肺炎病例的发现与报告？

第十章
社区常见伤、残、精神障碍者的康复护理

学习目标　**知识目标**　1. 掌握社区康复护理的概念、社区康复护理的评定内容及常用护理技术。

2. 掌握脑卒中、骨关节炎、脊髓损伤、精神分裂症和抑郁症及阿尔茨海默病的概念、康复护理措施及健康教育。

3. 熟悉康复护理的概念、社区康复护理的内容及原则；熟悉脑卒中的病因、康复分期、临床特点及预防措施；熟悉骨关节炎的药物种类；熟悉脊髓损伤的临床表现；熟悉精神分裂症及抑郁症的病因及治疗要点；熟悉阿尔茨海默病临床表现及治疗方法。

4. 了解社区康复的概念、社区康复护理的对象；了解脑卒中的流行病学特点；了解脊髓损伤的病因；了解精神分裂症及抑郁症的流行病学特点；了解阿尔茨海默病的病因等。

技能目标　1. 掌握社区常用的康复护理技术；掌握脑卒中患者恢复期、后遗症期的康复护理技术；掌握基本的心理辅导技术，提高对病患的支持能力，能为脊髓损伤患者做好疾病不同时期的康复护理，能为精神分裂症及抑郁症的患者进行整体护理，能够对阿尔茨海默病的患者进行全面地康复护理。

2. 熟悉常用的康复护理评定方法；熟悉脑卒中患者弛缓性瘫痪期、痉挛期的康复护理技术；熟悉骨关节炎康复护理要点；熟悉脊髓损伤患者的康复方法及开展的最佳时间。

3. 了解骨关节炎的常用康复方法；了解脊髓损伤患者的社区康复项目的种类等。

素质目标　1. 培养热心、耐心和团结合作的工作作风，提高护理措施的实施效果。

2. 学习与特殊患者的沟通技巧，培养与功能障碍患者的沟通能力，提高对病患的支持能力，提高社区康复护理服务质量。

第一节 概　　述

社区康复作为社区发展的一项战略，已进入一个多元化、快速发展的新阶段。我国大部分伤残人员及精神障碍者生活在社区，以社区为层面的基础康复，可以依靠社区的资源，使用简化适宜的技术，对其开展多方面的康复治疗，促进其回归社会。社区康复专科护士作为康复团队的一员，肩负着康复训练的协调者、实施者、教育者和研究者的重要任务。

一、基本概念

（一）社区康复

社区康复是社区建设的重要组成部分，是指在政府领导下，相关部门密切配合，社会力量广泛支持，残疾人及其家属积极参与采取社会化方式，使广大残疾人得到全面康复服务，以实现机会均等、充分参与社会生活的目标。

（二）康复护理

康复护理是在康复医学理论的指导下，围绕全面康复的目标，根据总的康复医疗计划，与康复医师等康复专业人员紧密配合，在一般护理的基础上，以帮助残疾者或患者达到康复或减轻残疾、预防继发性残疾为目的，最大限度地提高病、伤、残者的生活质量，并回归社会。

（三）社区康复护理

社区康复护理将现代整体护理融入社区康复，在康复医师的指导下，以家庭为单位，以健康为中心，以人的生命为全过程，社区护士依靠社区内各种力量，对社区伤残者进行的护理。

（四）残疾

残疾是指因外伤、疾病、发育缺陷或精神因素造成明显的身心功能障碍以致不同程度地丧失正常生活、工作和学习能力的一种状态。

（五）残疾人

残疾人是指在心理、生理、人体结构上，某种组织、功能丧失或者不正常，全部或者部分丧失以正常方式从事某种活动能力的人。

二、社区康复护理的对象

社区康复护理的对象主要是残疾人、慢性病患者和／或老年人。可导致伤、残及精神障碍的常见疾病主要有脑卒中、脊髓损伤、颅脑损伤、帕金森病、骨关节炎、阿尔茨海默病以及精神分裂症、抑郁症、强迫症等。

三、社区康复护理的工作内容

社区康复护理作为患者从出院到社区康复护理工作的延续，其主要工作内容是消除和控制患者伤残的危险因素、预防慢性病、促进残疾者康复；预防并发症和伤残的发生；普查社区残疾者；指导伤残者的功能康复、教育康复、职业康复、社会康复等。

四、社区康复护理原则

在康复护理中坚持把康复对象作为整体考虑，充分发挥残疾人的主动性，强调残疾者及家属掌握康复知识和技能的重要性，使康复护理贯穿疾病的全过程，实施全面综合性的康复。

五、社区康复护理评定

社区康复评定是社区护理人员收集患者的相关资料，对其功能状况进行评估，并对其结果进行比较、分析、解释，对功能障碍进行诊断的过程。社区康复护理评定是社区康复护理工作的重要环节，一切社区康复护理工作都是从评定开始至评定结束，评定工作贯穿于社区康复护理的全过程。

（一）社区康复护理评定的方法

社区康复护理评定的方法包括访谈法、观察法、量表检查法、问卷调查法、器械检查等。

（二）社区康复护理评定内容

社区康复护理评定内容包括残疾的评定、肌力评定、关节活动度评定、日常生活活动能力评定等。

六、社区康复护理常用技术

社区康复护理常用技术包括基础护理技术及康复护理专科技术。基础护理技术与常规口腔护理、皮肤护理、饮食护理、排泄护理和心理护理等相似；康复专科护理技术是指应用于患者的康复护理中的操作技术，包括体位摆放、体位转移、呼吸功能训练、神经源性膀胱护理技术、日常生活活动能力训练技术以及心理康复护理技术等。

（一）体位摆放

体位是指人的身体所保持的姿势或某种位置。在临床上通常是指患者根据治疗、护理以及康复的需要所采取并能保持的身体姿势和位置。在康复护理中，护士应根据疾病的特点、指导并协助患者摆放正确、舒适的体位。

体位摆放的目的是预防或减轻痉挛或畸形的出现，使躯干和肢体保持在功能状态，预防并发症及继发性损害的发生。康复护理中常用的体位摆放技术有脑损伤患者和脊髓损伤（高位）患者抗痉挛体位摆放、骨关节疾病患者的功能位及烧伤患者的抗痉挛体位摆放。

1. 脑损伤患者和脊髓损伤（高位）患者抗痉挛体位摆放　脑损伤患者在急性期过后患侧肢体会从弛缓状态逐渐进入痉挛阶段，长时间的痉挛会造成关节挛缩、关节半脱位和关节周围软组织损伤等并发症。躯体、四肢的良好体位（良肢位）的摆放能抑制上肢屈肌、下肢伸肌的典型痉挛模式，保护肩关节，有利于患者恢复正常的运动模式。常用的良肢位包括患侧卧位、健侧卧位、仰卧位及床上坐位。以脑损伤患者的良肢位摆放为例，具体方法如下：

（1）患侧卧位：即患侧在下、健侧在上的体位，此体位为偏瘫患者首选体位，可增加患侧肢体感觉输入。具体方法：患者头下垫 10～20cm 软枕，健侧躯干后垫一软枕，身体后倾；患侧上肢肩关节前伸（避免肩关节受压和后缩），肘关节伸展，前臂旋后，手指张开，掌心向上；患侧下肢髋关节略后伸，膝关节屈曲，踝关节中立位；健侧上肢放在体侧或身后的软枕上；健侧下肢屈髋屈膝，膝下垫一软枕（图 10-1）。

（2）健侧卧位：即健侧在下、患侧在上的体位。具体方法：患侧上肢置于一软枕上，保持肩关节前屈 90°，肘关节伸直，前臂旋前，腕稍背伸，五指分开，掌心向下的体位；患侧下肢屈髋屈膝，膝下垫一软枕，踝关节中立位（患足不可悬空）；健侧肢体可相对自由摆放（图 10-2）。

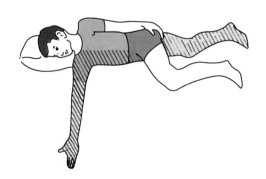

图 10-1　患侧卧位

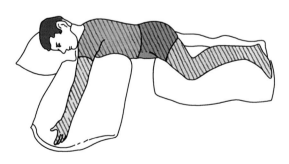

图 10-2　健侧卧位

（3）仰卧位：将患侧肩胛骨下垫一软枕，使肩关节稍外展，肘关节伸直、前臂旋前，掌心向下；患侧下肢在骨盆外侧垫一软枕，防止髋关节外展外旋、膝关节微屈，其下垫一毛巾卷，踝关节中立位（足底可放支持物，痉挛期除外），健侧肢体自由摆放（图10-3）。

2. 骨关节疾病患者的功能位 功能位是指能使肢体发挥最大功能的位置，是依据具体部位功能的需要而综合考虑得出的一种位置。骨关节疾病患者当其肌肉、关节功能尚未恢复时，必须使肢体处于发挥最佳功能活动的体位，例如保持肩关节的屈曲45°，外展60°（无内外旋）等，以有利于肢体恢复日常生活活动，例如进食、洗漱、行走等，即使发生挛缩或僵直，也只要做出最小的努力即可获得最基本的功能。在临床上，常采用绷带、石膏、矫形支具、夹板等将肢体固定于功能位。

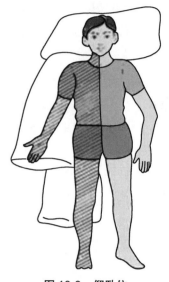

图 10-3 仰卧位

3. 烧伤患者的抗挛缩体位摆放 在烧伤的急性期，正确的体位摆放，即采取与烧伤部位软组织收缩方向相反的体位，这种体位有助于预防挛缩和畸形，同时也可减轻水肿，维持关节活动度。抗挛缩体位一般取伸展和外展位，不同的烧伤部位摆放的体位各不相同。

（二）体位转移

体位转移是指人体从一种姿势转移到另一种姿势的过程，锻炼的目的是教会患者从卧位到坐位、从坐位到立位、从床到椅、从轮椅到卫生间的各种转移方法，从而提高患者的日常生活活动能力。体位转移的训练包括床上运动训练和转移技术训练两部分。

1. 床上运动 主要包括床上撑起运动、床上横向运动、床上坐位向前向后移动。

2. 转移技术 主要包括从仰卧位到坐位运动、从坐位到站立位运动以及床-椅转移运动等。

（三）呼吸功能训练

呼吸功能训练是指通过各种训练提高呼吸机功能，促进排痰，保持呼吸道通畅，提高呼吸效率的方法。呼吸训练主要包括放松训练、腹式呼吸训练、缩唇呼吸法、局部呼吸法、预防及解除呼吸急促等。

1. 膈式或腹式呼吸训练 患者可取立位、平卧位或半卧位，两手分别放在前胸部和上腹部。用鼻缓慢吸气，腹肌松弛，膈肌最大程度下降，用手感受腹部向上抬起；呼气时经口呼出，腹肌收缩，膈肌上抬，推动肺部气体排出，用手感受腹部下凹。在训练时，可以在腹部放置小枕头、杂志等物品，更方便观察腹部的起伏（图10-4）。

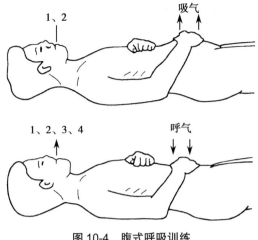

图 10-4　腹式呼吸训练

2.缩唇呼吸训练　嘱患者闭口经鼻吸气,然后缩唇(呈吹口哨样)缓慢呼气,同时收缩腹部。吸气与呼气时间之比为 1:2 或 1:3,缩唇大小程度与呼气流量以能使距口唇 15～20cm 处、与口唇等高水平的蜡烛火焰随气流倾斜,又不至于熄灭为宜,以后可以逐渐延长距离到 90cm。通过缩唇形成的微弱阻力,可以延长呼气时间,增加气道的压力,延缓气道塌陷从而提高肺功能(图 10-5)。

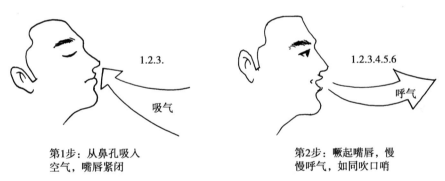

第1步:从鼻孔吸入空气,嘴唇紧闭

第2步:噘起嘴唇,慢慢呼气,如同吹口哨

图 10-5　缩唇呼吸训练

(四)神经源性膀胱护理技术

神经源性膀胱是一类由神经性病变导致膀胱、尿道功能失常,由此产生一系列并发症的疾病的总称。神经源性膀胱护理的目的是促进膀胱排空,避免感染,保护肾功能,提高患者生活质量。膀胱功能训练包括排尿习惯训练、诱导排尿训练、排尿意识训练(意念排尿)、反射性排尿训练及盆底肌训练。

1.排尿习惯训练　详细记录患者 3 天的排尿情况,以确定患者排尿模式。根据排尿模式和日常习惯,确立排尿间隔时间表。排尿间隔时间不少于 2 小时,在预定的时间协助并提示患者排尿。

2.诱导排尿训练　①利用条件反射诱导排尿,能离床的患者,协助患者到洗手间,坐在坐厕上,打开水龙头让患者听流水声。对需卧床的患者,放置便器,用温热毛巾外敷膀胱区或用温水冲洗会阴,边冲洗边轻轻按摩患者膀胱膨隆处。②开塞露塞肛诱导排尿。采用开塞露塞肛,促使逼尿肌收缩,内括约肌松弛而导致排尿。

3. **排尿意识训练(意念排尿)** 适用于留置尿管的患者。每次放尿前5分钟,患者卧于床上,指导其全身放松,想象自己在一个安静、宽敞的卫生间,听着汩汩的流水声,准备排尿,并试图自己排尿,然后由陪同人员缓缓放尿。想象过程中,强调患者运用全部感觉。开始时可由护士指导,当患者掌握正确方法后由患者自己训练,护士督促、询问情况。

4. **反射性排尿训练** 导尿前半小时,通过寻找扳机点,如以手腕的力量,指腹轻轻叩击耻骨上区或大腿上1/3内侧,50～100次/min,每次叩击2～3分钟。或牵拉阴毛、挤压阴蒂或阴茎或用手刺激肛门诱发膀胱反射性收缩,产生排尿。

5. **盆底肌训练** 患者在不收缩下肢、腹部及臀部肌肉的情况下自主收缩盆底肌肉(会阴及肛门括约肌),每次收缩维持5～10秒,重复做10～20次,每日3组。患者也可以坐在马桶上,两腿分开,开始排尿,中途有意识地收缩盆底肌肉,使尿流中断,如此反复排尿、止尿,重复多次,使盆底肌得到锻炼。

第二节 脑卒中患者的社区康复护理

案例导入　王奶奶,63岁,身高155cm,体重65kg,高血压病史15年。血压不稳定,最高达到170/105mmHg。长期服用普萘洛尔来降压,服药不规律,常常忘记服用。不喜运动,常常整日在家里看电视。喜欢吃较咸的食物及肉类。

请问:根据王奶奶的状况应如何为其做健康宣教?

一、概述

脑卒中(stroke)又称脑血管意外(cerebral vascular accident,CVA),是一种突然起病的脑局部血液循环障碍所致的神经功能缺损综合征。脑卒中是指因各种诱发因素引起脑内动脉狭窄、闭塞或破裂,而造成急性脑血液循环障碍,临床上表现为一过性或永久性脑功能障碍的症状和体征,分为缺血性脑卒中和出血性脑卒中。

出血性脑卒中包含脑出血和蛛网膜下腔出血；缺血性脑卒中包括脑血栓形成、脑栓塞（统称脑梗死）。根据国内的流行病学资料，脑卒中的发病率和死亡率男性显著高于女性，男女之比（1.1～1.5）：1。随着人民生活方式的改变及人口的老龄化，脑卒中的发病年龄有提前趋势，但是高发年龄逐渐向后推迟。

二、病因及危险因素

（一）病因

脑卒中的主要病因有血管壁病变、血液成分及血流动力学改变、心脏病和血流动力学异常以及脂肪、空气栓塞等。血管壁的病变以高血压性动脉硬化和动脉粥样硬化最常见，其次为动脉炎、先天性血管病等；血液成分和血流动力学改变有各种原因所致的高脂血症，红细胞增多症，血友病及产后、术后引起的高凝状态等。

（二）危险因素

1. 不可干预因素　如年龄、性别、种族、遗传因素等。

2. 可干预因素　如高血压、糖尿病、心脏病、血脂异常、高同型半胱氨酸血症、吸烟、酗酒、高盐饮食、超重等。

三、脑卒中的功能障碍表现

由于病变部位、病灶大小的不同，脑卒中导致的功能障碍及其程度也不同，其引起的障碍具有多样性和复杂性。

1. 感觉和运动功能障碍　表现为偏身感觉（浅感觉和深感觉）障碍、一侧视野缺失（偏盲）和偏身运动障碍。

2. 言语功能障碍　表现为失语、构音障碍等。

3. 认知功能障碍　表现为记忆力障碍、注意力障碍、思维能力障碍。

4. 心理障碍　表现为焦虑、抑郁等。

5. 其他功能障碍　如吞咽困难、二便失控、性功能障碍等。

四、脑卒中的康复护理

患者由上级医院转入社区康复后，社区护士作为康复团队中的一员需同康复医师及治疗师一起对患者的既往病史、家庭状况以及身体状况等进行全面的评估，确定适合患者的近期及远期康复目标，制订康复计划。根据疾病恢复的不同分期给予相应的康复护理。

（一）弛缓性瘫痪期患者的康复护理

弛缓性瘫痪期通常指发病后 1～3 周，此期患者意识清楚或有轻度意识障碍，生命体征平稳，患肢肌力、肌张力减弱或消失，腱反射减弱或消失。此期康复护理目标为预防并发症及继发损害。康复护理措施主要是通过良肢位摆放、体位转换、被动关节活动度训练、床上活动（双手交叉上举运动、翻身活动、桥式活动等）以及物理因子治疗等手段促进患肢的康复。一般 2 小时更换一次体位，保持抗痉挛体位，以预防压疮、肺部感染及痉挛模式的发生。

（二）痉挛期患者的康复护理

在弛缓性瘫痪期后，患者开始出现痉挛并逐渐加重约持续 3 个月左右，此期的康复护理目标是通过抗痉挛的肢体体位来预防痉挛模式和控制异常的运动模式，促进分离运动的出现。康复护理措施可通过抗痉挛训练、肢体功能训练等来加强患侧肢体的主动运动。训练项目可与日常活动相结合进行设计。

1.抗痉挛训练

（1）卧位抗痉挛训练：采用 Bobath 式握手，即双手交叉相握，掌心相对，偏瘫侧拇指置于健侧拇指的掌指关节之上，上举上肢，使患侧肩胛骨向前，患肘伸直；仰卧位时双腿屈曲，Bobath 式握手抱住双膝，将头抬起，前后摆动使下肢更加屈曲。

（2）被动活动肩关节和肩胛带：患者仰卧，以 Bobath 式握手健手带动患手上举，伸直加压患臂。可帮助上肢运动功能的恢复，也可预防肩痛和肩关节挛缩。

2.抗痉挛体位的摆放　是早期抗痉挛的重要措施之一。抗痉挛体位能预防和减轻上肢屈肌、下肢伸肌的典型痉挛模式，是预防出现病理性运动的重要方法之一。

（1）健侧卧位：患侧下肢、膝关节自然屈曲向前，放在身体前面另一枕头上。健侧肢体自然放置。

（2）患侧卧位：患侧卧位可增加对患侧的知觉刺激输入，并使整个患侧肢体被拉长，从而减少痉挛。

（3）仰卧位：该体位易引起压疮及增强异常反射活动，应尽量少用。

（三）恢复期患者的康复护理

恢复期是指发病后 3～6 个月，此期患者的肢体痉挛基本消失，分离运动出现，为患者功能恢复与重建的关键时期，其康复护理目标为最大限度地改善患者的运动功能、言语功能、认知功能、日常生活活动能力及心理功能等，最大可能地使患者生活自理，提高生活质量。

1.运动功能训练　进一步加强上肢及下肢的运动功能。可进行上肢控制能力训练、平衡训练、步行训练以及上下楼梯的训练等。训练中，社区护士需要耐心指导患者训练的动作要领，鼓励患者尽力保质保量地完成训练。

2.手功能训练　结合日常生活活动，让患手反复进行放开、抓物和取物品训练，纠正错误运动模式。训练的过程中可通过搭积木、拧螺丝、编织等增强患者的训练兴趣,并提高患手的综合能力。

3.日常生活活动训练　通过持之以恒的日常生活活动训练,争取能自理生活,并可进行必要的家务活动和户外活动等,从而提高患者的生活质量。训练内容包括进食方法、个人卫生、穿脱衣裤鞋袜、床椅转移、洗澡等。

4.认知功能训练　认知障碍常常给患者的生活和治疗带来许多困难,故患者在康复过程中需注重认知的训练,训练要与患者的功能活动和解决实际问题的能力紧密配合。

5.言语治疗　语言是交流沟通的重要手段,发病后应尽早进行言语训练,通过交谈和观察,全面评价语言障碍的程度,并进行相关训练。

6.心理治疗　通过鼓励和心理疏导,加强患者对康复治疗的信心,以保证整个康复治疗顺利进行。

(四)后遗症期患者的康复护理

后遗症期指发病后6～12个月或更长的一段时间,这时患者受损的功能在相当长的时间内不再有明显的改善,康复及护理目标主要是维持患者现有功能,预防并发症发生。训练内容有功能代偿(如轮椅、矫形器的使用等)训练、居住环境改造及职业前康复等,以适应日常生活活动及社会环境,早日重返社会。

1.继续进行维持功能的各项训练,如运动功能训练、言语功能训练、认知功能训练、日常生活活动能力训练等。

2.加强健侧功能训练,以增强其代偿功能。

3.指导患者正确熟练使用辅助器,如手杖、步行器、轮椅、支具,以补偿降低和丧失的相应功能。

4.家庭环境改造,如门槛和台阶改成斜坡,蹲式便器改成坐式便器,厕所、浴室、走廊加装扶手等。

五、脑卒中的预防

脑卒中的预防主要是控制危险因素。社区护士要通过各种宣传教育途径加强脑卒中的三级预防可进一步增强居民对脑卒中的全面认识,降低社区人群中危险因素水平,减少脑卒中的发病、患病、残疾和死亡人数,提高社区人群的生活质量。一级预防的重点是对高血压人群的监控和管理以及居民不健康的行为和生活方式的有效干预;二级预防是在脑卒中发生后积极开展临床治疗以及早期和恢复期康复训练,防止病情加重及因伤病所致的功能障碍;三级预防是要对疾病所致的残疾积极开展功能康复,避免原发病的复发。

第三节　骨关节炎患者的社区康复护理

案例导入　张大爷，68岁。两年前开始出现膝关节疼痛，常在活动后出现，休息后缓解。近期疼痛加重，休息后无明显缓解。在关节活动时出现明显的摩擦声。同时膝关节出现了明显肿胀，按压有明显疼痛。诊断为"骨关节炎"。已开始服药治疗。常常出现焦虑情绪，担心疾病不能恢复及长期服药的副作用。

请问：作为社区护士，应该如何对张大爷进行健康指导？

一、概述

骨关节炎（osteoarthritis，OA），是以关节软骨退变、破坏伴有相邻软骨下骨板病变、关节边缘骨质增生、骨赘形成为特点，导致关节功能受损的慢性、进行性关节疾病。其主要影响负重大、活动多的关节，如膝关节、髋关节、脊柱关节和手关节。OA起病缓慢，早期常无明显主观症状，当病情发展到一定阶段时，会出现关节疼痛、僵硬、肿胀、膨大，活动时响声等症状和体征，后期关节可因屈曲挛缩、对线不良、半脱位、关节膨大等导致畸形出现。

二、骨关节炎的康复护理

康复以非药物治疗为主，可结合患者自身情况选择适合的康复方案。社区护士可充分利用对患者熟悉、对病情变化掌握度高的优势为医生提供更多地临床信息，为科学合理的康复方案的制订提供依据，同时协助或独立完成康复护理项目。

（一）减轻关节负荷，调整和限制活动量

患者如有明显的肿胀，应限制活动量，适当卧床休息。下肢负重关节受累时则应避免跑、跳等剧烈活动，减少每次步行的距离等。

（二）物理因子治疗

常用的方法有温热疗法、高频电疗法、中低频电疗法、超声波疗法、体外冲击波技术等。

（三）运动疗法

常用运动疗法的形式有主动运动、助力运动、抗阻运动、伸展运动、被动运动等。运动疗法是OA康复治疗计划的重要组成部分。

（四）药物治疗

OA的药物治疗分为非特异性药物和特异性药物两种。前者有镇痛药、非甾体抗炎药

（NSAIDs）等；后者有硫酸氨基葡萄糖、透明质酸、硫酸软骨素等。部分 NSAIDs，如吲哚美辛、阿司匹林等，对软骨基质的合成有抑制作用，因此不宜长期服用。

（五）健康教育

积极开展社区健康宣教活动，让患者及家属了解骨关节炎的自然病程及其对运动、心理、工作的影响，消除其思想负担，保持积极的心态坚持治疗。

第四节　脊髓损伤患者的社区康复护理

案例导入　　　王先生，35 岁，在一次车祸中导致了腰椎损伤。经过一段时间的康复训练后仍不能独立行走，常常心情抑郁，康复治疗及日常生活的积极性不高。

请问：以一名社区护士的身份如何为王先生做心理疏导？

一、概述

脊髓损伤（spinal cord injury，SCI）是由于外伤、炎症、肿瘤等原因引起的脊髓结构、功能的损害，造成损伤平面以下运动、感觉、括约肌和自主神经等功能障碍。脊髓损伤分外伤性脊髓损伤和非外伤性脊髓损伤，外伤性脊髓损伤多由交通事故、工矿事故、高处坠落、运动损伤等导致，非外伤性脊髓损伤主要由脊柱、脊髓的病变引起。其临床症状和体征可表现为截瘫平面以下感觉消失或减退；损伤平面以下脊神经所支配肌肉的随意运动消失或肌力下降；伴呼吸困难、排痰困难、尿潴留、体温调节障碍等。

二、脊髓损伤的康复护理

对于经过急性期治疗及早前康复训练出院回到社区的 SCI 患者，社区医务人员可在查阅以往医疗记录的基础上，对患者进行功能评定后，在患者本人及家属的参与下讨论，共同制订康复护理计划。

（一）急性期卧床患者的康复护理

急性期康复护理是指脊髓损伤后约 6～8 周内，此期脊柱损伤的病情仍不稳定，处于脊髓休克期，存在咳嗽无力、呼吸困难的症状，此时防止并发症，维持关节活动度和肌肉的力量和耐力，为过渡到恢复期训练做准备。可采取保持良好体位、定时变换体位、被动活动及主动活动训练、呼吸及排痰训练等康复护理措施。

1. 保持良好体位　卧床时需保持肢体处于良好功能体位，以防止肢体畸形发生。可采取仰卧位、侧卧位两种体位。

2. 定时变换体位　一般每 2 小时翻身 1 次，使用气垫床可适度延长体位变换的时间，预防压疮的发生。在进行体位变换时，注意维持脊柱的稳定性，勿在床上拖动患者，以免损伤皮肤，可由 2～3 人采用轴向翻身的方法进行，并仔细检查全身皮肤有无局部压红、破溃等情况。

3. 被动活动　对丧失运动功能的肢体，每日应进行全关节被动运动，以防止关节萎缩。对外伤和脊柱骨折导致的脊髓损伤、脊柱稳定性差的患者，禁止脊柱的屈曲和扭转活动。四肢瘫的患者禁止头颈部及双肩的牵伸运动。

4. 主动运动　加强患者非瘫痪肢体的主动关节活动训练和残存肌力训练，可以提高机体的运动功能，增强日常生活活动能力，为患者重返社会奠定基础。

肌力的训练应以循序渐进为原则，逐渐加强上肢和背部肌肉锻炼，增强残存肌肉的力量。

（二）恢复期患者的康复护理

此期患者的功能已经得到一定程度的恢复，但各种功能性活动能力仍较低下、日常生活不能自理。社区护士需协同康复治疗师共同完成患者的康复训练项目。

1. 功能训练的护理　根据患者的脊髓损伤程度及恢复水平的不同，逐步开展功能训练。训练前，要协助患者排空大小便，若有尿管要妥善固定，社区护士在患者训练中给予耐心的解释和正确的指导及协助。训练项目有肌力训练、翻身训练、坐起训练、步行训练。

2. 日常生活活动能力训练的护理　指导和协助患者进行洗漱、更衣、进食、排泄等日常生活护理。如进食训练时，饮食容器应尽量使用重一些的，以起到固定的作用，便于患者使用；对于肌力较差的患者可用辅助器具自助进食；穿脱衣物训练时，要选择较为宽松、柔软、有弹性的衣服、鞋、袜等来训练等。

3. 矫形器和辅助器具使用的护理　社区护士应在康复医师及治疗师的指导下，熟悉或掌握矫形器和辅助器具性能、使用方法和注意事项，监督和保护患者正确的佩戴及使用，发现问题及时处理和纠正。

4. 心理康复护理　患者常常出现严重的心理障碍，包括抑郁、焦虑、恐惧等，对康复治疗缺乏信心，甚至拒绝治疗等。社区护士要耐心、细致地帮助患者解决治疗上的疑惑，逐步建立治疗的信心；应适当诱导，使患者逐步正确认识自己的状况；指导家属或朋友给患者更多的关心和照顾，鼓励患者与病友多沟通、多交流，缓解对残疾的恐惧感。

第五节　精神障碍患者的康复护理

案例导入

1. 刘女士,29岁,3年前因高强度的工作压力导致失眠1个月,继而出现敏感多疑,怀疑别人陷害她,其间睡眠质量差,半年前上述症状加重,感觉有人跟踪她,并自述耳边有声音,多为争论性内容,每日难以入睡,被精神专科医院诊断为"精神分裂症",因自身原因未规范治疗。现病情时好时坏,间断发作病。发作时常常出现走失、自伤及伤害他人的行为,家人非常苦恼及焦虑。

请问:(1)社区护士应采取哪些措施促进患者康复?

(2)如何对患者家属进行健康宣教?

2. 董先生,42岁,教师,已婚。工作及收入稳定。2个月前由于母亲被诊断为结肠癌,出现紧张不安、情绪低落、失眠等症状,近期病情加重,整日忧心忡忡,话少,活动少,感觉没有精力,总是躺在床上,担心家里钱不够用,自己感到自责,并担心自己也会患上癌症。曾经试图跳楼结束自己的生命,被家人发现制止。到医院就诊,被诊断为"抑郁症"。现已开始在家服药治疗。

请问:(1)患者目前的护理诊断有哪些?

(2)药物治疗期间有哪些注意事项?

一、精神分裂症患者的社区康复护理

(一)概述

精神分裂症(schizophrenia)是一组病因尚未明确的重型精神疾病,具有感知觉、思维、情感和行为等方面的障碍,以精神活动与周围环境不协调为特征,通常无意识及智力障碍。病程多迁延,女性明显高于男性,发病年龄多在20~30岁左右。本病症状表现复杂多样,病程逐渐进展,呈慢性化倾向。其主要特点为"分裂现象",即精神活动与周围环境不协调,认知、情感、意志行为之间不协调。其中最基本的症状是思维障碍。在精神分裂症治疗中抗精神病药物起着重要作用,急性阶段应及时应用抗精神病药物或其他治疗手段(如电休克)控制精神病症状。对慢性阶段或恢复期的患者,在药物巩固疗效的同时,可以辅以心理治疗等。

(二)康复护理

护理人员在做好一般性护理的基础上,需重视"五防",即防伤人毁物、防自伤自杀、防藏药、防出走、防退缩(精神衰退)。主要措施有以下几个方面:

1. **日常生活护理** 注意维持营养均衡、创造良好的睡眠环境,避免排尿或排便障碍等。

2. **用药护理** 与家属合作做好患者的用药管理。防止患者出现藏药或是一次性过量服用的行为,嘱咐家属做好监管;要了解药物的不良反应,如颈项强直、吞咽困难等,出现后要及时就医;服药期间要定期检查肝功能、血常规及心电图等。

3. **安全护理** 要为患者创造一个相对安全的社区和家庭环境、避免接触危险物品、尽量保证有他人陪伴在患者身边,避免患者独处。

4. **社会功能康复** 在患者进行药物治疗的同时,如患者的病情稳定,症状改善,可以鼓励患者开始生活技能、职业技能人际交往能力的训练,促进患者早日回归社会。

5. **健康教育** 对患者本人及家属加强疾病管理的教育指导。指导家属学会病情观察及应对危机的方法,为患者创造良好的家庭康复环境,较好的监督患者服药;同时也要教育患者本人,提高服药的依从性,掌握缓解社会环境压力的方法等。

二、抑郁症患者的社区康复护理

(一)概述

抑郁症(depression)是一组以心境持续低落为基本特征的精神障碍,并伴思维和行为改变。反复发作,男女比例约为1:2。病因错综复杂,尚不能确定。易感因素有遗传因素、生化代谢异常、人格特征等。抑郁发作的表现是多方面的,其核心症状是情绪低落、兴趣缺乏及乐趣丧失。患者情绪低落、思维迟缓、活动减少("三低"症状),在此基础上产生无助、无望和无价值感("三无"症状),同时伴有自责、自罪、和自杀("三自"症状)的观念和行为。症状晨重夕轻,多数患者存在睡眠障碍。抑郁症的治疗目前仍以药物治疗为主,辅以心理支持治疗,有自杀行为及药物治疗无效者可考虑电抽搐治疗。常用的药物有三环类抗抑郁药、四环类抗抑郁药、单胺氧化酶抑制剂等。

(二)康复护理措施

具体的护理措施有以下几个方面:

1. **心理护理** 采取合理有效的途径减轻患者的心理压力、改善消极状态、加强与外界的交往,协助患者与家属、与医护人员建立良好的沟通关系。通过语言交流及陪伴、轻抚、关切的目光等非语言交流方式给予患者支持。

2. **日常生活护理** 指导患者及家属科学安排患者的作息改善睡眠状态;通过变换饮食种类、选择患者喜欢的口味等方式增进患者食欲,加强营养;通过督促、协助等方式提高患者的自理能力,使之维持良好的卫生及生活习惯。

3. **安全护理** 通过对环境及物品的管理等手段,严防有自杀倾向的患者出现意外事件;要主动关心患者、鼓励患者参加各种活动,及时排解不良情绪;护理过程中要取得家属的协助,密切观察患者是否有自杀的先兆,并能够及时告知医护人员共同采取措施预防;严格做好药品及危险物品的保管工作；有严重自杀、自伤行为的患者应是送医院治疗或是暂时隔离管理。

4. 用药护理　注意观察药物的疗效及不良反应；对于拒绝服药或藏药的患者要耐心的解释服药的必要性，指导患者家属监督患者服药并要确认药物是否真被服下，对坚决拒服药的患者可将药物研碎混入食物一同服下，必要时可用鼻饲喂药或使用长效针剂。

5. 健康指导　在社区通过各种宣教活动向患者及家属介绍抑郁症的知识、指导家庭合理应对患者的各种病症，并学会合理有效地干预支持。

第六节　阿尔茨海默病患者的社区康复护理

案例导入　　王先生，71岁，原政府公务员，65岁退休，刚退休的2年每天作息规律，坚持运动及学习，与家人相处良好，情绪愉快，第3年开始逐渐出现健忘，不喜欢见客，易发脾气，近来甚至自己的妻子也认不出，外出也找不到回家的路。医院诊断为阿尔茨海默病。

请问：如何对患者家属进行康复护理的健康指导？

一、概述

阿尔茨海默病（Alzheimer disease，AD）又叫老年性痴呆，是发生于老年和老年前期、以进行性认知功能障碍和行为损害为特征的中枢神经系统退行性病变。阿尔茨海默病是老年期痴呆最常见的一种类型，大多在65岁以后发病，病因及发病机制尚未阐明，与其发病有关的因素可能有遗传、慢性病毒感染、免疫功能障碍、铝中毒等。通常起病隐匿，持续进行性发展，主要表现为认知功能减退和非认知性神经精神症状。病程进展缓慢，整个病程历经5年以上，甚至长达7～11年之久，难以缓解或终止进展。根据病情演变，大致分为以下三期：

第1期（遗忘期）：记忆力减退常是本病的首发症状，尤其是近事记忆下降，不能学习和保留新信息；语言表达能力下降；抽象思维和判断能力受损；空间定向不良，易于迷路；抑郁、偏执、易怒等；人格改变，如活动减少、对周围环境兴趣减少、敏感多疑等。病程可持续1～3年。

第2期（混乱期）：认知能力进一步减退，完全不能学习和回忆新事物，远事记忆受损，但并未完全丧失；失语、失用、失认、失写、失计算；人格进一步改变，对人冷漠，缺乏羞耻感和伦理感，不修边幅，不知整洁等；行为紊乱，精神恍惚，无目的性翻箱倒柜或端坐一隅、呆若木鸡等；日常生活能力下降。此期是本病护理照管中最困难的时期，多在起病后的2～10年。

第3期（极度痴呆期）：生活完全不能自理，二便失禁；智能趋于丧失；无自主运动，缄默不语，成为植物人状态。常因吸入性肺炎、压疮、泌尿系感染等并发症而死亡。此期多在发病后8～12年。

AD早期开始治疗对减慢疾病的发展速度、改善患者的认知功能至关重要。主要有药物治疗、支持对症治疗、认知康复治疗、音乐治疗以及良好的生活护理等。

二、阿尔茨海默病的康复护理

AD给老年人带来了极大的痛苦，同时也给家属及社会带来沉重的负担。社区的预防和干预，能使患者的认知能力有所提高，最大限度地保持社交能力和日常生活能力，从而提高其生活质量。具体康复护理措施有以下几个方面：

（一）日常生活护理

指导家属和看护者对患者的饮食与营养、清洁卫生、睡眠、穿着等进行科学管理，督促患者尽量自行完成穿衣、洗漱、进食、梳头、如厕等日常事宜；轻、中度痴呆者要强化自我照顾能力的训练，同时对照顾者要进行生活护理及生活技能训练的专项培训；对重症卧床患者要预防压疮、肺部及泌尿系感染等。

（二）认知障碍的护理

1. **居住环境的管理** 指导家属通过对患者居住环境的设计和管理提高患者对周围环境及物品的识别力。如房间色彩宜采用暖色调，个人生活用品、桌椅等家居用品要固定位置，不放置患者未见过的物品，同时建立稳定、简单、固定的生活日程。

2. **记忆训练** 鼓励患者回忆过去生活经历，帮助其认识目前生活中的真实人物与事件，以恢复记忆并减少错误判断。社区护士在与患者沟通时尽可能随时纠正或提醒老人正确的时间、地点、人物等概念，并要叮嘱其家属及看护人员也一同坚持纠正或提醒，以诱导正向行为建立。

3. **智力训练** 进行拼图、棋牌等简单的智力游戏，让老人对一些图片、实物、单词作归纳和分类。

4. **理解和表达能力训练** 在与患者的言语沟通过程中，可提一些问题让老人回答或是让其解释一些词语的意义，尽可能地给予患者表达的机会，提高其康复的自信心。

5. **社会适应能力训练** 鼓励患者与外界接触，设计一些针对日常生活中可能遇到的问题，让患者尝试解决，反复多次训练。如对日期、时间的识别，对社区附近一些地点及道路识记、对日常购物的数目及费用的计算等。

（三）安全护理

根据患者的功能状态对其居住环境进行改造，使其更适合患者的移动和使用，提高自理能力，降低跌倒等意外的风险；注意危险物品的管理，防止意外事故的发生；外出应有家人陪同并佩戴能证明身份的标志防止迷路或走失等意外发生。

（四）心理护理

关心理解患者，真诚地对待患者，维护患者的自尊；与之交谈时语调要低，同时放慢速度说清楚每一个字，尽量不使用长句及代名词，每次交谈要说出自己的身份；重要的词语可多次重复并结合手势表达。

（五）健康指导

在社区范围内大力开展科普宣传，提高对 AD 的认识。鼓励凡有记忆减退症状的老人及早就医，可发现介于正常老化和早期痴呆之间的轻度认知障碍。争取早期发现、早期诊断、早期干预。

（孙凯华）

◇ **思考题**

1. 社区康复护理的评定内容有哪些？社区康复护理的常用技术有哪些？

2. 脑卒中的三级预防内容是什么？恢复期的脑卒中患者的康复护理主要包含哪些内容？

3. 骨关节炎的康复护理内容有哪些？如何对骨关节炎患者进行健康宣教？

4. 脊髓损伤患者恢复期康复训练项目有哪些？如何为脊髓损伤的患者进行心理疏导？

5. 精神分裂症患者的护理措施有哪些？抑郁症患者的身体状况有哪些表现？

6. 刘女士，65 岁，5 年前开始出现记忆力减退，常常找不到自己放好的物品，并且容易发脾气、焦虑，近期记忆力变得更差，甚至记不起身边较熟悉的人，自理能力下降，不能自己穿衣服、洗漱等，需要他人辅助才能完成，很难与人正常交流，表达不清楚自己的意图，睡眠时间较前变多，来医院就诊。辅助检查：CT 检查可见脑萎缩、脑室扩大。初步诊断为"阿尔茨海默病"收入院。

请问：

（1）根据患者的临床表现评估该患者的临床分期属于哪期？

（2）针对患者的目前情况可采取哪些康复护理措施？

第十一章
社区常用中医适宜技术

学习目标

知识目标　1. 掌握辨证施护的原则、9 种体质的分类方法。

2. 熟悉正护法和反护法；同病异治和异病同治。

3. 了解辨证施护的方法。

技能目标　1. 掌握 9 种体质的辨识法、穴位按摩法、灸法、刮痧法、拔罐法、耳穴压豆法、热熨法等。

2. 熟悉常用中医护理技术的使用范围、操作方法及注意事项。

3. 能结合临床选用常用中医护理技术解决临床护理问题。

素质目标　1. 培养爱心、耐心、细心和责任心等工作作风，提高敏锐地观察患者的能力。

2. 学会与社区各类居民有效沟通和增强交流的能力，提高以"简、便、验、廉、效"的方式为患者提供服务和解决日常社区居民常见病的能力。

第一节　辨证施护

案例导入　　黄某，男，65岁，性格急躁易怒，经常向老伴发脾气。平时口苦、口干并有异味，常常口腔溃疡，身重困倦，大便黏滞粘马桶，小便黄赤。舌质偏红苔黄腻，脉滑数。

请问：（1）该患者属于什么体质类型？

（2）黄某的保健原则是什么？从起居、饮食、精神方面该如何调养？

辨证与施护是疾病护理过程中相互联系、不可分割的两个方面，是理论和实践相结合的体现。辨证是护理措施的前提和依据，施护是辨证的目的，辨证施护是指导临床各科开展中医病症护理的基本法则。

一、辨证施护的原则

辨证施护的原则是中医学中的"治则"在护理学中的延伸，是指导临床辨证施护的法则。其内容包括护病求本，调整阴阳，扶正祛邪，异病同护，同病异护及因时、因地、因人制宜等。

（一）护病求本

疾病在发展过程中会出现许多症状，但症状只是疾病的现象而非本质，只有在中医理论指导下，综合分析所收集的资料，才能透过现象看本质，找出疾病的根本原因，从而确立相应的治疗及护理措施。护病求本是指治疗与护理都必须抓住疾病的本质，并针对疾病的本质进行施护，这是辨证施护的根本原则。

1. 正治与正护法　又称逆治与逆护法，是指在疾病的本质和征象相一致情况下，逆其证候性质而治疗和护理的一种常用法则。如临床上常用的"寒则热之""热则寒之""虚则补之""实则泻之"等均为正治与正护法。

2. 反治与反护法　又称从治与从护法，是指疾病的征象与本质不相一致甚至相反情况下的治护方法，即顺从疾病的现象而治护的方法。常用的有"热因热用""寒因寒用""塞因塞用""通因通用"等。

（二）调整阴阳

疾病的发生，其本质是由于机体阴阳的相对平衡遭到破坏，造成体内阴阳偏盛偏衰的结果。因此，在治疗和护理疾病时，调整阴阳，补偏救弊，恢复阴阳的相对平衡，促进阴平阳秘，是治疗护理疾病的根本法则之一。

（三）扶正祛邪

疾病的演变过程，是正气与邪气双方互相斗争的过程。邪正斗争的胜负决定疾病的转归和预后，邪胜于正则病进，正胜于邪则病愈。通过扶正祛邪，可以改变双方的力量对比，使其有利于向疾病痊愈方向转化，这是治疗中的一个重要法则。

（四）异病同护与同病异护

同病异护与异病同护是辨证施护的重要原则，是指导护理实践的重要法则。同病异护是指同一种疾病，由于病情的发展和应急的变化，以及邪正消长的差异，机体的反应性不同，所表现的证候不同，治疗护理上应根据其具体情况，运用不同的方法进行治疗和护理。异病同护是指不同的疾病，在其病情发展过程中，会出现相同的病机变化或同一性质的证候，可以采用相同的治疗护理方法。

（五）三因制宜

疾病的发生、发展与转归受多方面因素的影响。如时令气候、地理环境、情志、饮食等对疾病的发生和发展有一定的影响，特别是人的体质因素对疾病的影响更大。因此，在治疗和护理疾病时，应充分考虑这些因素，区别不同情况，做到因时、因地、因人而异，制订适宜的治疗和护理措施。

二、辨证施护的方法

（一）收集辨证资料

通过望、闻、问、切四诊方法收集患者健康与疾病的相关资料，分析判断病情，为进行辨证施护提供依据。资料信息应包括患者的病史、症状、体征、医技辅助检查等，同时还应了解患者的生活习惯、饮食起居、情志状态、家庭状况、社会环境以及患者对疾病的认识等。

（二）分析判断病证

临床上因病机不同，患者的病情复杂多变，表现形式也有个体差异，护理人员应通过四诊所得的健康与疾病的相关资料，运用八纲辨证、脏腑辨证等方法进行分析，辨清患者的病因、病位、病性，明确判断疾病的证型，找出患者现存的和潜在的健康问题，为制订护理计划提供依据。

（三）制订护理计划

根据四诊所获得的临床资料，在辨证分析的基础上，应用中医护理的知识和技能，按照主次顺序归纳出需要通过护理手段来减轻或解决的患者身心健康问题，并遵循辨证施护原则，制订出要达到的预期目标和详细的护理措施，为解决患者的健康问题明确方向。

（四）实施护理措施

按照"急则护标，缓则护本，标本同护"的原则，根据不同的证型实施相应的护理措施，并注意观察护理的效果以及病证转归情况,及时调整护理计划,在辨证施护原则指导下,因人、因时、因地采取有效的护理措施。

(五)客观评价记录

护理记录是护理人员对患者实施护理措施、进行护理全过程的记录,具有真实性、动态性、亦是评价患者的健康问题是否好转或解决的依据。在实施护理计划的过程中应及时观察患者病情转归,通过各种反馈信息,对护理效果进行评价,并及时、客观、准确地做好记录。

(六)进行健康宣教

健康宣教是护理工作的重要内容之一。宣教必须是遵循因人、因时、因地制宜的原则,在生活起居、情志调节、饮食护理、用药指导、运动保健等方面,根据患者的个体情况开展教育,指导患者学会自我调养、自我保养,提高自我康复和保健的能力,从而提高健康教育的针对性和有效性。

综上所述,社区护士应以中医学理论为指导,根据护病求本、扶正祛邪、同病异护和异病同护、三因制宜的原则,观察患者疾病的动态变化,及时采取或调整护理措施。

第二节　社区常用中医护理技术

社区常用中医护理技术指适合社区常见病、多发病的诊治和广大基层群众预防疾病、增进健康的中医适宜技术。社区常用中医护理技术经临床长期实践被证明有疗效、操作简便、费用低廉,又适宜在社区普及推广,具有"简、便、验、廉、效"的特点,是中医药卫生事业的组成部分。

一、体质辨识

体质现象是人类生命活动的一种重要表现形式,它与健康和疾病密切相关。中医学对体质的认识始于《黄帝内经》。历代医家对体质的形成,体质的特征与分型,体质与疾病的发生、发展、预后及疾病的关系等均有论述。中医体质学理论体系形成于现代,近30多年以来,在历代医家有关体质理论与临床应用的大量文献资料基础上,经当代医家的挖掘整理与理论凝练,逐渐形成并得到完善。中医体质学是中医学对人体认识的一部分,在养生保健和防治疾病等方面均有重要的意义。

（一）概述

体质禀受于先天，得养于后天，贯穿于人的整个生命过程。其不仅有个体差异性，而且有群体趋同性。人的体质包括"体"与"质"两部分。"体"，即人的形体、身体，又可引申为躯体及其生理功能。"质"，即指人的特质、性质。体质是指人类个体在生命过程中，由遗传性和获得性因素所决定的表现在形态结构、生理功能和心理活动方面综合的相对稳定的特性。

（二）体质的形成与影响因素

1. **先天禀赋是体质形成的内在依据**　先天因素是个体体质形成的基础，是个体体质强弱的首要条件，对体质的形成具有决定性的作用。父母的身体素质和体质特征影响子代体质特征的形成。

2. **后天环境是体质形成的外部因素**　由于人体是一个开放的组织系统，不断与外界进行多种交流，故后天环境因素对人体的影响很大，包括地理环境、饮食、劳逸、精神、疾病等。

3. **体质与年龄变化**　人的生命过程中生、长、壮、老、已各个阶段，无论从功能或形态上，均表现各异。不同年龄阶段的体质具有不同特点，且各年龄之间体质会相互影响。小儿为稚阴稚阳之体，五脏六腑成而未全，全而未壮；易虚易实，神气怯弱，肝易实而脾易虚；脏腑清灵，患病易趋康复。青年时期，机体各方面均处于一生中的最佳状态，也是人体体质最为强健的时期。中年时期体质是由鼎盛开始向衰弱转变的时期。更年期是体质状态的特殊转折点，是体质开始从中年向老年的过渡期。可见，少年气血未充，青年气血充盛，老年气血衰弱，体质是机体发育同步的生命过程，并随年龄增长而出现规律性变化。

4. **体质与性别**　男性一般代谢旺盛，肺活量大，在血压、基础代谢、能量消耗等方面高于女性、身体较女性强壮，患病后病情反应比女性激烈；而女性免疫功能较强，基础代谢率较低，虽然体质较弱，但一般寿命较长。研究表明，男性痰湿热的体质较多，女性虚、寒、瘀等体质较多。

（三）体质分类与特征

体质的分类方法是认识和掌握体质差异的重要手段。现代医家20世纪70年代开始，对中医体质分类标准进行了深入的研究，分类有数十种之多，而学术界多以王琦的体质九分法为标准，将体质分为平和质、气虚质、阳虚质、阴虚质、痰湿质、湿热质、血瘀质、气郁质、特禀质九种。

中医体质辨识，即以人的体质为认知对象，从体质状态及不同体质分类的特性，把握其健康与疾病的整体要素与个体差异的手段，从而制订防治原则，选择相应的治疗、预防、养生方法，进行"因人制宜"的干预。

1. **平和质（A型）**　平和质是指先天禀赋良好，后天调养得当，以体态适中，精力充沛，脏腑功能状态强健为主要特征的一种体质状态。平和质是正常体质，也就是达到了中医认为阴平阳秘的最佳体质,所以这类人群体形匀称健壮,面色、肤色润泽,头发稠密有光泽,目光有神,唇色红润,不易疲劳,精力充沛,睡眠、食欲好,大小便正常,性格随和开朗,患病少。平和体质可能收获于父母的给予,也可能得益于自身的养生。

2.**气虚质(B型)** 气虚质是指由于一身之气不足,以气息低弱,脏腑功能状态低下为主要特征的体质状态。气虚质的人经常感觉疲乏、气短、讲话的声音低弱、容易出汗、舌边有齿痕。平素体质虚弱,卫表不固易患感冒,或病后抗病能力弱,易迁延不愈,易患内脏下垂,虚劳等病。气虚质者多元气虚弱,主要成因在于先天不足,后天失养或病后气亏。

3.**阳虚质(C型)** 阳虚质是指由于阳气不足,失于温煦,以形寒肢冷等虚寒现象为主要特征的体质状态。阳虚者多元阳不足。可由于先天禀赋不足,如属父母年老体衰晚年得子,或由于母体妊娠调养失当,元气不充;或因后天失调,喂养不当,营养缺乏;或中年以后劳倦内伤,房事不节,渐到年老阳衰及肾等所致。阳虚质的人,肌肉不健壮,时感手脚发凉,胃脘部、背部或腰膝部怕冷,衣服比别人穿得多,夏天不喜欢开空调,喜欢安静,吃或喝凉的食物后不适,容易大便稀溏,小便颜色清而量多。性格多沉闷、内向。患病倾向易出现寒病,腹泻、阳痿等。

4.**阴虚质(D型)** 阴虚质是指由于体内津液、精血等阴液亏少,以阴虚内热等表现为主要特征的体质状态。阴虚质者多真阴不足。其成因与先天本弱,后天久病,失血、积劳伤阴有关。阴虚质的人体形多瘦长,经常感到手、脚心发热,脸上冒火,面颊潮红或偏红,耐受不了夏天的暑热,常感到眼睛干涩,口干咽燥,常饮常渴,皮肤干燥,性情急躁,外向好动,舌质偏红,苔少。患病倾向为易患咳嗽、干燥综合征、甲状腺功能亢进等。

5.**痰湿质(E型)** 痰湿质是指由于水液内停而痰湿凝聚,以黏腻重浊为主要特征的体质状态。痰湿质者多脾虚失司,水谷精微运化障碍,以致湿浊留滞。成因于先天遗传,或后天过食肥甘以及病后水湿停聚。痰湿质的人,体形肥胖,腹部肥满而松软,犹如啤酒肚。容易出汗,经常感觉肢体酸困沉重、不轻松。常常感觉脸泛油光,头发也容易油腻,口中常有黏黏的或甜腻的感觉,咽部常有痰,舌苔较厚,性格比较温和,舌苔厚腻。患病倾向于易患消渴、中风、胸痹等。

6.**湿热质(F型)** 湿热质是指以湿热内蕴为主要特征的体质状态。湿热质者多湿热蕴结不解,形成于先天禀赋或久居湿地。湿热质的人,面部和鼻尖总是油光发亮,面部易生粉刺,皮肤易瘙痒。常感口苦、口臭或口中有异味,大便黏滞不爽,小便有发热感,尿色发黄,女性常带下色黄,男性阴囊总是潮湿多汗。患病倾向患疮疖、黄疸、火热等病证。湿热质人群多是由痰湿体质长期郁而化热演变过来的,但是根本仍在湿上。

7.**血瘀质(G型)** 血瘀质是指体内有血液运行不畅的潜在倾向或瘀血内阻的病理基础,以瘀血表现为主要特征的体质状态。瘀血质者多血脉瘀滞不畅。多因先天遗传,后天损伤,起居失度,久病血瘀等所致。血瘀质的人,面色和嘴唇颜色偏暗,舌下静脉瘀紫。皮肤较粗糙,有时不明原因出现皮肤淤青。眼睛里常常可见红血丝,刷牙时牙龈易出血。容易烦躁、健忘、性情急躁。血瘀质往往和气郁质最紧密，这是气与血的关系，气行则血行，气滞则血瘀。

8. 气郁质（H型） 气郁质是指由于长期情志不畅，气机郁滞而形成的以性格内向不稳定、忧郁脆弱、敏感多疑为主要表现的体质状态。气郁质者多气机郁滞，其形成与先天遗传及后天情志所伤有关。气郁质的人，体形偏瘦，常感闷闷不乐、情绪低沉，容易紧张、焦虑不安，多愁善感，感情脆弱，容易感到害怕或容易受到惊吓，常感到乳房及两胁部胀痛，常有胸闷的感觉，经常无缘无故地叹气，咽喉部经常有堵塞感或异物感，容易失眠。神情抑郁、忧虑。患病倾向患失眠、抑郁症、神经官能症、乳腺增生等。气郁质的人"爱思虑"，中医认为思则气结。

9. 特禀质（I型） 特禀质是指由于先天禀赋不足和禀赋遗传等因素造成的一种特殊体质。其包括先天性、遗传性的生理缺陷与疾病，过敏反应等。它多因先天因素、遗传因素，或环境因素、药物因素等导致。特禀质是一类体质特殊的人群。有的即使不感冒也经常鼻塞、打喷嚏、流鼻涕，容易患哮喘。容易对药物、食物、气味、花粉、冷空气等过敏，有的皮肤容易起荨麻疹，皮肤常因过敏出现紫红色瘀点、瘀斑，皮肤常一抓就红，并出现抓痕。特禀质对外界环境适应能力比较差，易引发宿疾。

二、穴位按摩

穴位按摩，又称推拿疗法，是指通过特定手法作用于体表的特定部位或穴位的一种治疗方法，具有放松肌肉、解除疲劳、调节人体功能等功效。通过提高人体免疫能力、疏通经络、平衡阴阳、滑利关节、强筋壮骨、散寒止痛、健脾和胃、消积导滞、扶正祛邪等作用，以预防保健，促进疾病康复。穴位按摩的应用范围很广，在伤科、内科、妇科、儿科、五官科治疗及保健方面都可应用，尤其是对于慢性病、功能性疾病疗效较好。穴位按摩应遵循有力、柔和、均匀、持续、渗透的原则。按摩手法并不一致，但归纳起来，常用手法可选如下十种：推法、拿法、按法、摩法、揉法、滚法、摇法、搓法、捏法、抖法。当然，上述十种手法，不是单纯孤立的使用，常常是几种手法相互配合进行。

◆**知识拓展** 捏脊疗法

捏脊疗法是常用的推拿治疗手法之一，以其操作简便、易于掌握、具有良好的临床疗效而被广泛应用。捏脊疗法最早用于治疗急性腹痛、肺结核等，到明清时期在儿科疾病中得到广泛应用，捏脊疗法的适应证在不断地拓宽。捏脊疗法对儿科疾病疗效突出，治疗病症主要是以儿科的消化系统、呼吸系统为主，多用于治疗食积、厌食、泄泻、上呼吸道感染、哮喘等疾病。捏脊疗法治疗免疫系统疾病、神经系统疾病、运动系统疾病、内分泌系统疾病也有较好的疗效。

三、灸法

《医学入门》说:"凡病,药之不及,针之不刺,必须灸之。"灸,烧灼的意思。灸法是指用某些燃烧材料熏烧或温烫体表的一定部位,借灸火的热力和药物的作用,通过刺激经络腧穴达到温经通络、活血行血、散寒祛湿、消肿散结、回阳救逆及预防保健作用。施灸的材料很多,但以艾叶制成的艾绒为主。灸法主要适用于虚症、寒证。如中焦虚寒性呕吐、腹痛、腹泻;脾肾阳虚、元气暴脱所致久泄、遗尿、阳痿、虚脱,休克;气虚下陷所致的脏器下垂;风寒湿痹而致的腰腿疼痛等。灸时应防止艾火脱落,烧伤皮肤和点燃衣服被褥。施灸顺序:一般先灸上部,后灸下部;先腰背部,后胸腹部;先头身,后四肢。

四、刮痧

刮痧是临床常用的一种简易治疗方法,流传甚久。它是通过特制的刮痧器具和相应的手法,蘸取一定的介质,在体表进行反复刮动、摩擦,使皮肤局部出现红色粟粒状,或暗红色出血点等"出痧"变化,从而达到活血透痧的作用。因其简、便、廉、效的特点,临床应用广泛,适合社区医疗及家庭保健。刮痧还可配合针灸、拔罐、刺络放血等疗法使用,加强效果。刮痧具有调气行血、活血化瘀、舒筋通络、驱邪排毒等功效,已广泛应用于内、外、妇、儿科的多种病症及美容、保健领域,尤其适宜于疼痛性疾病、骨关节退行性疾病,如颈椎病、肩周炎的康复;对于感冒发热、咳嗽等呼吸系统病证临床可配合拔罐应用;对于痤疮、黄褐斑等损容性疾病可配合针灸、刺络放血等疗法;还适用于亚健康、慢性疲劳综合征等疾病的防治。

五、拔罐

拔罐是以罐为工具,利用燃火、抽气等方法产生负压,使之吸附于体表,造成局部瘀血,以达到通经活络、行气活血、消肿止痛、祛风散寒等作用的疗法。拔罐疗法在中国有着悠久的历史,早在西汉时期的帛书《五十二病方》中就有关于"角法"的记载,角法就类似于后世的火罐疗法。而国外古希腊、古罗马时代也曾经盛行拔罐疗法。目前常用的罐具种类较多,有竹罐、玻璃罐、抽气罐等。

拔罐法具有温经通络、除湿散寒、消肿止痛、拔毒排脓的作用。其适用范围较为广泛,如风湿痹痛、各种神经麻痹,以及一些急慢性疼痛,如腹痛、腰背痛、痛经、头痛等均可应用,还可用于感冒、咳嗽、哮喘、消化不良、胃脘痛、眩晕等脏腑功能紊乱方面的病症。此外,如丹毒、红丝疗、蛇毒咬伤、疮疡初期未溃等外科疾病亦可用拔罐法。

六、耳穴压豆法

人体发病时，常会在耳部的相应部位出现"阳性反应点"，如压痛、变形、变色、水疱、结节、丘疹、凹陷、脱屑、电阻降低等，这些反应点就是防治疾病的刺激点，又称耳穴。耳穴压豆法，又称耳郭穴区压迫疗法，是用胶布将药豆或磁珠准确地粘贴于耳穴处，给予适度的揉、按、捏、压，使其产生热、麻、胀、痛等刺激感应，以达到治疗目的的一种外治疗法。耳穴压豆法适用于各种疾患，如胆石症、胆囊炎、腹痛、痛经、颈椎病、失眠、高血压、眩晕、便秘、哮喘、尿潴留等。

七、热熨法

热熨法是将药物或其他物品加热后，在患病部位或特定穴位，借助温热之力，将药性由表达里，通过皮毛腠理，循经运行，内达脏腑，以达到疏通经络、温中散寒、畅通气机、镇痛消肿、调整脏腑阴阳等功效，从而防治疾病的一种方法。临床常用方法有药熨法、坎离砂法、葱熨法，盐熨法、大豆熨法及砭石熨法。热熨法主要适用于由脾胃虚寒引起的胃脘疼痛、腹痛泄泻、呕吐；或者跌打损伤等引起的局部淤血、肿痛；或者扭伤引起的腰背不适、行动不便；或者风湿痹症引起的关节冷痛、麻木、沉重、酸胀等病证。

（郑贤月）

◇ 思考题 ··

1. 中医辨证施护的原则包括哪些？

2. 举例说明常用的正护法有哪些？

3. 标本缓急护理原则的内容包括哪些？

4. 患者，李某，男，58岁。某高校中层干部，已婚。2018年7月10日就诊，患者近两个月，因学校教学评估工作太忙，昨日晨起时自觉头晕，左侧肢体乏力，步态不稳，言语不利，家人将其送至医院急诊，当时测血压，150/90mmHg，脑CT未见明显异常，为求进一步诊治遂住院治疗。症见：神清，面色晦暗，言语不清，口角歪斜，伸舌左偏，左侧肢体肌力下降，右侧肢体肌力无异常。纳呆，二便正常。舌质暗淡，舌下脉络迂曲，苔白腻，脉滑。

请问：如果你是负责患者的社区护士，可采用哪些护理方法和技术促进患者康复？

第十二章
社区安宁疗护

学习目标

知识目标　1. 掌握安宁疗护的概念及临终患者各阶段的生理和心理评估。
2. 熟悉安宁疗护的组织机构的类别。
3. 了解安宁疗护的发展情况。

技能目标　1. 掌握临终患者的特点，能为其提供身心支持。
2. 熟悉临终患者的各个心理反应。
3. 了解临终患者家属的心理变化，能采取适当的护理措施对处于居丧期的家属进行护理。

素质目标　1. 培养学生对死亡的理解，能够尊重生命。
2. 培养学生不怕脏不怕累的工作态度。

第一节 概　　述

<u>案例导入</u> 患者李某，男，80岁，退休工人，因肺癌入院治疗，入院进一步检查发现癌细胞已扩散至身体其他部位，医生告诉患者采取放疗和化疗相结合的方法治疗可以延长几个月的生命。但是患者拒绝治疗，因为这样会花光老人的积蓄，他想把钱留给妻子养老。而他女儿则希望老人能住"安宁"病房，得到好的照护，尽量减少心理和身体上的痛苦。

请问:（1）安宁疗护的服务理念是什么？

（2）安宁疗护的现在及未来的发展趋势如何？

（3）如何为这位患者制订护理计划？

每个人都要经历生死，生老病死是人类发展的自然规律，临终是生命过程的最后阶段。临终患者无论在生理和心理上都承受着极大的痛苦，而且家属也面临着较大的压力。因此，护士应掌握临终护理的相关理论和技术，为临终患者及其家属提供全面的照护与支持，使临终患者无痛苦、安宁、有尊严、舒适地走完人生的最后旅程，并使其家属减轻哀痛，平稳地渡过居丧期。

一、安宁疗护的概念

安宁疗护（hospice care），又称临终关怀、善终服务、安宁照顾、安息护理等，是指由医生、护士、社会工作者、志愿者以及政府和慈善团体人士组成的团队向临终患者及其家属提供生理、心理和社会的全面照护与支持。其目的是使临终患者的生命得到尊重，症状得到控制，生命质量得到提高，能够无痛苦、安宁、舒适地走完人生的最后旅程，并使其家属的身心健康得到维护和增强。因此，安宁疗护不仅是一种服务，而且是一门探讨临终患者的生理、心理变化和为临终患者及其家属提供全面照护，减轻心理压力的新兴学科。

二、安宁疗护的兴起与发展

古代的安宁疗护，在西方可以追溯到中世纪西欧的修道院和济贫院，当时那里是为危重患者及濒死的朝圣者、旅游者提供照料，使其得到最后的安宁的地方。现代安宁疗护组织创始于20世纪60年代，桑德斯博士在英国伦敦创办了世界上第一所临终关怀机构——

圣克里斯多弗安宁疗护医院,被誉为"点燃了世界安宁疗护运动的灯塔",对世界各国开展临终关怀运动和研究死亡医学产生了十分重要的影响。此后,美国、法国、加拿大、日本、荷兰、瑞典、挪威等60多个国家相继开展了安宁疗护服务。1988年7月,在美籍华人黄天中博士和天津医学院崔以泰教授等专家学者的努力下,天津医学院创办了中国第一所临终关怀研究中心,同年10月,上海成立了中国第一所临终关怀医院——南汇护理院。1990年2月在台湾马偕医院成立安宁病房。1992年,北京成立松堂医院。目前我国有100多所安宁疗护服务或研究机构,使我国安宁疗护研究工作在临床实践上取得了一定的成绩,并朝着理论深入化、教育普及化、实施适宜化、管理规范化的方向发展。

三、安宁疗护的内容

(一) 满足临终患者及家属的需求

临终患者的需求包括生理、心理和社会方面的需求;临终患者家属的需求包括照顾患者的需求、表达情感的需求、维持家庭完整性的需求。

(二) 临终患者的全面照护

全面照护包括控制疼痛,促进舒适,提供各种医疗及身心护理。

(三) 临终患者家属的心理支持

提供心理安慰和情感支持,为临终患者提供全面的照护,减少家属的忧虑。

(四) 死亡教育

死亡教育的目的是帮助人们树立正确的生死观,正确面对和接受死亡,消除对死亡的恐惧,教育人们要坦然面对并接受死亡。

四、安宁疗护的服务理念

(一) 以照护为主

安宁疗护主要是针对疾病晚期、晚期肿瘤、疾病治愈已无望、生命即将结束的患者,采用对症为主的照护,而非以康复为目的的治疗。通过全面的身心照护,提供姑息性治疗,控制症状,减轻痛苦,消除不良情绪,获得心理支持,使其得到最后安宁。

(二) 尊重临终患者的尊严和权利

临终患者只是接近死亡而尚未死亡,只要意识清楚,其仍有思维、情感、尊严和权利。安宁疗护强调尊重生命的原则,维护和保护人的尊严和价值。护士在临终照料中应允许患者保留原有的生活方式与信仰,尽量满足其合理要求,保留个人隐私权利,参与医疗、护理措施的制订。

（三）提高临终患者的生命质量

安宁疗护不以延长临终患者的生存时间为重，而是以提高临终患者的生命质量为宗旨。护士应为临终患者提供优质的服务，让其在有限的时间里接受关怀，倍感温情，享受人生的余晖。

（四）注重家属的心理支持

社区护士在对临终患者实施全面照护的同时，也应对其家属提供心理、社会支持，使其坦然地面对并接受亲人死亡的事实。

五、安宁疗护的组织形式

当前，世界范围内安宁疗护的机构和服务形式呈现多样化、本土化的特点。英国的安宁疗护以住院照料方式为主，而美国则以家庭的安宁关怀服务为主，即开展社区服务。我国的安宁疗护的服务组织主要有以下几种：

（一）独立的安宁疗护医院

独立的安宁疗护医院指具有医疗、护理设备，一定的娱乐设施，家庭化的危重病房设立，配备一定数量的专业人员，建立适合安宁疗护的陪护制度，为临终患者提供临终的安宁疗护，如北京的松堂关怀医院、香港的白普里宁养中心、上海浦东新区老年医院等。

（二）附设临终关怀机构

附设临终关怀机构又称机构内的临终关怀项目，属于非独立性临终关怀机构，是指在医院、护理院、养老院、社区卫生保健中心等机构中设置的"临终关怀病区""临终关怀单元"或"附属临终关怀院"等。附设的临终关怀机构是最常见的安宁疗护服务类型，主要为临终患者提供医疗、护理及生活照护，如北京中国医学科学院肿瘤医院的"温馨病房"、天津医科大学肿瘤医院关怀科、四川大学华西第四医院姑息关怀科等。

（三）居家安宁疗护

居家安宁疗护也称为居家照护，是临终关怀基本服务方式之一，指不愿意离开家的患者，也可以得到临终关怀服务。医护人员根据临终患者的病情，每日或每周进行数次访视，并提供安宁照护。在医护人员的指导下，由患者家属做基本的日常照料，在家里照顾患者，使他们能感受到家人的体贴和关心，从而减轻生理上和心理上的痛苦，最后安宁舒适地离开人间。

（四）癌症患者俱乐部

以促进癌症患者相互关怀、互相帮助为宗旨，让患者愉快地度过生命的最后旅程。这是一个有临终关怀性质的群众性自发组织的机构，而非医疗机构。

第二节　临终患者及家属的心理护理

对临终患者及家属应该体现出护理的关怀和照顾,用护士的责任心、耐心、细心,以尊重生命、尊重患者的权利和尊严为宗旨,了解患者和家属的需要并给予满足,给患者创造一个和谐安静的环境,给予患者及家属理解和关爱,使临终患者及家属获得支持和帮助。

一、临终患者的生理变化与护理

(一)生理变化

1.呼吸功能减退　表现呼吸频率由快变慢,呼吸深度由深变浅,可出现鼻翼扇动、潮式呼吸,由于分泌物潴留在支气管内,可出现痰鸣音及鼾声呼吸。

2.循环功能减退　表现皮肤苍白,湿冷,四肢冰凉,发绀,脉搏快而弱、不规则或测不到,血压降低或测不到,心尖搏动常最后消失。

3.胃肠道蠕动减退　表现恶心、呕吐、食欲下降、腹胀、口干、腹胀、脱水、便秘或腹泻。

4.疼痛　表现全身疼痛不适,出现疼痛面容,即五官扭曲、眉头紧锁、双眼无神、睁大或紧闭、咬牙。

5.肌肉张力丧失　表现大小便失禁,吞咽困难,无法维持良好的功能体位,肢体软弱无力,不能自主活动,脸部外观改变呈希氏面容,即面肌消瘦、面部呈铅灰色、眼眶凹陷、双眼半睁呆滞、下颌下垂、嘴微张。

6.感知觉与意识改变　表现视觉逐渐减退、模糊至丧失。眼睑干燥,分泌物增多。听觉通常是临终患者最后消失的感觉。意识改变表现为嗜睡、意识模糊、昏睡、昏迷等。

7.临近死亡的体征　表现皮肤湿冷,瞳孔散大,各种反射逐渐消失,肌张力减退、丧失,脉搏快而弱,呼吸急促、困难、出现潮式呼吸,血压降低。通常呼吸先停止,随后心跳停止。

(二)护理措施

1.改善呼吸功能

(1)保持室内空气新鲜,定时通风换气。

(2)神志清醒者采取半坐卧位,扩大胸腔容量,减少回心血量,改善呼吸困难。昏迷者采取仰卧位头偏向一侧,防止呼吸道分泌物误入气管引起窒息或肺部并发症。

(3)根据患者呼吸困难程度给予吸氧,纠正缺氧状态,改善呼吸功能。

(4)必要时给予吸痰,以保持呼吸道通畅。

2．促进血液循环

（1）观察：密切观察患者的体温、脉搏、呼吸、血压的变化，皮肤温度等。

（2）保暖：患者四肢冰冷不适时，可提升室温，必要时给予热水袋保暖。

3．促进食欲，营养支持

（1）促进食欲：提供良好的进食环境，注意食物的色、香、味，少量多餐，减轻恶心，促进食欲。

（2）保证营养：给予高蛋白、高热量、易于消化、营养均衡的饮食。进食困难者给予流质或半流质饮食，以便吞咽，必要时采用鼻饲法或完全胃肠外营养，以保证营养的需求。

（3）营养监测：观察患者电解质指标及营养状况。

4．促进患者舒适

（1）维持舒适的体位：定期翻身，更换体位，避免局部组织长期受压，促进血液循环。

（2）加强皮肤护理：大小便失禁者，应注意保持会阴部、肛门周围皮肤的清洁、干燥，必要时留置导尿管；大量出汗者，应及时擦干，勤换衣裤，床铺保持清洁干燥、平整无碎屑，预防压疮发生。

（3）重视口腔护理：协助清醒患者漱口，对不能由口进食者，每日进行口腔护理2～3次，保持口腔清洁卫生；口唇干燥或干裂者，可适当喂水，也可用湿棉签湿润口唇或涂石蜡油；有口腔溃疡或真菌感染者，局部酌情涂药。

5．减轻感知觉改变的影响

（1）提供舒适的环境：保持空气新鲜、环境安静整洁、通风良好、光线适中，防止临终患者因视物模糊而产生恐惧心理，增加安全感。

（2）保持眼部清洁：用湿毛巾或湿纱布拭去眼部分泌物，如眼睑不能闭合者，可涂红霉素、金霉素眼膏或覆盖凡士林纱布，以保护角膜，防止角膜干燥发生溃疡或结膜炎。

（3）注意沟通技巧：避免在患者周围窃窃私语，以免增加患者的焦虑情绪。必要时可采用触摸非语言交流，配合柔和、清晰的语言交流，使临终者在生命的最后旅程并不感到孤独。

6．保障患者的安全　对意识障碍者必要时使用保护具，以保障患者的安全。

7．控制疼痛　特别是癌症晚期患者，临终前通常伴有疼痛。

（1）疼痛评估：运用疼痛评估工具，评估患者疼痛的性质、部位、程度和持续时间。

（2）药物止痛：药物是控制疼痛的有效方法之一。采用WHO推荐的三步阶梯疗法控制疼痛：①第一阶梯，轻度疼痛，选用非阿片类药物、解热镇痛药、抗炎类药，如阿司匹林、布洛芬、对氨基酚等；②第二阶梯，中度疼痛，选用弱阿片类药物，如氨酚待因、可待因、曲马多等；③第三阶梯，重度和剧烈性疼痛，选用强阿片类药，如哌替啶、吗啡等。

（3）非药物方法：如松弛术、音乐疗法、催眠意象疗法、针灸疗法、生物反馈法、转移注意力等也能减轻疼痛。

二、临终患者的心理变化与护理

（一）心理反应

临终患者接近死亡时心理反应十分复杂，美国的心理学家罗斯博士（Dr. Elisabeth Kubler Ross）提出临终患者通常经历五个心理反应阶段，即否认期、愤怒期、协议期、忧郁期、接受期。护士应根据患者不同阶段的心理变化特点，给予相应的心理护理。

1. **否认期（denial）** 当患者得知自己病危将面临死亡时，其心理反应为"不，不可能，不会是我，一定是搞错了，这不是真的！"以此来极力否认自己患了绝症或者病情恶化，拒绝接受事实，继而四处求医，怀着侥幸的心理，希望是误诊。事实上，否认是患者应对突发事件的一种心理防卫机制，目的是有更多的时间来调整自己，面对死亡。此期持续时间的长短因人而异，大部分患者能较快停止否认，也有的患者直至死亡仍然处于否认。

2. **愤怒期（anger）** 当否认难以维持，患者生气、激怒、怨恨、嫉妒，产生"为什么是我，这不公平！""我为何这么倒霉？"的心理反应，变得难以接近或不合作，常迁怒于周围的人，向医护人员、家属、朋友等发泄内心的愤怒。

3. **协议期（bargaining）** 愤怒的心理消失后，患者开始承认和接受临终的事实。为了延长生命，期望有奇迹出现，并提出许多承诺作为延长生命的交换条件，表示"请让我好起来，我一定……"的心理反应。患者变得和善，对自己的病情仍抱有一线希望，能积极配合治疗和护理。

4. **忧郁期（depression）** 随着病情的进展，患者清楚地看到自己接近死亡，任何努力都无济于事，会产生强烈的失落感，"好吧，那就是我！"表现为悲伤、退缩、情绪低落、沉默、哭泣等，甚至有轻生的念头。体验到一种准备后事的悲哀，患者常常要求会见亲友，希望亲人陪伴及照顾，并开始交代后事。

5. **接受期（acceptance）** 这是临终的最后阶段。患者对死亡已有所准备，一切未完事情均已处理好，因而变得平静、安详，产生"好吧，既然是我，那就去面对吧。""我准备好了。"的心理反应，接受即将面临死亡的事实，患者喜欢独处，睡眠增加，情感减退，静静地等待死亡的到来。

临终患者心理反应的五个阶段不一定完全按顺序发展，不一定互相衔接，有时交错、有时缺如，各阶段持续的时间长短也不尽相同，存在着个体差异，因此，护士在工作中应根据实际情况灵活掌握。

（二）护理措施

1. **否认期** 护士应以真诚的态度，保持与患者坦诚沟通、耐心倾听，不要轻易揭穿患者的心理防卫机制，维持患者适当的希望。也不要欺骗患者，注意医护人员及家属对患者病情言语的一致性；经常陪伴在患者身旁，让患者时刻感受到护士的关心；主动地表示愿意和患者一起讨论死亡,在交谈中因势利导,循循善诱,使患者逐步面对现实。

2. 愤怒期　护士应认真倾听患者的心理感受,充分理解患者,理解其不合作的行为,允许患者发怒、抱怨,给患者机会来宣泄内心的忧虑和恐惧,但应注意防止意外事件的发生;家属给予理解、关爱和宽容等心理支持。

3. 协议期　护士应理解处于此期的患者对治疗是积极的,抓住好时机,给予指导与关心,加强护理,尽可能满足其合理要求;鼓励患者说出内心的感受,指导患者配合治疗,控制症状,减轻痛苦;创造条件,实现患者的愿望。

4. 忧郁期　护士应经常陪伴患者,给予更多的同情和照顾,允许患者表达其失落、悲哀的情绪;给予精神支持,尽可能满足患者的合理要求,安排亲人会面与陪伴;加强安全防护,防自杀行为。

5. 接受期　护士应尊重患者,提供安静、明亮、舒适的环境,减少外界干扰;保持与患者的沟通,不要强迫与其交谈,继续陪伴和支持,尊重患者信仰,使其平静、安详、有尊严地离开人世。

三、临终患者家属的护理

(一)临终患者家属面临的压力

临终患者常常给家庭带来生理、心理和社会的压力。患者的临终过程是其家属心理应激的过程,家属在感情上难以接受即将失去亲人的事实,在行动上四处求医以求得奇迹出现,延长亲人的生命。当看到亲人死亡不可避免时,情绪显得十分沉重、苦恼、烦躁不安。临终患者家属可出现以下改变。

1. 个人需求的推迟或放弃　一人生病,牵动全家,尤其是临终患者的治疗费,会带来家庭的经济负担、生活的失衡,精神支柱的倒塌等。家庭成员在衡量整个家庭状况后,对自我角色与承担职责进行调整或延迟考虑,如升学、就业、婚姻等。

2. 家庭中角色与职务的调整与再适应　家庭重新调整有关成员的角色,如慈母兼严父、长姐如母、长兄如父等,保持家庭的稳定性。

3. 压力增加,社会交往减少　家属在照料临终患者期间,因精神的哀伤,体力、财力的消耗而感到心力交瘁,对患者产生欲其生,又欲其死亡的矛盾心理,引起家属的内疚与罪恶感。长期照料患者,减少与亲朋好友的社会交往,加上受传统文化的影响,倾向对患者隐瞒病情,因此既要压抑自我的哀伤,又要强行隐瞒病情,更加增强了家属的身心压力。

(二)临终患者家属的护理

1. 满足家属照顾患者的需要　1986 年,费尔斯特和霍克提出临终患者家属的需要包括了解患者病情、照顾等相关问题的发展;了解安宁疗护医疗小组中哪些人愿意照顾患者;参与患者的日常照顾；知道患者受到安宁疗护医疗小组良好照顾，被关怀与支持；了解患者死后后事处理；了解社会资源、经济补助、义工团体等资源。

2. 鼓励家属表达情感　护士要与家属积极沟通，建立良好关系，取得家属的信任。耐心倾听，鼓励家属说出内心的感受和遇到的困难，积极解释临终患者生理、心理变化的原因，减少家属疑虑。

3. 指导家属对患者的生活照料　指导、示范有关的护理技术，使家属在照料亲人的过程中获得心理慰藉，让患者感受亲情的温暖。

4. 协助维持家庭的完整性　协助家属适当安排日常家庭活动，如共进晚餐、观看电视、下象棋等，通过营造良好家庭氛围，促进患者的心理调适，维持家庭的完整性。

5. 满足家属生理、心理和社会需要　多关心体贴家属，帮助安排陪伴期间的生活，尽量解决实际困难。

◆知识拓展　安乐死

"安乐死"（euthanasia）一词来源于希腊文，原意为"快乐的死亡"或"有尊严的死亡"。医学伦理学认为，安乐死是指医务人员应濒死患者或家属的自愿请求，通过作为或不作为，消除患者的痛苦或缩短痛苦的时间，使其安详地度过死亡阶段，结束生命。它包含两层含义：一是安乐无痛苦死亡；二是无痛致死术，即患不治之症的患者在危重濒死状态时，由于精神和躯体的极端痛苦，在患者及亲友的要求下，经过医生的认可，停止无望的救治或用人为的方法使患者在无痛苦状态下渡过死亡阶段而终结生命全过程。

（余裕宇）

◇思考题　⋯⋯⋯⋯⋯⋯⋯⋯⋯⋯⋯⋯⋯⋯⋯⋯⋯⋯⋯⋯⋯⋯⋯⋯⋯⋯⋯⋯⋯⋯⋯⋯⋯⋯

患者，女性，52岁，因淋巴癌晚期入院，当得知自己患淋巴癌后，怀着侥幸的心理四处求医，拒绝接受事实。

请问：

（1）该患者目前的心理反应处于哪一期？

（2）对该患者我们护理人员可以采取哪些护理措施？

实践
社区护理常用技术及综合实训

实践一　社区居民健康档案建立与管理

案例导入：
李大爷，65 岁，因咳嗽 1 周，咳白痰 3d，自行在药店购买"消炎"药口服效果不佳来社区健康服务中心就诊。测 T 36.7℃，P 76 次/min，R 22 次/min，BP 160/95mmHg，既往有高血压病史，间断不规律服药。
请问：作为接诊护士，该如何为其建立并维护健康档案？

告知
解释建立健康档案的目的，按照自愿与引导相结合原则，确定建档类型，取得配合

建档
1. 户籍居民或非户籍但在辖区内居住满 6 个月的居民均应建立健康档案
2. 新建档案时，应完善个人基本信息，核对信息与健康档案封面一致，建立纸质档案时应发放居民健康信息卡，电子健康档案应录入信息库
3. 常住重点人群，先建立健康档案，再另建立专案，纳入专案管理

个人基本信息包括个人基础信息和基本健康信息，如姓名、性别、身份证号码、血型、工作单位、联系方式、过敏史、既往病史、手术史、外伤史等

应用
1. 纸质档案者，持居民健康信息卡，调取原档案，根据复诊情况及时更新、补充相关内容
2. 电子档案者，通过身份证（或社保卡）检索健康档案，进入全科诊疗、疫苗接种、慢性病管理、家庭医生签约、老年保健等程序，填写各项相关服务记录表或更新、完善档案相关内容

应用健康档案时个人信息须与全科诊疗、各专案管理、体检表等相关信息、数据一致

管理
1. 健康档案均应设专（兼）职人员管理，做好隐私保护
2. 纸质档案管理　由健康档案管理单位保存至患者最后一次就诊之日起不少于 15 年，档案的终止需记录日期，迁出需记录迁往地点，有交接记录
3. 电子档案管理　①日常管理：以身份证或社保卡做为信息检索依据，确保档案的唯一性。②定期更新：定期检查清理废旧档案，核查档案动态使用率，不符合要求的档案迁出至健康档案信息库暂存，再次使用时通过身份证或社保卡信息激活恢复，相关机构数据互联互通，信息永久保存。③专业维护：由专业信息团队维护，不定期升级并改进健康档案系统

1. 健康档案动态使用率＝档案中有动态记录的档案份数/档案总分数×100%
2. 有动态记录的档案是指 1 年内与患者的医疗记录相关联和/或有符合对应服务规范要求的相关服务记录档案

（叶永秀）

实践二 个人、家庭、社区健康问题评估与方案制订

案例导入：

张先生，32 岁，因眼部瘙痒、见光流泪、打喷嚏、鼻痒、流涕等不适来社区健康服务中心就诊。查体：T 36.5℃，P 72 次/min，R 16 次/min，Bp 120/76mmHg，辅助检查：WBC $8.3×10^9$/L（Gran 67.6%，Lmy 22.6%），RBC $5.22×10^9$/L，HGB 163g/L，Plt $141×10^9$/L。患者既往体健，一周前新进一汽车钣金喷漆厂工作，自诉该厂有类似症状多例。请问：

（1）如果你是一名社区护士，该如何对患者进行评估和指导？

（2）针对此个案，以该厂为小群体，该如何进行评估和干预？

（3）针对社区健康服务中心处于工业区位置这种状况，对大群体该如何进行预防宣教？

操作流程	注意事项
评估 1. 个人 与个人健康和疾病相关资料（生理、心理、社会、文化） 2. 家庭 与家庭整体健康相关资料（家庭发展阶段、环境、与社会的关系、家庭利用资源状况等） 3. 社区 与社区整体健康相关的资料（社区人口特征、社区人群健康指标、社区诊断、社区资源、社区保健福利状况等）	1. 个人评估需侧重个人意愿、自理能力、是否有人帮助/照顾、社区保健服务资源等 2. 家庭评估需考虑家庭发展的动态变化及患者和家庭成员间关系和家庭功能 3. 社区评估重点放在社区的群体健康、社区紧急事件应对等
方案 1. 根据个人、家庭、社区健康问题提出诊断，制订健康计划和目标 2. 对计划和目标进行分解（短期和长期），不断跟进 3. 健康项目参与健康教育项目管理，加入指标考评机制	
实施 1. 开展个体化健康教育（答疑、指导与建议、健康教育处方） 2. 针对各种季节性流行病、传染病、职业病、慢性病等制作宣传资料（折页、海报、传单、健康教育手册、处方、音像资料） 3. 设置多样化健康教育宣传形式（墙报、LED 显示屏、宣传展板、健康教育宣传栏） 4. 开展公众健康咨询活动（义诊、健康咨询） 5. 举办健康知识讲座 6. 普及《中国公民健康素养——基本知识与技能》	1. 健康教育资料如折页、传单、处方，每个版块传播的知识点以 3～5 条为宜，语言需简单，通俗易懂 2. 音像资料播放在季节多发病流行期，健康主题宣传日前后，应有选择性播放 3. 墙报、LED 显示屏、宣传展板、健康教育宣传栏，健康教育宣传栏更换次数根据社康分类要求有所不同
评价 1. 个人、家庭、社区健康问题能及时发现、干预，逐步解决 2. 社区护士与居民关系融洽，健康教育管理居民参与率高 3. 《中国公民健康素养——基本知识与技能》能大力宣传，健康教育知识知晓率逐年上升	

（梁 艳）

实践三　老年人家庭访视及干预方案制订

案例导入：

刘伯伯，66岁，身高167cm，体重80kg，喜食自制腌菜、红烧肉，每天晚上喝自酿粮食酒约2两。患高血压病15年，与老伴同住，家住4楼，有电梯。一周前因头晕、头痛、无法站立由家人送医院就诊。入院时血压180/100mmHg，医院给予卡托普利、心痛定降压治疗，住院3d后血压降至150/90mmHg，于3d前出院，医院将其转至社区健康服务中心，要求定期进行家庭访视。

请问：作为接诊护士，在对其进行家庭访视时该如何进行干预指导？

操作流程	注意事项
告知 核实信息，解释目的，预约上门时间	预约访视时间一般选择白天，避开正常吃饭及休息时间
评估 1. 老年人资料（包括健康档案、既往病例、转介资料、健康需求等） 2. 访视环境（安全性） 3. 老年人的配合程度，家庭系统支持情况	家庭访视途中及家访过程中遵循家访安全守则，一般建议两人同行
计划 1. 人员准备　仪表规范、制订访视计划、预约访视时间并登记外出时间 2. 物品准备　根据访视目的备齐相关访视用物 3. 环境准备　安全、温湿度适宜、保护隐私 4. 老年人准备　与资料相符，最好有家属陪同	1. 老年人家访需关注家居环境有无存在安全隐患（房间杂物、洗手间便池、冲凉房等） 2. 老年人糖尿病患者足背动脉搏动有异常需及时转诊，认知、情感粗筛阳性，符合转诊要求需及时转诊并记录，3个月后回访 3. 无肿瘤筛查条件社区建议绝经妇女每月进行乳房自检 4. 建议65岁以上老年人每年接种流感疫苗一剂次，每五年接种肺炎疫苗一剂次
实施 1. 按预约上门，入室介绍，告知目的及操作内容，老年人或家属知情同意 2. 观察　一般情况（老年人面色、精神状态、家居环境、家庭支持系统） 3. 询问　生活方式、基本健康状况、生活自理能力、既往所患疾病、治疗及目前用药 4. 体检　测量身高、体重、血压、血糖、腰围、心肺、腹部等常规检查，并对口腔、视力、听力和运动功能等进行粗筛判断和中医体质辨识 5. 指导　告知评估结果，进行个性化健康教育 6. 整理　洗手，完善现场记录，老年人或家属签名，预约下次访视时间，做好家庭医生签约，必要时为建立家庭病床做准备，医疗废物按规定处置	
评价 1. 慢性疾病老年人纳入相应疾病管理 2. 老年人、家属对所患疾病有基本认识，能正确配合护理行为 3. 老年人、家属与护士建立融洽信任关系，对家访满意，指导措施落实到位	

（梁　艳）

实践四　产褥期妇女家庭访视流程

案例导入：

孙女士，24 岁，孕 1 产 1，于一周前在医院行会阴侧切术顺娩一活女婴。分娩过程中因宫缩乏力导致第二产程延长，新生儿有轻度窒息和头皮血肿，出生后 1min Apgar 评分 6 分，5min Apgar 评分 8 分，10min Apgar 评分 8 分，经抢救后转入新生儿科继续观察。产妇于分娩后 3d 出院回家，新生儿仍在新生儿科住院，产妇情绪低落，乳房胀痛有硬结，家属致电社区健康服务中心希望给予帮助。

请问：（1）如果你是一名产后访视护士，家庭访视时需要特别注意哪些方面？

　　　（2）如何对患者及其家庭进行评估和指导？

操作流程	注意事项
告知 核实信息，解释目的，预约上门时间	第一次访视时间在产妇出院后 1 周内
评估 1. 一般情况　孕周、孕产次、分娩方式、产程、双胎或多胎情况。分娩时出血量等 2. 访视环境　安全性、隐私性 3. 产妇支持系统（配合程度） 4. 照顾者评估	居家操作，注意保护产妇隐私及安全
实施 1. 观察　产妇面色、精神状态、是否有产后抑郁症状，观察产妇喂奶全过程 2. 询问　新生儿基本情况，产妇分娩日期及出院日期，会阴切开或腹部伤口情况、有无产后出血及感染等异常情况 3. 体检　测量体温、脉搏、血压；检查乳房、乳头外观及乳汁分泌量；检查子宫底高度、硬度及有无压痛；查看会阴或腹部伤口恢复情况；观察恶露的量、性状和气味 4. 处理　产后喂养困难、便秘、痔疮、会阴或腹部伤口等 5. 指导　包括个人卫生、心理、营养、产后运动、计划生育、母乳喂养、新生儿护理与喂养等 6. 整理　洗手、记录，做好产后抑郁症筛查，填写母子保健手册，签约家庭医生服务，医疗废物按规定处置	特殊情况如发现产褥感染、产后出血、子宫复旧不佳、妊娠并发症未恢复及产后抑郁等问题产妇，做好记录并及时转至分娩医院或上级医疗机构进一步检查、诊断和治疗，两周内随访
评价 1. 产妇母乳喂养成功，掌握产褥期自身护理和婴儿护理的知识与技巧 2. 家庭支持，产妇心理健康、精神愉快 3. 访视护士与产妇及家人建立良好的互信关系，签约家庭医生服务	

（梁　艳）

实践五　新生儿家庭访视及干预方案制

案例导入：

冯宝宝，男，出生后第 10d，顺产，母乳喂养。出生体重 3.2kg，身长 50cm，出生后 1min、5min、10min Apgar 评分均为 10 分。社区护士在进行产后访视时发现宝宝全身皮肤及巩膜轻度黄染，脐带未脱落，脐窝干燥，5d 前出院。

请问：（1）作为一名产后访视护士，该如何对新生儿进行评估？

　　　（2）如何对家庭进行干预指导？

操作流程

注意事项

告知

核实信息，解释目的，预约上门时间

正常足月新生儿访视次数不少于 2 次，第一次访视时间在新生儿出院后 1 周内，高危儿第一次访视时间在出院 3d 内

评估

1. 新生儿资料　胎产次、孕周、分娩方式、双胎或多胎、窒息、出生体重、身长及新生儿听力筛查、遗传代谢性疾病筛查等情况

2. 访视环境　安全性、房间温湿度

3. 育婴者评估

居住环境：安静、阳光充足、室内温度 22～26℃为宜

实施

1. 观察　精神、面色、呼吸、哭声、吸吮等

2. 询问　出生体重、身长、孕周、分娩方式、听力及遗传代谢性疾病筛查、睡眠、有无呕吐惊厥、大小便次数、性状、预防接种情况和喂养情况等

3. 体检　体温、体重、身长、皮肤黏膜、头面颈部、胸部、腹部、外生殖器及肛门、脊柱四肢、肌张力、原始反射等

4. 指导　居住环境、母乳喂养、疾病伤害预防、口腔保健、母婴交流等内容

5. 整理　洗手，填写新生儿家庭访视表、母子保健手册，做好记录，家属签名，预约下次访视时间，医疗废物按要求处置

1. 家庭访视需注意：先洗手、后检查；先新生儿、后产妇

2. 测量体重时应排空大小便、脱去外衣、袜子、尿布等，记录以千克为单位，至小数点后 2 位

3. 对体温＞37.5℃或≤35.5℃，反应差，面色发灰，脐部脓性分泌物多，有肉芽或黏膜样物，脐轮周围发红、肿胀等异常或检查中发现任何不能处理情况均立刻转诊并在妇幼系统，母子保健手册等做好记录，家属签名

4. 对全身皮肤及巩膜黄染者可用经皮测黄疸仪测量其黄疸指数，黄疸指数超过 204μmol/L 应建议家长带新生儿去医院进一步检查

评价

1. 新生儿居住环境安全、舒适，生命体征平稳

2. 育婴者掌握新生儿日常的护理知识

3. 产后访视护士与家属建立良好的关系，签约家庭医生服务，预约满月体检及预防接种

（梁　艳）

实践六　家庭氧疗

案例导入：

李某，男，62岁，因"间断咳嗽、咳痰、喘息十余年，加重5d。"以慢性阻塞性肺病、慢性肺源性心脏病、呼吸衰竭收住呼吸科。入院查体，T 38.7℃，P 88次/min，R 24次/min，Bp 130/90mmHg，精神差，口唇发绀，呼吸急促。经治疗后好转，于2d前出院后患者回家需要进行家庭氧疗。

请问：作为社区护士如何给患者进行家庭氧疗，有何要求？

操作流程	要点说明

评估

1. 患者的年龄、病情、意识状态、缺氧的原因、程度等
2. 家庭环境是否整洁、安静、安全
3. 患者及家属的心理状态、合作程度、对用氧知识了解程度
4. 告知患者吸氧的目的、配合方法等

> 注意家庭环境中有无火灾隐患和易燃物品

计划

1. 操作者准备　衣帽整洁、洗手、戴口罩
2. 物品准备　访视包、氧气装置、双侧鼻导管、棉签、小药杯、蒸馏水、用氧记录单、笔、弯盘、手电筒、必要时备扳手、75%的酒精、快速手消毒液、污物回收袋
3. 环境准备　整洁、安静、安全、电源插座位置合适、符合用氧要求
4. 安装氧气表　吹尘、装氧气表、通气管、湿化瓶、检查有无漏气
5. 患者准备　舒适体位，最好有家属陪同

> 注意用氧安全：切实做好"四防"，即防火、防油、防震、防热

实施

1. 携用物至患者床前，助患者取舒适体位
2. 检查并清洁鼻腔
3. 连接吸氧管、先关小开关，打开大开关，再开小开关，测试是否漏气、调节氧流量、检查鼻导管是否通畅
4. 将鼻导管置于鼻腔内，固定吸氧管，观察、询问患者情况
5. 洗手、记录（用氧开始时间、氧流量）、交代注意事项
6. 停氧　观察患者反应情况，向患者说明停氧理由
7. 分离吸氧管，先关小开关，再关大开关，然后再打开小开关，放出余气，再关小开关
8. 安置患者（擦净面部、取舒适体位），整理用物、床单位，洗手，记录（停止时间、签名）

> 1. 湿化瓶内的液体和液面高度合适
> 2. 保持鼻导管通畅
> 3. 正确调节氧流量　使用氧气时，先调节好氧流量，再插入鼻导管；停用氧气时，应先拔出鼻导管，再关流量开关；中途调节氧流量时应先分离鼻导管再调节氧流量，然后再插入鼻导管
> 4. 吸氧过程中随时观察病情，注意缺氧状况有无改善
> 5. 定时观察氧流量，氧气装置是否通畅，有无漏气，湿化瓶内水量，筒内氧气是否用完，当氧气压力指针降至0.5MPa（5kg/cm²）时不可再用，及时与社区服务中心联系

评价

1. 动作轻、稳、熟练，操作时间不超过8min
2. 患者能够配合操作并了解安全用氧的相关知识
3. 缺氧症状改善，无呼吸道损伤及其他意外发生
4. 关心患者，治疗性沟通有效

（邓叶青）

实践七　家庭定量雾化吸入剂的使用

案例导入：

张某，女，25岁，自述因气候变化而出现咳嗽、咳痰、气短不能平卧。于社区健康服务中心就诊，检查发现患者烦躁不安，发绀明显，胸廓呈桶状，呼气性呼吸困难，两肺满布哮鸣音，诊断为支气管哮喘，经吸入沙丁胺醇后症状缓解。

请问：（1）作为社区护士如何指导患者使用家庭定量雾化吸入器？

　　　（2）使用家庭定量雾化吸入器的注意事项有哪些？

操作流程	要点说明

评估

1. 患者的年龄、病情、呼吸功能、意识状态、自理能力、心理状态、合作程度等
2. 患者对药物的性能及相关知识的知晓程度
3. 告知患者手压式家庭定量雾化器目的，取得患者的配合

> 面部及口腔黏膜情况也需观察

计划

1. 操作者准备　衣帽整洁、洗手、戴口罩
2. 物品准备　访视包、手压式家庭定量雾化器1个、纸巾、弯盘、药物
3. 环境准备　整洁、安静、安全
4. 患者准备　舒适体位，最好有家属陪同

> 1. 检查定量雾化器各部件是否完好，有无松动、脱落等异常情况
> 2. 遵医嘱准备药物

实施

1. 携用物至患者床前，助患者取舒适体位
2. 取下雾化器接喷口的盖，上下用力摇匀
3. 将雾化器倒置，患者平静呼气至不再呼出气体时将接口端放入患者双唇间
4. 嘱患者深而慢地吸气，同时按压气雾瓶顶部，继续深吸气
5. 屏气10s以上再缓慢呼气
6. 取下雾化器，盖套回接口，观察患者反应情况
7. 若需要再吸1剂，等待至少1min后重复前面的步骤
8. 协助患者清洁口腔、擦拭颜面部、取舒适卧位、整理床单位
9. 整理用物、洗手、记录（吸入药物的时间、名称、剂量）

> 1. 吸气和按压气雾瓶顶部要同步进行
> 2. 如出现剧烈刺激性咳嗽、呼吸困难等情况，立即停止
> 3. 每次按压1～2次，两次间隔时间3～4h
> 4. 喷雾器使用后放在阴凉处保存

评价

1. 动作轻、稳、熟练
2. 患者能正确吸入药液
3. 观察患者反应，灵活处理有关情况
4. 关心患者，治疗性沟通有效

（邓叶青）

实践八　家庭隔离技术

案例导入：

赖某，男，28 岁，患者于 5d 前无明显原因出现不规则发热，最高体温 39.5℃，午后及夜间体温可有明显升高，伴鼻塞、流清涕、全身酸痛、关节痛，并出现乏力、食欲缺乏、咽痛，在其所居住的社区健康服务中心就诊后，诊断为"流感"，服用"奥司他韦、头孢拉定"等治疗，后回家休息。

操作流程	要点说明
评估 1. 患者的年龄、病情、意识状态及对隔离的认知 2. 隔离类别 3. 环境是否符合隔离要求 4. 告知隔离的目的及注意事项	向患者说明隔离的意义，消除患者的紧张、恐惧，取得患者的配合
计划 1. 操作者准备　仪表符合隔离技术要求，洗手、戴口罩和圆帽、穿长裤、脱手表、卷袖过肘 2. 物品准备　访视包，隔离衣、挂衣架及夹子、一次性医用手套、消毒手设备（快速手消毒剂或洗手池、洗手刷数把、肥皂液或消毒液）、弯盘、小毛巾、污衣袋、污物回收袋 3. 环境准备　确定隔离区域，区分清洁区、半污染区、污染区，隔离单位的布置符合隔离技术要求 4. 患者　体位舒适	能正确地评估患者所患传染病的种类，合理划分区域和确定隔离区域
实施 1. 评估环境，检查隔离衣 2. 穿隔离衣　取隔离衣→穿袖子→扣衣领→扣袖口→对齐背襟→系腰带→在腰前打结 3. 进行隔离技术操作 4. 操作后脱隔离衣　解腰带→腰前打活结→解袖口→塞衣袖 5. 刷手　打湿双手→蘸消毒洗手液→刷前臂→手腕→手背→手掌→手指→指缝→指甲→换刷另一侧（同法刷洗）→冲洗→重复刷手程序一遍 6. 小毛巾擦干双手 7. 解领扣→脱衣袖→脱衣→挂隔离衣或投入污衣袋 8. 脱口罩、整体用物、洗手、记录	1. 检查隔离衣的型号、是否完好、有无潮湿 2. 穿袖时防止污染口罩和帽子；系衣领时袖口不可触及面颈部、衣领、帽子和口罩 3. 隔离衣要长短合适，须全部遮盖工作服 4. 隔离衣的衣领和内面为清洁面，挂于半污染区时清洁面向外，挂于污染区时污染面向外 5. 每侧刷手时间 30s，按顺序反复刷洗两次，不少于 2min 6. 穿、脱隔离衣的顺序、方法要正确 7. 脱下口罩应污染面向内对折，置小塑料袋或胸前小口袋
评价 1. 动作轻、稳、熟练 2. 隔离概念明确、操作熟练、无污染 3. 关爱患者，不歧视患者，沟通有效	

（邓叶青）

实践九 社区常用管道的护理

一、经鼻胃管置入术操作流程及要点说明

操作流程	要点说明
评估 1. 患者的病情、置管目的、心理需求、意识和合作能力、过敏史、评估营养状态,告知患者插胃管的目的及配合方法 2. 患者鼻腔状况 有无鼻中隔偏曲、鼻腔炎症;有无口腔疾患及吞咽困难;有无上消化道狭窄、食管静脉曲张或其他不宜插管疾患等	1. 食管梗阻或食管静脉曲张者慎插鼻胃管 2. 签订侵入性操作知情同意书
计划 1. 环境准备 清洁、无异味,光线充足便于操作 2. 操作者准备 洗手、戴口罩 3. 用物准备 大小合适的胃管、弯盘、镊子、20ml注射器、纱布、治疗巾、石蜡油、棉签、胶布、夹子、听诊器等 4. 患者准备 取半卧位或坐位,头偏向一侧,无法坐起者取右侧卧位,头颈部自然伸直,若戴眼镜或义齿,取下妥善放置	1. 鼻胃管有普通鼻胃管及一次性硅胶鼻胃管,长期停留鼻胃管者建议使用一次性硅胶鼻胃管 2. 指导患者深呼吸及吞咽的技巧 3. 留置鼻胃管后的护理配合及注意事项
实施 **插管** 1. 颈下铺治疗巾,置弯盘 2. 检查并清洁鼻腔 3. 测量并标记鼻胃管应置入的长度 4. 润滑鼻胃管 5. 用镊子或戴无菌手套插入鼻胃管,至会咽部(10～15cm)稍停,嘱患者吞咽,随吞咽动作送管至预定长度 6. 确认鼻胃管在胃内后,用胶布固定好 7. 接胃肠减压器或注入鼻饲液 8. 不使用鼻胃管时,用纱布包好或盖好末端并固定 9. 脱手套,整理床单位,整理用物 10. 贴管道标识 **拔管** 1. 颌下置弯盘,揭去胶布 2. 夹紧鼻胃管末端,嘱患者吸气后屏气,边拔边擦鼻胃管,到咽喉处时迅速拔出 3. 清洁口鼻面部,擦去胶布痕迹 4. 协助患者漱口 5. 协助患者取合适体位,用物分类处理	**插管** 1. 插管过程若出现剧烈恶心、呕吐,暂停插入,嘱做深呼吸(必要时吸氧),休息片刻后再插 2. 如患者出现咳嗽、呼吸困难、发绀等现象,表明鼻胃管误入气管,应立即将鼻胃管拔出,稍作休息再插管 3. 动作要轻柔,避免损伤食管黏膜,尤其是通过食管3个狭窄部位时 4. 为昏迷患者插管时,应先撤去枕头,让患者头向后仰(机械通气者可采用端坐位或半卧位),插入鼻胃管至15cm时,将患者头部托起,使下颌靠近胸骨柄,可增大咽喉部通道的弧度,便于鼻胃管顺利通过会厌部。也可采用侧卧拉舌插鼻胃管法,即患者侧卧位,常规插入鼻胃管12～14cm,遇有阻力时,助手用舌钳将患者舌体拉出,术者即可顺利插入鼻胃管 **拔管** 1. 留置鼻胃管时间较长者,可先用石蜡油滴鼻或少量口服,润滑咽喉后再拔管 2. 鼻饲者更换鼻胃管时,于当晚最后一次鼻饲后拔出,翌日晨从另一侧鼻孔插入 3. 拔管时夹紧鼻胃管末端以防拔管时管内液体滴入气管
评价 1. 动作轻柔、熟练、准确,患者未出现明显不适 2. 操作时无菌观念强,保障患者安全 3. 注重患者感受,沟通有效	

(叶永秀)

二、鼻饲操作流程及要点说明

操作流程	要点说明

评估
1. 根据患者对热量的需求,计算出鼻饲量
2. 有无禁忌证
3. 告知鼻饲的目的及方法

麻痹性肠梗阻、活动性消化道出血、腹泻急性期不宜进行肠内营养

计划
1. 环境准备 环境清洁、无异味
2. 操作者准备 衣着整洁、洗手、戴口罩
3. 用物准备 营养液、注射器
4. 患者准备 精神放松,平卧位或半卧位

1. 确保肠内营养液不受致病菌的污染
2. 营养液的温度38~40℃
3. 酌情抬高床头30°~45°

实施
➢ **分次注入营养液**
1. 留置鼻胃管者鼻饲前回抽胃液,确认胃管在胃内并了解有无潴留情况
2. 每次鼻饲量200~300ml
3. 每次鼻饲前后用20~30ml温开水冲洗管道
➢ **连续滴注营养液**
1. 营养液连接滴注管,排气后安装在营养泵上,调节速度
2. 营养液滴注前后用温开水20ml冲洗管道

➢ **分次注入营养液**
1. 根据患者对营养液的耐受、血糖值、营养液的性质、胃残留量、患者消化能力确定鼻饲量
2. 鼻饲营养液4~5次/d
3. 注入时应保持鼻饲液容器和给药的器具清洁
➢ **连续滴注营养液**
1. 根据患者对营养液的耐受、血糖值、营养液的性质、胃残留量确定输入速度,一般每小时60~80ml
2. 持续输入者,每4~6h用温开水20ml冲洗鼻胃肠道管一次,预防管道堵塞
3. 每24h更换鼻饲液的容器和给药的器具、滴注管等

评价
1. 胃残留量<150ml
2. 血糖及水、电解质保持平衡
3. 肠鸣音正常,无腹胀及恶心、呕吐等
4. 无误吸发生
5. 出入量平衡
6. 体重变化在正常范围内

1. 通过鼻胃管鼻饲前回抽胃液,了解胃残留量,残留量>150ml或成人大于每小时滴入量的110%~120%时,暂停鼻饲
2. 监测血糖及水、电解质情况,观察意识变化,有无出汗、心悸;监测水肿和脱水情况
3. 每4~8h监测患者的肠鸣音,观察患者大便性质,有无腹胀、恶心、呕吐等
4. 滴入肠内营养液过程中观察有无呛咳、呼吸困难等
5. 开始鼻饲时每周监测3次体重,逐渐过渡到每月监测1次

三、导尿术操作流程及要点说明

操作流程	要点说明

评估
1. 患者的年龄、性别、病情、导尿目的、意识状态、合作程度、心理状态、过敏史等
2. 有无膀胱、尿道、前列腺疾病，膀胱充盈度，会阴部情况
3. 患者及家属对导尿知识的知晓程度
4. 告知实施导尿的方法、可能出现的不适，缓解不适的方法
5. 可能出现的并发症和导尿后的护理配合

1. 对乳胶过敏症过敏体质者不用乳胶管，可选用硅胶尿管
2. 有尿道狭窄及尿道痉挛等情况可能容易造成插管困难，应注意掌握插管技巧和选择合适的尿管
3. 插管时嘱患者深呼吸

准备
1. 环境准备　符合无菌操作、保护隐私、温度适宜
2. 操作者准备　着装整洁，洗手、戴口罩
3. 用物准备　导尿管、导尿包及会阴消毒包。使用气囊导尿管时，应备注射用水 10～30ml
4. 患者　能自主活动者可先进行会阴部清洁

1. 一次性导尿使用橡胶或单腔硅胶导尿管。成人 12～20 号，小儿 8～10 号
2. 留置尿管者多使用双腔气囊导尿管
3. 膀胱冲洗或滴药者可使用三腔气囊导尿管

实施 1
女性导尿
(1) 协助取仰卧位，脱一侧裤腿，暴露会阴部
(2) 垫橡胶单和治疗巾于臀下
(3) 戴手套消毒外阴阴阜、大阴唇、小阴唇、尿道口及肛门
(4) 打开导尿包，按需添加导尿管等物品
(5) 戴无菌手套，铺洞巾
(6) 检查尿管是否通畅、润滑导尿管前段
(7) 分开小阴唇再次消毒尿道口→左、右小阴唇→尿道口
(8) 插入尿道 4～6cm（成人），见尿后再插入 1～2cm
(9) 需尿培养者，用无菌标本瓶或试管接取中段尿 5ml，盖好送检
(10) 导尿完毕，轻轻拔出导尿管
(11) 脱手套，协助穿好裤子，整理床单位及用物
(12) 测量尿量，尿标本贴标签送检

1. 消毒顺序
(1) 初次：由外向内、自上而下
(2) 再次：由内向外再向内，自上而下
2. 棉球限用一次，避免污染已消毒的部位
3. 固定小阴唇的手不可触及无菌导尿管
4. 插管时嘱患者张口呼吸，插管动作轻柔，避免损伤尿道黏膜
5. 避免误入阴道，若误入阴道应换管重插。疑有污染应立即更换
6. 对膀胱高度膨胀者，一次放尿不得超过 1 000ml，以防发生虚脱或血尿

实施2

男性导尿

（1）～（2）同女性导尿

（3）消毒外阴：先阴茎、阴囊，将纱块覆盖阴茎根部，提起阴茎，暴露冠状沟，从尿道口环形向外抹尿道口、龟头及冠状沟

（4）～（6）同女性导尿

（7）再次消毒尿道口、龟头及冠状沟

（8）提起阴茎与腹壁成60°角，持导尿管插入20～22cm（成人），见尿后再插入约1～2cm

（9）～（12）同女性导尿

1．男性尿道长，为减轻患者疼痛和不适，导尿前最好使用润滑止痛胶

2．包皮和冠状沟易藏污垢，要彻底清除污垢，预防感染

3．将阴茎上提，使耻骨前弯消失，利于尿管的插入

4．插管时动作轻柔，男性尿道有3个狭窄处，切忌插管过快、用力过猛而损伤尿道黏膜

5．老年前列腺肥大患者，如插管受阻，切忌强行插入，应请专科医生插管

实施3

留置尿管

（1）插管前要检查气囊有无漏气，消毒，插入尿管

（2）导出尿液后，夹闭导尿管尾端

（3）固定导尿管：①双腔气囊导尿管，见尿后再插入5～7cm，根据导尿管上注明的气囊容积向气囊注入等量的注射用水，向外轻拉导尿管至遇阻力。②普通导尿管用胶布固定

（4）将尿管与集尿袋连接，开放导尿管

（5）脱手套，固定集尿袋

（6）协助穿好裤子，取舒适卧位，清理用物

（7）贴管道标识

1．如使用普通导尿管，操作前剃去阴毛，以便用胶布固定导尿管

2．尿管妥善固定，防止滑脱

3．胶布不得直接贴在龟头上

4．插好尿管后注意将包皮回位

5．集尿袋妥善地固定在低于膀胱的高度，防止尿液反流

6．引流管留出足够患者在床上翻身的长度

实施4

拔管

（1）将治疗巾垫于臀下，弯盘置于外阴旁

（2）戴手套，揭去固定胶布，如为气囊尿管先用注射器抽尽气囊内液体

（3）夹闭导尿管，将导尿管轻轻往外拔出

（4）将导尿管放入弯盘中，擦去皮肤胶布痕迹，擦净外阴，脱手套

（5）撤治疗巾，协助穿裤

（6）协助患者取舒适卧位，整理床单位及用物

1．必要时拔管前一天夹管训练膀胱功能，每3～4h放尿1次，神志清醒者可按需放尿

2．使用气囊尿管拔管时，务必先抽出气囊内液体，以避免损伤尿道黏膜

3．拔管中若患者感觉不适或拔管不顺，应减缓拔管或停止拔管，密切观察，查找原因或通知医生处理

评价

1．导尿过程顺利，异常情况处理得当

2．患者感受良好

3．留置尿管拔除后患者能自主排尿

四、气管切开护理操作流程及要点说明

操作流程　　　　　　　　　　　　　　　**要点说明**

```
评估
1.患者的病情、痰液黏稠情况
2.有无呼吸困难和发绀,SPO₂是否下降,有无痰鸣音
3.口鼻腔黏膜情况,气管插管位置和固定情况
4.心理状态、合作能力
5.告知气管切开护理的目的,操作过程可能出现的不适,指
  导患者配合的方法
```

```
1.气管切开伤口渗血较多时,应及
时更换敷料
2.痰液黏稠者可雾化吸入以稀释痰液
```

```
计划
1.环境准备　清洁、舒适
2.操作者准备　洗手、戴口罩
3.用物准备　备用的套管内套、无菌敷料等
4.患者准备　半卧位、去枕或后仰
```

```
鼓励患者尽力将痰液咳出气管套管
口,以减轻气道深部吸痰造成的痛苦
```

```
实施
1.更换清洗消毒气管内套
(1)吸痰:先吸气道再吸口鼻腔的痰液
(2)取出内套:把内套缺口旋至外套固定点,顺套管弧度方
向取出
(3)更换内套:将消毒好的另一内套放回气管套管内
(4)清洗消毒内套:将患者更换取出的内套清洗后消毒备用
2.气管切开伤口换药
(1)揭开旧敷料
(2)用 0.9%氯化钠溶液清洗后,再用乙醇棉球消毒伤口周
围的皮肤和套管翼
(3)将敷料及凡士林纱布覆盖伤口
3.按医嘱气管内滴药
4.单层湿纱布盖住气管套管口
5.检查气管套管固定是否妥善
6.整理　患者体位舒适,用物分类放置
```

```
1.气管内套定时更换,防止痰液血
块阻塞,痰液黏稠者要缩短更换时间
2.从消毒液取出的内套需用无菌
0.9%氯化钠溶液冲洗干净后方可使用
3.内套管清洗要仔细,彻底清除管
内的积痰和血块
4.金属套管可用煮沸法消毒,硅胶
管禁煮沸
5.清洁伤口自内向外消毒,感染性
伤口自外向内消毒
6.气管内滴药时应去掉注射器针
头,防止针头掉进气管,可在注射器
前端接头皮针软管
```

```
评价
1.患者呼吸平稳、血氧饱和度>95%
2.气管切开伤口无感染,套管固定在位、通畅
```

五、气管内吸痰操作流程及要点说明

操作流程   要点说明

评估
1. 患者的病情、意识状态、心理状态、呼吸、血氧饱和度、合作程度、痰液的黏稠度和量
2. 口鼻腔黏膜情况，气管插管位置和固定情况
3. 气管切开伤口有无渗血、红肿及皮下气肿
4. 告知吸痰的目的、步骤和操作中可能出现的不适，取得合作

1. 视痰液的多少决定吸痰的时间和次数
2. 痰液黏稠者可雾化吸入以稀释痰液
3. 气管切开伤口渗血较多时，应及时更换敷料

计划
1. 环境准备　清洁、舒适
2. 操作者准备　洗手，戴口罩
3. 用物准备　负压吸引装置、吸痰管、听诊器等，连接并检查吸痰装置，调节负压
4. 患者准备　头转向一侧，检查口腔黏膜，取下活动性义齿，颌下铺治疗巾

1. 患者痰多有窒息危险时应立即实施操作，然后再向患者及家属解释
2. 调节负压
成人 300～400mmHg（40～53.3kPa）
小儿 250～300mmHg（33～40kPa）
3. 机械通气患者吸痰前后给予高浓度氧气吸入 2min，痰堵者吸痰后再吸氧

实施
1. 连接吸痰管，试负压，湿润导管
2. 插管　进管时阻断负压，经口插管深度 14～16cm，经鼻腔插管深度 22～25cm，气管套管 10～20cm，气管导管 10～25cm，原则上超过气管插管长度，插管至合适深度，遇到阻力向外退出 1cm 后开始吸引
3. 吸痰　吸痰管左右旋转，向外边退边吸
4. 肺部听诊　湿啰音有无减少或消失
5. 整理　患者清洁、体位舒适，用物按规定分类处置

1. 注意无菌操作原则
2. 痰液黏稠者可雾化或拍背 3～5min 后再抽吸
3. 每次吸痰时间不超过 15s，间歇 3～5min
4. 若有气管插管或气管切开，应先抽吸气管插管或气管切开处，再抽吸口鼻处
5. 吸痰管一用一换
6. 吸痰托盘每 4h 更换一次
7. 用物按消毒隔离规范处理

评价
1. 呼吸平稳、顺畅，血氧饱和度>95%
2. 听诊肺部湿啰音明显减少或消失

记录痰量、性质、颜色

六、PICC 维护操作流程及要点说明

操作流程　　　　　　　　　　　　　　　　　　　　　　　要点说明

评估

1. 置管侧肢体活动情况,测量臂围
2. 穿刺点(有无红肿、渗液等)及其周围皮肤情况
3. 导管位置、外露长度
4. 敷料情况(有无松脱、污染)
5. 患者对操作的认识及配合情况
6. 向患者解释操作目的及需要患者配合的内容

> 查阅患者的 PICC 维护记录,了解基础臂围、置入深度及外露长度等基本数据和之前维护的登记情况,判断导管是否移位,是否出现静脉炎、血栓等并发症

准备

1. 环境准备　整洁、安静,按需要遮挡
2. 操作者准备　着装整洁、按七步法洗手、戴圆帽和口罩
3. 物品准备　75% 乙醇、消毒液(碘伏、安尔碘或洗必泰)、一次性治疗巾、无菌生理盐水、1 个 20ml 注射器、1 副无菌手套、1 块 10cm×12cm 透明敷料、无菌胶布(可用无菌输液贴)、1 个肝素帽或正压接头、胶布、手快速消毒液、1 个弯盘、1 块治疗巾、棉签、4 块纱布、最好备乙醇棉片
4. 患者准备　舒适体位、戴口罩

实施 1
更换敷料及接头

(1) 戴清洁手套、测量臂围、臂下垫一次性治疗巾
(2) 撕敷贴:以 180°或 0°手法自下而上顺着穿刺方向撕除,以免导管移位
(3) 脱手套后用手快速消毒液擦手
(4) 清洁消毒:①用 75% 乙醇去残胶和皮肤清洁。②选择合适的消毒液消毒皮肤:皮肤消毒需使用摩擦力、持续 15s 以上、消毒范围直径达 10cm×10cm 以上。③导管的清洁消毒:尤其要注意导管的连接部位和延长管部分的消毒
(5) 手快速消毒液擦手,建立无菌区,打开敷料、肝素帽以及思乐扣等无菌物品,戴无菌手套,进行导管的固定。①思乐扣固定法:用皮肤保护剂擦拭思乐扣粘贴部位,完全待干。按上箭头所示方向摆放思乐扣。将延长管上的缝合孔安装在支柱上,将锁扣锁牢。导管出皮肤处逆血管方向摆放弧形(盘绕"L"或"U"弯),选好思乐扣粘贴部将思乐扣固定在皮肤上。②胶带外固定法:在导管的固定翼下用胶布作蝶型交叉固定,再横向加压一条胶布在交叉位置上。第三胶布再与第二条胶布平行粘贴加强固定。PICC 的延长管弯曲成"U"型胶带固定
(6) 更换新的无菌敷料:敷料的中点对准穿刺点、无张力粘贴、塑型、边压边框边按压,确保敷料粘贴舒适、牢固
(7) 更换无针接头或肝素帽:①拧下旧接头,丢弃。②用手快速消毒液擦手,Luer 接头下面垫无菌小纱布。③乙醇棉片包裹 Luer 接头消毒,待干。④新接头排气。⑤无菌状态下换上新接头,旋紧

> 1. 遵守职业防护和无菌操作原则
> 2. 如果臂围超过基础臂围 2cm 以上,合并上臂肿胀、疼痛,考虑血栓的发生,应做彩超协助确诊
> 3. 拆除敷料时,为减轻敷料对皮肤的刺激,可用生理盐水棉球边轻擦拭边去除敷料
> 4. 敷料粘贴前应注意消毒液充分待干
> 5. Luer 接头用乙醇棉片包裹螺旋部分用力正、反摩擦消毒 15s 以上

实施 2
冲管、封管

（1）检查管道的通畅情况：连接 20ml 生理盐水注射器，回抽，确定导管通畅
（2）以脉冲方式冲管：用 0.9% 氯化钠溶液 20ml，采用推 - 停 - 推的推注方法产生的涡流将导管壁冲洗干净
（3）正压封管：当肝素稀释液推剩 3ml 时，边推注边退针，推剩 0.5～1ml 带液拔出注射器
（4）用小纱布将接头包裹，导管延长管及接头呈 "U" 形合理摆放，胶布固定

1．冲管、封管用 10ml 以上注射器，根据患者的情况选择不同浓度的肝素盐水（0～10U/ml）
2．发现穿刺点及周围皮肤有压痛、肿胀、血肿、感染或皮炎等症状，以及冲管过程中发现推注不顺畅时，不能强行冲管，应查找原因并报告医生做进一步检查或处理
3．非耐高压的 PICC 不能用于 CT、MRI、造影检查时的高压注射

评价

1．穿刺点及周围皮肤无压痛、肿胀、血肿、感染或皮炎等症状
2．管道通畅、固定牢固

1．填写维护记录单，详细记录臂围、置管深度、外露长度、穿刺点周围皮肤情况、肢体活动和患者的主诉等
2．新放置 PICC 导管的患者注意保持穿刺点皮肤和敷料干燥、无菌，有渗液或渗血应及时回医院处理
3．留置 PICC 管后不影响一般性日常工作、运动和家务劳动，但需避免淋浴、游泳，不能使用同侧手臂提重物；不用手术侧上臂做引体向上、托举哑铃、打球等活动度较大或头颈部活动度较大的体育锻炼
4．当出现红、肿、热、痛或皮肤瘙痒、皮疹等局部反应，或肩部、颈部出现疼痛及同侧上肢浮肿、疼痛等症状时，应及时联系导管专科护士，回医院检查
5．正常情况下，PICC 的维护周期为每周维护一次（包括更换敷料、接头和冲、封管），有敷料潮湿、松脱或皮肤、导管异常等情况应随诊

（叶永秀）

实践十 社区常用造瘘口的护理

一、人工肛门护理操作流程及要点说明

操作流程	要点说明

评估
1. 评估造口和周围皮肤情况,造口排便、排气情况
2. 解释目的,取得配合

计划
1. 环境准备 环境清洁,光线适宜,空气流通,私密性良好
2. 操作者准备 着装整洁,洗手、戴口罩
3. 用物准备 治疗盘、治疗碗(内盛盐水棉球、镊子)、弯盘、剪刀、造口袋、造口尺、专用小盆2个(一个盛温水及小毛巾,另一个套上方便袋备用)、卫生纸、手套、棉签、治疗巾,根据造口情况准备造口产品
4. 患者准备 取舒适体位,平卧或患侧卧位,暴露造口部位

实施
1. 遮挡患者,垫治疗巾于造口袋开口下方,置套方便袋的小盆于治疗巾上
2. 检查造口袋是否完好,戴手套,撕去造口袋,观察排泄物性状、颜色、量,用软卫生纸轻轻擦去造口周围及表面粪便(转移小盆于治疗车下方),置弯盘于造口旁。温水毛巾擦洗造口周围后,夹持盐水棉球或温水棉球再次清洗造口。撤离弯盘于治疗车下方,脱手套
3. 根据需要在造口或造口周围涂上外用药膏(造口粉或防漏膏),测定造口大小。撕去贴纸,将造口袋对准造口,开口端朝下,轻轻将造口袋自下而上紧密贴紧于腹部皮肤,并用手按压孔径周围1~2min,检查是否贴平,排除袋内空气,夹上造口夹

要点说明(实施部分):
1. 撕造口袋时动作轻柔,从上向下撕,注意保护皮肤
2. 清洗造口周围时由外向内,观察造口颜色、有无狭窄、水肿、回缩等,造口周围皮肤有无湿疹等并发症
3. 正确裁剪造口袋,比造口直径大1~2mm
4. 操作熟练、流畅,动作轻稳,操作时询问患者感受,爱伤观念强

评价
1. 造口周围皮肤有无湿疹,排便量及性状
2. 造口颜色正常,无狭窄、水肿、回缩等情况

二、膀胱造瘘护理操作流程及要点说明

操作流程	要点说明

评估
1. 患者　造瘘口和周围皮肤情况,排尿情况
2. 向患者解释目的,取得配合

> 更换引流管前询问喝水时间,换管前30min禁止喝水

计划
1. 环境准备　整洁,光线适宜,空气流通,私密性好
2. 操作者准备　着装整洁,洗手、戴口罩
3. 用物准备　手套,棉签、碘伏(或安尔碘)、引流袋、必要时备无菌纱块
4. 患者准备　取舒适卧位,平卧或偏向造口侧卧

实施
1. 帮助患者取舒适卧位,观察造瘘口周围皮肤有无红肿、有无分泌物、渗液等情况
2. 用碘伏棉签消毒造瘘口周围皮肤,清理造瘘口分泌物,更换敷料。造瘘口皮肤每日消毒一次,消毒直径10cm,近心端引流管每日消毒,消毒长度为10cm,引流管每2周更换1次
3. 按无菌操作更换引流袋,引流袋固定位置应低于造瘘口10cm左右,防止尿液倒流。引流袋每周更换1次或2次,若被污染应及时更换,更换时排空引流袋

> 永久性膀胱造瘘多选择耻骨上高位膀胱造瘘,为避免膀胱萎缩,保持膀胱功能,术后需进行间歇性放尿,即在白天大部分时间里将尿管夹闭,每隔2~3h放尿1次,以膀胱稍感尿意为准。晚上则不必夹闭,以保障睡眠。而对于一些终身带管患者及已经有膀胱萎缩的患者,则无需夹闭尿管,否则会引起尿液外渗出造瘘口

评价
造瘘口周围皮肤无红肿、无分泌物、渗液

> 患者及家属应学会观察尿液的颜色、气味、性状,若尿液出现浑浊或絮状物,提示有感染,需给予膀胱冲洗。可使用生理盐水冲洗,每天2次,直至尿液黄色澄清为止,必要时可给予1:5 000呋喃西林冲洗,若经冲洗后尿液仍然混浊,或造瘘管内颜色变深变红,应立即到医院就诊

(叶永秀)

实践十一 以家庭为单位的综合健康管理

案例导入：

王某，女，18岁，学生。由母亲陪同前来就诊，后确诊为糖尿病，采用饮食、运动及药物治疗、定期复查，医生要求其母亲对王某每天注射胰岛素实行督促。然而3个月的治疗并未使血糖得以控制。其父认为年纪轻轻不可能得糖尿病，要多吃才健康，不必注射胰岛素，而王母亦不敢多说，导致治疗效果不好。

请问：

1. 该家庭属于哪种家庭类型？目前处于家庭哪个阶段？

2. 本案例中家庭对王某个人的健康影响因素有哪些？

3. 目前该家庭存在的健康问题有哪些？请运用家庭健康管理服务模式制订干预措施。

操作流程	注意事项
健康信息收集 收集家庭健康相关资料，开展以家庭为单位的健康管理	家庭健康相关资料：家庭成员的基本情况、家庭经济状况、家庭的资源及应对能力、家庭健康生活
健康评估 1. 家庭的类型 2. 家庭的结构 3. 家庭生活周期与发展阶段 4. 家庭对个人健康的影响因素	1. 家庭的类型 核心家庭、主干家庭、联合家庭及其他 2. 家庭的结构 权力结构、角色关系、沟通方式、价值观 3. 家庭生活周期 新婚期、婴幼儿期、学龄前期、学龄期、青少年期、青年期、空巢期、老年期 4. 家庭对个人健康的影响因素 生物遗传、生长发育、生活方式、疾病预防及传播、康复及死亡的影响
健康诊断 经过全面评估综合分析对家庭存在的健康问题进行诊断	
健康干预 制订家庭健康三级预防干预措施并实施	1. 一级预防 饮食、运动、睡眠、嗜好、免疫接种、婚姻指导、产前保健等 2. 二级预防 ①社区护士与家庭成员共同监测健康；②及时发现家庭存在的健康问题；③鼓励家庭患者及时就医 3. 三级预防 ①对患慢性病的家庭成员，既督促其遵医嘱，又使其保持适当的独立活动能力；②对患慢性病的家庭成员带给家中的变化，全体家人做出相应的调整；③对家人患重病或临终所带来的家庭危机，以团队合作照顾家庭
评价与随访 1. 评价内容 对家庭中的个体健康的评价；对家庭成员间相互的评价；对家庭与社区关系的评价 2. 通过评价发现实施中存在的问题，修订调整干预措施并跟踪随访	

（高 明）

参考文献

[1] 傅华. 预防医学 [M]. 7 版. 北京: 人民卫生出版社, 2018.

[2] 胡翠环, 李明子. 实用社区护理学 [M]. 南京: 江苏凤凰科学技术出版社, 2017.

[3] 化前珍, 胡秀英. 老年护理学 [M]. 4 版. 北京: 人民卫生出版社, 2018.

[4] 李春玉, 姜丽萍. 社区护理学 [M]. 北京: 人民卫生出版社, 2019.

[5] 李乐之, 路潜. 外科护理学 [M]. 6 版. 北京: 人民卫生出版社, 2017.

[6] 李新华, 高福. 新型冠状病毒感染的肺炎公众防护指南 [M]. 北京: 人民卫生出版社, 2020.

[7] 梁万年, 路孝琴. 全科医学 [M]. 2 版. 北京: 人民卫生出版社, 2019.

[8] 刘又宁, 姚婉贞. 慢性阻塞性肺疾病临床诊治与管理 [M]. 北京: 人民卫生出版社, 2017.

[9] 刘哲宁, 杨芳宇. 精神科护理学 [M]. 4 版. 北京: 人民卫生出版社, 2017.

[10] 潘丽, 段孟歧. 儿童新型冠状病毒肺炎防护 [M]. 广州: 华南理工大学出版社, 2020.

[11] 孙建平. 老年护理学 [M]. 3 版. 北京: 人民卫生出版社, 2017.

[12] 魏良云, 周军. 护理大数据的研究热点和趋势分析 [J]. 护理研究, 2019, 33 (2): 256-260.

[13] 徐国辉. 社区护理学 [M]. 4 版. 北京: 人民卫生出版社, 2019.

[14] 徐亮, 李君. 社区护士岗位技能考核指南 [M]. 2 版. 北京: 人民卫生出版社, 2016.

[15] 燕铁斌, 尹安春. 康复护理学 [M]. 4 版. 北京: 人民卫生出版社, 2017.

[16] 尤黎明, 吴瑛. 内科护理学 [M]. 6 版. 北京: 人民卫生出版社, 2017.

[17] 张长杰. 肌肉骨骼康复学 [M]. 2 版. 北京: 人民卫生出版社, 2017.

[18] 张明园, 何燕玲. 精神科评定量表手册 [M]. 长沙: 湖南科学技术出版社, 2016.